安宁疗护

政策、管理与实务手册

名誉主编：梁万年

主 审：达庆东　徐东浩

主 编：水黎明　张 静　施永兴

U0251490

复旦大學出版社

编　委　会

主编简介

　　水黎明　浙江省宁波市鄞州区卫生健康局局长、党委书记、一级调研员,中国中医药研究促进会医养结合分会副会长、宁波市医学会副会长、宁波市中医药协会副会长,医学硕士、副主任医师、硕士研究生导师。

　　张　静　浙江省宁波市鄞州区中河街道社区卫生服务中心主任,中国医师协会全科医师分会委员、浙江省医师协会社区医师分会副会长、宁波市基层卫生协会副会长、宁波市老年医学会医养结合分会副主委,主任医师。

　　施永兴　中国生命关怀协会调研部常务副主任、上海市安宁疗护服务管理中心专家组长、国家卫生健康委员会家庭发展司特聘全国安宁疗护专家,温州医科大学特聘教授、副主任医师、硕士研究生导师。

序

安宁疗护服务,对提高生命质量,维护人的基本尊严,减少过度治疗等具有重要作用。

我国高度重视安宁疗护事业,积极推动安宁疗护工作,相继出台了一系列政策文件,各地和各级组织积极推进发展安宁疗护服务实践,在安宁疗护政策措施制度保障、服务体系建设、安宁疗护服务模式、完善机构社区和居家安宁疗护相结合的工作机制和加强对公众宣传教育等方面均做了积极探索,并取得了积极成效。

《"健康中国 2030"规划纲要》和一系列相关文件明确提出安宁疗护发展任务和工作要求。浙江省宁波市鄞州区卫生健康局组织专家教授与临床实践者,对安宁疗护政策和实践进行了全面梳理总结,历时两年辛勤耕耘,编写了《安宁疗护政策、管理与实务手册》。

本手册具有专业性、实用性、新颖性特点,以问答形式为特色,通俗易懂,相信本书的出版,一定会为全国安宁疗护事业再添助翼,愿安宁疗护成为每一个人实现生命最后尊严的有力保障。

梁万年

2023 年 1 月

前　言

　　安宁疗护是为疾病终末期或老年患者在临终前通过控制痛苦和不适症状,提供身体、心理、精神等方面的照料和人文关怀,以提高生命质量,帮助患者舒适、安详、有尊严地离世,以及减轻家属心理哀伤的一种卫生服务。《中华人民共和国基本医疗卫生与健康促进法》规定,各级各类医疗卫生机构应当分工合作,为公民提供预防、保健、治疗、护理、康复、安宁疗护等全方位全周期的医疗卫生服务。中国是世界上老年人口最多的国家,也是人口老龄化发展速度最快的国家之一,老年人口对安宁疗护服务的需求远远高于其他年龄人群,他们需要专业化和社会化的安宁疗护服务。同时,癌症发病率和死亡率持续上升,晚期癌症患者、疾病末期临终者也需要安宁疗护服务。所以,发展安宁疗护对于提高生命质量、维护人的尊严,满足群众多样化、多层次的健康需求,提高医疗资源效率,促进社会文明进步有着重要意义。为此,我们组织安宁疗护管理者和安宁疗护专业技术人员编写了《安宁疗护政策、管理与实务手册》。

　　本手册以中共中央、国务院《"健康中国 2030"规划纲要》为指导,以国家卫生健康委制定的《安宁疗护中心基本标准(试行)》《安宁疗护中心管理规范(试行)》《安宁疗护实践指南(试行)》以及安宁疗护涉及的卫生法律法规和相关政策为基础,立足于安宁疗护机构、安宁疗护管理者和安宁疗护专业技术人员的实际需要,以问答形式进行编写,分为:"政策篇"介绍国家和地方的安宁疗护政策及相关法律规定;"管理篇"介绍安宁疗护机构、人员、执业、药事、质量、安全、医德医风等管理制度;"实务篇"介绍安宁疗护服务流程、症状控制、舒适照护和心理社会支持以及人文关怀方面的诊疗照护规范和基本操作技能;"参考与借鉴篇"介绍世界卫生组织等国际组织的安宁疗护策略、部分国家和我国港澳台地区的安宁疗护实践与现状。本手册简明扼要、通俗易懂,注重科学性、系统性和实用性。

本手册由宁波市鄞州区卫生健康局组织编写,是多年来开展安宁疗护(临终关怀)服务的实践经验总结,可供安宁疗护管理人员和安宁疗护专业技术人员参考和使用,也可作为安宁疗护从业人员的培训教材。

本手册在编写过程中,清华大学健康中国研究院院长梁万年教授给予热情鼓励,并欣然作序;复旦大学公共卫生学院达庆东教授、上海市社区卫生协会安宁疗护专委会副主委徐东浩主任医师给予指导,并担任主审对全部书稿进行了审阅;复旦大学出版社为本手册的出版做了很多具体细致的工作;有关社区卫生服务中心对本手册的编写给予了大力支持,在此一并表示诚挚的谢意!

由于编者的水平和实践经验有限,难免存在错误和不妥之处,恳请同行和专家批评指正。

水黎明　张　静　施永兴

目　录

第一篇　安宁疗护政策

第二篇 安宁疗护管理

第三篇　安宁疗护实务

第四篇　参考与借鉴

第十八章　世界卫生组织等国际组织临终关怀相关政策

第一篇

安宁疗护政策

第一章

概　述

一、安宁疗护

1. 什么是安宁疗护

根据 2017 年《国家卫生计生委办公厅关于开展安宁疗护试点工作的通知》,安宁疗护是指为疾病终末期或老年患者在临终前通过控制痛苦和不适症状,提供身体、心理及精神等方面的照料和人文关怀等服务,以提高生命质量,帮助患者舒适、安详及有尊严地离世。

2. 什么是安宁疗护服务

安宁疗护服务是指为疾病终末期或老年患者在临终前通过控制痛苦和不适症状,提供身体、心理等方面的照料和人文关怀等服务,以提高患者生命质量,帮助患者舒适、安详及有尊严离世,以及减轻家属心理哀伤的一种卫生服务。

3. 安宁疗护服务的目的是什么

《国家卫生计生委办公厅关于开展安宁疗护试点工作的通知》指出,安宁疗护服务的目的是提高生命质量,维护人的基本尊严,减少无意义的过度治疗,减少资源浪费,促进社会文明进步。

4. 安宁疗护服务的对象有哪些

根据《国家卫生计生委办公厅关于开展安宁疗护试点工作的通知》,安宁疗护旨在以临终患者和其家属为中心,为疾病终末期或老年患者在临终前提供安宁疗护服务。临终患者包括:①诊断明确的疾病终末期患者出现症状。②疾病终末期或老年患者在临终前拒绝基础疾病的检查、诊断和治疗。③接受临终关怀服务理念,具有临终关怀需求和意愿。④高龄老衰临终老年患者。⑤因意外伤害和突发自然事件所致的临终患者。家属的范畴由患者界定,包括其配偶、亲属,甚至朋友。由此,体现人性化关怀的理念。

5. 安宁疗护与安乐死有什么区别

安乐死是指"对于现代医学无可挽救的临近死亡的患者,医生在患者本人真诚委托的前提下,为减少患者难以忍受的剧烈痛苦,可以采取措施提前结束患者的生命"(《中国大百科全书·法学卷》)。看起来与安宁疗护的区别不大,都是为缓解患者的痛苦而采取措施。然而两者从本质上反映出对死亡的不同观念。安宁疗护遵循生命的自然规律,帮助患者舒适、有尊严及无痛苦地迎接死亡的到来;既不加速死亡,也不以延缓死亡为目标。反之,虽然当前对安乐死的实施有诸多限制,但不可否认的是安乐死始终是个人主动追求死亡,对生命采取消极态度,这种提前终止生命的态度并不可取。

6. 什么是生命质量

世界卫生组织(WHO)把生命质量定义为不同文化和价值体系中的个体,对与其目标、期望、标准以及所关心事物有关的生存状态的体验,包括个体生理、心理、社会功能及物质状态4个方面。生命质量是一个人想要的生存的理念和生活的安康,也是根据一定的社会标准来衡量和评价人的个体生命的自然素质和质量状态。生命质量的标准包括个体生命健康程度、治愈希望及预期寿命等。生命质量与生命价值既有联系又有区别,生命质量决定生命价值的内在要素,是生命价值的基础。

7. 影响安宁疗护服务对象生命质量的因素有哪些

生命质量关系到一个人总体的对生命的主观满意度,并且受个人的所有层面的因素影响。临终患者的生命因病情进展和死亡临近,身体、心理及精神等方面也进一步发生明显变化。影响生命质量的因素包括社会支持、生活满意度、焦虑抑郁、疼痛程度及日常生活活动指数等,而且疾病的种类、年龄、生活方式、工作状况、文化程度、医疗负担、体育锻炼、复发频率及治疗措施的选择等都在影响临终患者的生命质量。临终患者家属的生命质量则与患者的病情、病程以及自身的生活、工作状况、社会经济水平以及对死亡的认识态度等密切相关。

8. 提高安宁疗护服务对象生命质量的方法是什么

提高安宁疗护服务对象生命质量的方法主要是：①疼痛及身体不适症状减至最低。②身体清洁完整。③有活动的空间。④有选择的自由。⑤解除恩怨情结。⑥准备交代后事。⑦可以选择不做急救。⑧体会自己的存在是有意义的。⑨有信仰，不畏死亡。⑩开展"四道人生"：道谢、道歉、道爱及道别。⑪用通用型量表和特异型量表进行评价，如《SF－36 量表》《WHOQOL－100》等。

9. 怎样评估安宁疗护服务对象的预期生存期

根据 2020 年上海市卫生健康委员会《上海市安宁疗护服务规范》，安宁疗护服务对象为经医疗机构执业医师明确诊断的疾病终末期或老年患者，经评估预期生存期在 6 个月以内。但安宁疗护预期生存期受到各种因素的影响，如医疗措施、营养、心情、环境、社会支持系统、照顾方法、心灵状态、信仰及亲情关怀等，绝非一个预期生存期评估表可以套用。而且，预期存活期评估会给患者/家属带来强烈的暗示作用，有时预估存活期很准确，也可能是暗示作用的结果。因此，患者预估生存期评估必须非常谨慎，评估的目的主要是给医护人员采取措施时提供参考。

10. 什么是死亡质量

死亡质量是指患者的最后生活质量。2014 年世界卫生大会决议中指出，死亡质量也是不可忽略的人权之一。当一个人身患绝症临终时，任何治疗都无法阻止这一过程，便采取缓和疗法来减缓病痛症状，提升患者的心理和精神状态，让生命的最后一程走得完满而有尊严。其核心原则是承认死亡是一种正常过程，既不加速也不延后死亡，提供解除临终痛苦和不适的办法。

11. 什么是死亡质量指数

死亡质量指数是指衡量一个国家或地区能够为临终患者提供生命末期照护质量的指标。

2010 年英国《经济学人智库》(*Economist Intelligence Unit*，EIU)在新加坡慈善机构连氏基金会(Lien Foundation)赞助下，针对 40 个国家和地区的调查后发布了全球第一份死亡质量指数报告。2015 年 10 月 6 日，EIU 发布了《2015 年度死亡质量指数：全球姑息治疗排名》，对 80 个国家的缓和医疗质量进行了排名。它以广泛的研究和面向全球 120 多名缓和医疗专家的访谈为基础,聚焦于成人的缓和医疗的质量和供应情况,包括可能与缓和医疗服务质量相关的投入和健康结果的组合,使用了 5 个类别的 20 个指标:姑息治疗和医疗环境、人力资源、护理的可负担性、护理质量和社会参与度。这些指标既有定量的,也有定性的,有助于引起人们对许多低质量临终关怀的关注。在这次评估的 80 个国家和地区中,英国排名第 1 位,中国大陆排名第 71 位。

2022 年,由连氏基金会资助,杜克-新加坡国立大学医学院连氏缓和医疗中心研究的《2021 年全球死亡质量专家评估的跨国比较》在美国临终关怀和姑息医学会、美国国家临终关怀和姑息治疗组织的官方期刊《疼痛和症状管理杂志》发表。该报告通过对全球 81 个国家/地区(代表世界人口的 81%)进行研究,根据各国家/地区的专家意见,就生命末期照护的质量进行了评估,中国大陆排名相较于 2015 年的第 71 位,提升至第 53 位。

12.《2021 年全球死亡质量专家评估的跨国比较》应用了哪些评估指标

《2021 年全球死亡质量专家评估的跨国比较》有 13 项评估指标:①安宁疗护的环境干净、安全、舒适;②患者能够在选择的地方得到照顾和死亡;③医务人员提供适当水平和质量的延长生命的治疗;④医务人员支持患者的精神、宗教和文化需求;⑤不同医务人员之间的照护得到很好的协调;⑥医务人员将疼痛和不适控制在患者期望的水平;⑦医务人员帮助患者应对情绪;⑧医务人员鼓励患者与朋友和家人联系;⑨医务人员帮助解决患者的非医疗问题;⑩医务人员提供清晰及时的信息,以便患者做出明智的决定;⑪医务人员问了足够多的问题,以了解患者的需求;⑫医务人员大多以友善和同情的态度对待患者;⑬费用不是患者获得适当照护的障碍。除上述评估指标外,还有 4 个是/否问题和 4 个开放式问题。问题包括:缓和医疗是否被纳入国家医疗保健法? 国家是否有政府支持的提供缓和医疗的书面战略或计划? 国家政府中是否有负责缓和医疗的部门? 缓和医疗是否是一个专业或次级专业? 开放式问题是:与经济发展水平相似的国家相比,您如何评价贵国提供的临终关怀服务? 贵国在提供临终关怀服务方面做得好的关键因素是什么? 贵国在提供临终关怀服务方面表现不佳的关键因素是什么? 贵国可以采取哪些最重要的行动来提高贵国临终关怀服务的质量?

13.《2021年全球死亡质量专家评估的跨国比较》认为对安宁疗护质量至关重要的因素有哪些

《2021年全球死亡质量专家评估的跨国比较》认为对安宁疗护质量至关重要的因素有：①不间断和充分地获得阿片类药物和其他基本药物，以减轻生命末期的与健康相关的严重痛苦；②国家层面的缓和医疗循证证据，公平的政策和资金支持；③个性化、以患者为中心的综合护理服务；④获得公共资助的全民健康保险的法定权利，确保免费或低成本获得缓和医疗和安宁疗护服务，包括社区和家庭服务；⑤制度化的监管机制和政府监督，以确保质量标准；⑥对临床医生和相关卫生专业人员进行强制性的基于能力的缓和医疗教育和培训，以产生有资格管理生命末期疾病患者的高技能多学科医疗团队；⑦采取交叉的和多部门的方法，弥合公共和私营实体，以及社会和卫生服务之间的界限；⑧开展公众教育，以提高对与生命末期相关主题的认识，并支持民间社会参与；⑨促进富有同情心的社区参与，补充正规的安宁疗护服务，以提高患者及其家人的生活质量，这包括对非专业护理人员的培训和支持；⑩为缓和医疗发展提供必要证据的研究和活动。

14.《2021年全球死亡质量专家评估的跨国比较》认为对安宁疗护有负面影响的因素有哪些

《2021年全球死亡质量专家评估的跨国比较》认为对安宁疗护有负面影响的因素包括：①缺乏对安宁疗护是一项人权的认识；②缺乏国家缓和医疗战略，没有将缓和医疗作为国家层面的优先事项；③缓和医疗很少或根本没有融入更广泛的卫生系统；④缺乏对安宁疗护的投资，导致人力资源短缺，缺乏缓和医疗专家，获得阿片类药物的机会不足，临终患者缺乏专用设施，无法或只能有限地获得居家缓和医疗和心理社会护理；⑤缺乏通用的或专科缓和医疗培训；⑥安宁疗护的成本高；⑦公众缺乏对缓和医疗服务的了解和意识；⑧与患者和家属就安宁疗护选项进行的沟通不畅或有限；⑨缺乏患者自主决策的能力；⑩缺乏对与死亡和濒死相关的文化因素的认识。

15. 安宁疗护服务的基本原则有哪些

根据《上海市安宁疗护服务规范》，安宁疗护应遵循以下原则：①以疾病终末期或老年患者及其家属为中心。安宁疗护服务的对象是疾病终末期或老年患者及其家属。②以患者自愿、尊重患者、平等公正为导向。安宁疗护服务以患者为中心，尊重患者，以患者自身的意愿为基础开展服务。③为患者提供缓和、舒适、安全及有效的服务。安宁疗护是以缓解患者身体、心理、精神及社会的痛苦为目的,以提高临终患者的生命质量。④以多学科协作模式进行。

16. 安宁疗护服务的内容有哪些

根据《安宁疗护实践指南(试行)》,安宁疗护服务的内容包括症状控制、舒适照护、心理支持和人文关怀。①症状控制:在具备常见晚期恶性肿瘤疾病诊疗照护技术及设备基础上,开展支持治疗技术,三阶梯镇痛、镇静、抗惊厥、止呕吐、通便及利尿等服务项目,控制疼痛、呼吸困难、咳嗽、咳痰、咯血、恶心、呕吐、呕血、便血、腹胀、水肿、厌食/恶病质、口干、睡眠/觉醒障碍及谵妄等症状。②舒适照护:提供具有整体性、连续性的临终护理、临终护理指导与临终护理咨询服务。开展病室环境管理、床单位管理、口腔护理、肠内营养护理、肠外营养护理、静脉导管维护、留置导尿管护理、会阴护理、协助沐浴和床上擦浴、床上洗头、协助进食和饮水、排尿异常护理、排便异常护理、卧位护理、体位转换、轮椅与平车使用等照护措施。③心理支持和人文关怀:开展心理、社会等多层面评估,做好医患沟通,帮助患者和家属应对情绪反应。尊重患者权利,做好死亡教育、生命回顾、哀伤辅导及公共服务链接等服务,鼓励患者和家属参与服务计划,引导患者保持顺应的态度度过生命终期,使患者舒适、安详及有尊严离世。

17. 安宁疗护服务在老年健康服务体系中的作用是什么

原国家卫生计生委、国家发改委、国家中医药局、全国老龄办等13部门联合发布的《"十三五"健康老龄化规划》指出,安宁疗护有助于完善老年健康服务体系,提高老年健康服务提供能力。安宁疗护服务的开展是对老年医疗服务体系的完善。截至2021年,我国60周岁及以上老年人占人口比重的18.7%,而65周岁及以上人口占总人口的13.5%,预计至2030年之后,中国将进入重度老龄化社会,65周岁及以上人口占总人口的比重或超过20%。在快速老龄化的同时,我国失能、半失能老年人高达5 000万。同时,随着社会经济、文化的发展,当代社会的家庭结构正由20世纪以多代直系家庭为主逐渐向核心家庭转变。在目前生育率下降的宏观背景之下,子女数量急剧减少,空巢家庭剧增,独居老年人增加,引起家庭结构的微型化,直接影响了家庭养老和临终方式,即子女无力或无暇照料临终者,亟需专业化和社会化的安宁疗护。

18. 我国安宁疗护服务体系的发展方向是什么

2019年,《国家卫生健康委办公厅关于开展第二批安宁疗护试点工作的通知》指出,将安宁疗护工作纳入区域卫生规划。探索在医养结合机构、社区卫生服务中心(乡镇卫生院)开展安宁疗护服务;探索开展居家安宁疗护服务;探索在二级及以上医院开设临终关怀(安宁疗护)科,在肿瘤科、老年医学科等相关科室开展安宁疗护服务,有条件的可增设安宁疗护病区。根据需要,设置独立的安宁疗护中心,逐步推动形成覆盖试点地区,举办主体多元、服务形式多样的安宁疗护服务体系。

二、临终关怀

19. 什么是临终关怀

2018年,国际临终关怀与缓和医疗协会(International Association for Hospice and Palliative Care, IAHPC)将临终关怀定义为:"对因严重疾病引起的严重健康相关的受苦的所有各年龄患者和接近生命末期患者积极全人照护,其目的是提高患者及家人和照护者的生命质量。"

20. "hospice"一词的原意是什么

英文"hospice"一词具有双重含义,既指临终关怀服务,也指提供此种服务的医疗机构。"hospice"一词最早始于中世纪的欧洲,原意为旅游途中休息的地方,是为朝圣者或长途旅行者提供休息的中途驿站,同时也会向穷人、孤儿、患者或濒死者提供帮助,给予照护,主要是修道院及寺庙。因此,早期安宁疗护的团队成员主要为教士、修女。他们为需要照顾的人提供食物和服务,为死者祈祷并将其安葬。

21. 最早使用"hospice"一词的是哪个医疗机构

20世纪初期,"hospice"一词逐渐开始正式应用于医疗机构的名称。建于1905年的英国圣约瑟夫安宁院(St. Joseph's Hospice)是较早使用这一名称的医疗机构之一,它由天主教会创办,带有明显的慈善性质。

22. 现代临终关怀事业起源于何时

现代意义上的临终关怀起源于1967年西塞莉·桑德斯(Cicely Saunders)博士在英国伦敦创立的圣克里斯多弗安宁院,为现代第一所临终关怀机构。此后,圣克里斯多弗安宁院的理念逐渐被西方以及世界各国普遍接受。1974 年,加拿大最早引入并在温尼伯市创办第一所临终关怀医院。1976 年,美国建立第一所康乃狄克临终关怀院。1981 年,英国设立儿童临终医院。1984 年,日本淀川基督教医院附设的临终关怀中心成立。1988 年7 月,我国第一家专业的临终关怀研究机构——天津医学院临终关怀研究中心成立。1990 年,我国台湾地区第一家安宁缓和病房创立于台北市马偕纪念医院。1992 年,我国香港地区第一家临终关怀机构白普理宁养中心成立。

23. 临终关怀服务的原则是什么

2015 年,世界卫生组织(WHO)提出临终关怀服务的 6 项原则:①肯定生命、认同死亡是一种自然的历程。②并不加速和延长死亡。③尽可能减轻痛苦及其他身体不适症状。④支持患者,使他在死亡前能有很好的生活质量。⑤结合心理、社会及精神照顾。⑥支持患者家属,使他们在亲人疾病期间及患者去世后的悲伤期中能作适当的调整。

24. 临终关怀作为独立的学科是何时出现的

临终关怀作为一门独立的学科兴起于 20 世纪 60 年代。1987 年,英国正式将"临终关怀学"作为一个独立的医学专业。《剑桥临终关怀学教程》界定临终关怀学是一门专门研究和照护病情处于活跃期、不断恶化并发展到晚期且预后不容乐观的学科,其照护的重点是保证患者的生活质量。"临终关怀学"往往包含两个方面的内容:姑息医疗和临终照护。

临终关怀学作为独立学科,其创立的目的就是要解决临终患者在死亡过程中面临的痛苦以及由此产生的诸多问题。由此,可以认为临终关怀学是以研究临终患者的生理、心理发展规律和为临终患者及其家属提供全面照护规律的新兴交叉学科,与医学、护理学、心理学、伦理学及社会学等学科密切相关,充分体现了生物、心理及社会现代医学模式的特点。但是目前在许多国家,临终关怀学往往只是在其他学科中作为辅助部分加以介绍,如老年病学和护理学。因而,人们对它的认识还有待加强。

25. 临终关怀与安宁疗护有什么关系

临终关怀、姑息治疗、安宁疗护这些词,来源于 palliative care 和 hospice care,实际上二者意思相差不大。在西方有的国家称之为姑息治疗,我国台湾地区、日本又称为缓和医疗和舒缓治疗,我国香港地区称为宁养疗护。我国国家层面推广的"安宁疗护"内涵等同于"临终关怀",两者亦可借用。

2016年4月,全国政协双周协商会议确定了"安宁疗护"代替"临终关怀"专用名词。有些专家认为这些词在时间上有一些差别。临终关怀主要是指对终末期患者的照顾,是姑息治疗的一个重要内容和主要部分。

26. 社区临终关怀的主要内容有哪些

社区临终关怀服务主要是在社区内建立由社区卫生服务者、社会工作者、心理咨询师及志愿者等组成的支持系统,对临终患者实施全方位的照顾,包括镇痛治疗、对不适症状的控制、舒适护理、心理疏导及精神关怀等,以提高他们的生活质量,使他们能安详、舒适、有尊严地走完人生的最后旅程;还包括对患者家属的照顾、进行心理疏导和哀伤辅导等。

三、姑息治疗

27. 什么是姑息医学

姑息医学是一门研究和管理一类特殊的学科,在现代医学中是一个相对新的概念。1987年,英国正式将"临终关怀学"作为一个独立的医学专业。1993年,英国和加拿大学者编写出版了牛津大学教科书《姑息医学》,并于1998年再版。2002年,世界卫生组织将姑息医学定义为:姑息医学是一门临床学科,通过早期识别、积极评估、控制疼痛和治疗其他痛苦症状,包括躯体、社会心理和宗教的(心灵的)困扰,来预防和缓解患者身心痛苦,从而改善面临威胁生命疾病的患者和他们亲人的生命质量。

28. 什么是姑息治疗

姑息治疗,在一些国家和地区,也称为"支持治疗""生命末期照护""缓和医疗""舒缓治疗"等。2021年,海峡两岸医药卫生交流协会全科医学分会制定的《姑息治疗与安宁疗护基本用药指南》指出:"姑息治疗根据世界卫生组织的定义,是指将有现代医学尚无法治愈的、各种严重的、致命性疾病的患者,通过早期识别、全面评估和治疗躯体症状、精神心理症状并提供多学科团队协作模式的整体帮助,以提高患者生活质量,同时为患者的家庭成员和照护者提供整体关怀的专业。"2014年,世界卫生大会表决了一项里程碑意义的决议——强调姑息治疗应该作为卫生与医疗的一项伦理学的责任,号召各个国家和世界卫生组织采取积极的行动,以便在全球范围内改善姑息治疗的服务。

29. 怎样理解姑息治疗的含义

姑息治疗是为那些对治愈性治疗不反应的患者提供完全的主动的治疗与护理，包括控制疼痛及相关症状，并对心理、社会和精神问题予以重视。其目的是为患者和家属赢得最好的生活质量。姑息治疗同样适用于早期肿瘤患者，将姑息治疗与抗肿瘤治疗相结合。姑息治疗要坚定生命的信念，并把死亡看做是一个正常的过程，既不促进，也不推迟死亡，把心理和精神治疗统一在一起。提供一个支持系统使患者在临终前过一种尽可能主动的生活，对患者家属也提供一个支持系统，使他们能应付及正确对待患者生存期间的一切情况，以及最后自己所承受的伤痛。

30. 姑息治疗的特点是什么

《姑息治疗与安宁疗护基本用药指南》指出，姑息治疗的特点是：①提供缓解疼痛及控制其他痛苦症状的临床医疗服务。②尊重生命，将死亡视为生命的自然过程。③既不加速死亡，也不拖延死亡。④对患者的身体、心理及精神层面提供全方位照护。⑤提供系统支持，尽可能地帮助患者改善生活质量，直至离世。⑥提供系统支持，帮助患者和家庭应对面临死亡的危机。⑦采用团队协作模式，处理患者及其家庭的需求，包括在必要情况下提供居丧辅导。⑧提高生命质量，并有效地干预疾病的过程。⑨有时也适用于疾病早期，包括联合应用其他延长生命的治疗，如放射治疗、化学疗法；还包括疾病所需要的进一步理化检查，以便于较好地评估和治疗各种引起痛苦的临床并发症。

31. 姑息治疗的宗旨和职责是什么

根据《姑息治疗与安宁疗护基本用药指南》，姑息治疗的宗旨是为个人和家庭提供全面照护，而非单纯的疾病治疗，关注的中心是人，而不只是疾病本身。其职责侧重于症状控制和提高患者的生活质量；安宁疗护是姑息治疗的终末期重要组成部分。在为临终患者和家庭成员服务的过程中，侧重于充分尊重患者和家庭成员的意愿，在不刻意地缩短患者生存时间的前提下，全力确保患者在临终过程中的舒适和尊严。

32. 姑息治疗的对象有哪些

根据《姑息治疗与安宁疗护基本用药指南》，姑息医学发展初期，主要关注的是恶性肿瘤晚期患者。随着学科发展，罹患非恶性的、不可治愈的疾病如心肺疾病、肾病末期、阿尔茨海默病等其他慢性进展性疾病患者对姑息治疗与安宁疗护服务的需求已远远超过肿瘤患者的数量。需要进行姑息治疗的常见疾病包括：心血管疾病、慢性阻塞性肺疾病、恶性肿瘤、艾滋病或艾滋病病毒携带者、糖尿病、肾脏疾病、肝硬化、阿尔茨海默病和其他类型的痴呆、多重耐药性肺结核、帕金森病、类风湿关节炎及多发性硬化等。上述患者经过治愈性治疗、姑息治疗，病情持续进展至临终阶段，则需接受安宁疗护服务。

33. 姑息治疗的诊疗与服务方式有哪些

《姑息治疗与安宁疗护基本用药指南》指出，姑息治疗的诊疗方式不以患者的年龄、性别、器官和系统界定，遵循"整体照护"的服务模式，涉及医学技术及与之相关的各个领域，如行为科学、社会学、人类学及伦理学等。姑息治疗除提供改善患者躯体和精神心理症状的技术关怀外，同时也要注重提供服务对象体验感的人文关怀。整体照护是一种新兴的照护模式，不仅对患者的身体进行照护，同时关注患者所处的环境、心理变化以及对疾病产生影响的其他社会因素等。技术关怀则是通过医学科学手段对患者的躯体和心理症状进行关怀。一般而言，技术关怀都有特定的标准和流程。

34. 姑息治疗的服务场所有哪些

依据《姑息治疗与安宁疗护基本用药指南》，姑息治疗的服务场所有各级医疗机构，以及延伸至院外的家庭或社区环境、养老机构及儿童福利机构等。各级医疗机构的肿瘤科以及安宁疗护科是开展姑息治疗的主要场所。另外，对于居家以及养老机构的终末期疾病患者而言，所居住的社区及家庭环境或养老机构便是开展姑息治疗的主要场域，甚至于儿童福利院也可以是姑息治疗的场所。

35. 姑息治疗与安宁疗护有什么关系

姑息治疗与安宁疗护在宗旨和理念上有其共同点，即两者均强调全人、全家、全程及全队的"四全"照顾服务理念。但安宁疗护与姑息治疗在服务对象上有重叠。安宁疗护的服务对象主要为患任何疾病及自然衰老的临终者。而姑息治疗对预期生存期没有特别严格的限制，从诊断为不可治愈疾病开始到生命垂危，只要愿意接受姑息治疗，随时均可以成为姑息治疗的对象。因此，姑息治疗的受益患者潜在群体更大。可以说，所有的安宁疗护都是姑息治疗，但不是所有姑息治疗都属于安宁疗护。姑息治疗扩展了安宁疗护的服务范围，使更多患者在患病早期或疾病进程中能够受益于这种治疗和照护。

36. 姑息治疗对目前医疗发展有什么现实意义

姑息治疗对目前医疗发展的现实意义在于：①以"疾病为导向"转向为"以患者为导向"。医务人员除了通过专业技术缓解患者躯体症状，对于疾病终末期患者的关怀需求与对症状的治疗同等重要。②节约医疗资源。姑息治疗符合最小化的卫生经济学评估，有利于有限医疗公共资源的合理分配利用。③缓解医患关系。姑息治疗注重与患者及其家属的沟通，提倡医护与患者是平等的伙伴关系。在姑息治疗过程中，医务人员注重与患者沟通的技巧，在一定程度上缓解了医患矛盾，有利于建立和谐的医患关系。

37. 初级卫生保健提供姑息治疗必须配备哪些医疗资源

根据 2018 年世界卫生组织出版的《将姑息治疗整合至初级卫生保健指南》，初级卫生保健开展姑息治疗必须配备的医疗资源包括基本药品、基本医用耗材和基本人力资源 3 个方面（表 1-1）。

表 1-1　初级卫生保健提供姑息治疗的医疗资源配置

药物[a]	器材设备	人力资源[b]
阿米替林/口服	减压床垫	医生（接受过基础 PC 培训）
比沙可定（bisacodyl）/口服	鼻饲管	护士（接受过基础 PC 培训）
地塞米松/口服或注射	导尿管	社区健康工作者（接受过基础 PC 培训）
地西泮（安定）/口服或注射	阿片类药物锁盒	社区健康工作者（接受过基础 PC 培训）
苯那君［氯苯那敏（扑尔敏），苯甲嗪或乘晕宁］/口服和注射	手电筒与可充电电池、成人尿布或棉花或塑料	社区健康工作者（接受过基础 PC 培训）
氟康唑/口服		
氟西汀（舍曲林或西酞普兰）/口服		
呋喃苯胺酸/口服和注射		
氟哌啶醇/口服和注射		
东莨菪碱/口服和注射		
布洛芬（萘普生，双氯芬酸或美洛昔康）/口服		
乳果糖（山梨糖醇或聚乙二醇）/口服		
洛派丁胺/口服		

续表

药物[a]	器材设备	人力资源[b]
甲硝唑/口服或压碎外用		
吗啡/口服或注射		
纳洛酮/注射		
奥美拉唑/口服		
氧气		
对乙酰氨基酚(扑热息痛)/ 　口服		
凡士林/外用		

注：a是指依据2015年世界卫生组织制定的基本药品清单（https：//wenku. com/view/220cba936fdb6flaff00bed5b9f3f90f76c64dee. html）；b表示医生可以是全科医生、家庭医生、儿科医生、临床主任或者助理医生。

38. 初级卫生保健人员提供姑息治疗应具备哪些核心能力

根据《将姑息治疗整合至初级卫生保健指南》，初级卫生保健人员提供姑息治疗的核心能力包括：①识别早期的各种痛苦；②预防和处理最常见的症状，如疼痛、呼吸困难、疲乏/虚弱、恶心/呕吐、腹泻、便秘、嘴唇干燥、瘙痒、出血、伤口、焦虑/担心、抑郁心情、精神错乱及痴呆；③能够判断转诊到更高级别照护的时机；④提供精神支持和预立医疗计划。

39. 初级卫生保健机构开展姑息治疗使用药物的原则是什么

依据《将姑息治疗整合至初级卫生保健指南》，初级卫生保健机构开展姑息治疗的药物使用原则是：①所配备的药物应该是能够预防和缓解社区人群最常见的痛苦症状；②药物开具人员必须是接受过专科姑息医疗药物培训的医务人员；③要充分考虑药物的临床效果、安全性和可及性。

40. 社区健康工作者在姑息治疗服务过程中扮演怎样的角色

根据《将姑息治疗整合至初级卫生保健指南》，社区健康工作者（community health worker，CHW）属于医务社会工作者的一个分支，其在姑息医疗服务过程中扮演着重要角色。

（1）来源。该指南建议从本社区中招募为本社区服务的社区健康工作者。

（2）工作范畴。①协助医务人员控制症状；②进行需求评估，也是最主要的任务，通过频繁拜访患者家庭，提供情感支持，识别未满足需求，如衣食住行、药物使用不当或者经济问题,并向护士报告评估结果。

（3）培训要求。该指南建议社区健康工作者以世界卫生组织合作中心印度喀拉拉邦姑息治疗研究所制定的《社区健康工作者、志愿者和家庭护理人员培训工作手册》为教材,接受3～6学时的培训,内容主要包括沟通技能、情感支持及患者评估等。

第二章

安宁疗护政策

一、安宁疗护政策的演变

41. 什么是安宁疗护政策

政策是为了实现一定的目标而确定的行动准则。世界卫生组织将政策定义为"一种行动方针的正式陈述"。安宁疗护政策是国家适应社会经济发展,立足全人群和全生命周期,立足国情,针对生命最后阶段的主要健康问题及主要影响因素,提出的健康服务和健康保障方针和行动准则。安宁疗护政策也是推动医养结合,为老年人提供治疗期住院、康复期护理、稳定期生活照料、安宁疗护一体化健康和养老服务政策的重要组成部分。

42. 我国安宁疗护政策有哪些特点

我国安宁疗护政策的特点是:制度定位从依附性到独立性;责任主体从医疗机构到政府与社会;服务理念从症状治疗到多学科模式照料;服务对象从癌症晚期到疾病终末期和老年患者;服务体系从医疗机构型到政府主导型;学科定位从不明确到医学独立学科。

43. 我国临终关怀服务政策演变经过了哪几个阶段

我国临终关怀服务政策演变经历了以下4个阶段。

(1)临终医学研究的起步阶段(1988—1992年)。1988年7月,天津医学院临终关怀研究中心成立。这是我国(包括台湾和香港地区)第一家临终关怀专门研究机构。1992年5月,中国临终关怀专业委员会举办了首届东西方临终关怀研讨会,随后相继举办临终关怀管理与死亡教育研讨会。这一阶段开展的临终关怀方面的研究和交流,为我国临终关怀的实践探索奠定了基础。

(2) 市场经济时期的探究阶段(1993—1994 年)。这一时期,随着人口老龄化及临终关怀问题不断凸显,卫生服务需求呈多样化、多层次趋势,国家开始探索适合中国国情的城镇职工基本医疗保险制度。在临终关怀服务方面,仍未形成明确的政策词汇,许多临终关怀机构对管理体制和服务内容等还停留于原始自发的摸索过程。

(3) 进入政策视野的发展阶段(1994—2016 年)。国家开始将临终关怀作为健康政策的组成部分纳入卫生体系,临终关怀科首次进入医疗机构诊疗科目,并出台一系列鼓励机构开展临终关怀服务的政策。2016 年 4 月 21 日,全国政协第 49 次双周协商会实现了在国家层面推进安宁疗护。同年,中共中央国务院印发的《"健康中国 2030"规划纲要》首次将安宁疗护写入国家健康规划纲要,明确提出加强安宁疗护等持续性医疗机构的建设。

(4) 全国安宁疗护试点的持续发展阶段(2017 年—至今)。2017 年 1 月,原国家卫生计生委印发了《安宁疗护中心基本标准(试行)》《安宁疗护中心管理规范(试行)》,明确了安宁疗护中心的定义、床位、科室设置、建筑要求、设备配置与相关管理规范;印发了《安宁疗护实践指南(试行)》,明确了安宁疗护实践以终末期患者和家属为中心,以多学科协作模式进行,并对终末期患者常见的疼痛、呼吸困难等 13 种症状的治疗、护理,舒适照护,心理支持和人文关怀等给出了指导性意见。原国家卫生计生委修改了《医疗机构管理条例实施细则》,在医疗机构的类别中新增了安宁疗护中心。同时,安宁疗护服务也有了实质性进展。2017 年 10 月、2019 年 5 月,国家先后开展了 2 批安宁疗护试点工作。

44. 我国何时将临终关怀科列入核定医疗机构诊疗科目的

1994 年 9 月,原卫生部制定的《医疗机构诊疗科目名录》首次规定,卫生行政部门核定可注册登记的医疗机构诊疗科目包含临终关怀科。

45. 护理服务机构的服务对象和职责是怎样规定的

1994 年 9 月,原卫生部印发的《医疗机构基本标准(试行)》指出,护理服务机构是指由护理人员组成的,在一定社区范围内,为长期卧床患者、老年人和婴幼儿、残疾人、终末期患者、绝症晚期和其他需要护理服务者提供基础护理、专科护理,根据医嘱进行处置、临终护理、消毒隔离技术指导、营养指导、社区康复指导、心理咨询、卫生宣教和其他护理服务的医疗机构。

46. 城市社区卫生服务中心是否可以登记临终关怀科

根据 2006 年原卫生部、国家中医药管理局发布的《城市社区卫生服务机构管理办法(试行)》,社区卫生服务中心登记的诊疗科目应为预防保健科、全科医疗科、中医科(含民族医学)、康复医学科、医学检验科及医学影像科,有条件的可登记口腔医学科、临终关怀科,原则上不登记其他诊疗科目,确需登记的,须经区(市、县)级政府卫生行政部门审核批准,同时报上一级政府卫生行政部门备案。

47.《中国护理事业发展规划纲要(2011—2015 年)》对发展临终关怀服务提出了什么要求

2011 年,原卫生部发布的《中国护理事业发展规划纲要(2011—2015年)》指出:"到 2015 年,通过开展试点,探索建立针对老年、慢性病、临终关怀患者的长期医疗护理服务模式,大力发展老年护理、临终关怀等服务,扩大护理服务领域,加快护理产业发展,提高医疗护理服务的连续性、协调性、整体性,面向社会提供高质量的护理服务。同时要求增强医疗机构长期护理服务能力。医疗机构充分发挥专业技术和人才优势,将护理服务延伸到家庭和社区,更加注重患者的延续性护理和康复,拓展护理服务领域。加强医院老年病科、临终关怀科建设,根据实际需要,设立老年病、临终关怀病房,收治老年病患者和各类疾病晚期患者,改善患者生活质量。通过存量调整和增量引导等方式,新建、改扩建和扶持一批护理型医院,承接康复期、老年慢性病和姑息治疗的患者。"

48. 护理院是如何定位的

2011 年,原卫生部对 1994 年发布的护理院基本标准进行了修订,形成了《护理院基本标准(2011 版)》。该标准指出,护理院是为患者提供长期医疗护理、康复促进、临终关怀等服务的医疗机构,是医疗服务体系的重要组成部分,并强调护理院临床科室必须设置临终关怀科。

49.《护理院基本标准(2011 版)》对临终关怀科的设置有哪些规定

《护理院基本标准(2011 版)》规定:"护理院的临床科室设置应至少包括内科、康复医学科、临终关怀科。各临床科室应当根据收治对象疾病和自理能力等实际情况,划分若干病区。病区包括病室、护士站、治疗室、处置室,必要时设康复治疗室。临终关怀科应增设家属陪伴室。"

50. 发展护理院需要加强哪些方面工作

《护理院基本标准（2011 版）》要求，坚持"政策引导、政府扶持、社会兴办、市场推动"的原则，以需求为导向，重点加强以下几方面工作，大力发展护理院。

（1）将护理院建设纳入区域卫生规划和医疗机构设置规划。要根据当地居民需求、人口数量和医疗卫生资源分布状况，对护理院进行规划布局与设置，合理调整各级各类医疗机构的数量、规模和功能定位，形成急慢性疾病分治、功能互补、紧密合作的医疗服务格局，提高医疗卫生资源利用效率。

（2）将部分现有医疗机构转型为护理院。充分利用现有医疗卫生资源，将部分一级或二级医院进行结构和功能调整，转型为护理院，明确其为患者提供长期医疗护理等服务的功能和任务，完善服务设施配备，加强医务人员培训。

（3）鼓励和引导社会资本举办护理院。根据 2010 年《关于进一步鼓励和引导社会资本举办医疗机构的意见》精神，鼓励和引导社会资本举办营利性或非营利性护理院，满足人民群众多层次、多元化的医疗护理服务需求。地方卫生行政部门要完善落实优惠政策，确保非公立护理院在准入、执业等方面与公立护理院享受同等待遇。

51. 国家对社会办医开展临终关怀服务有什么政策指引

2013 年，《关于加快发展社会办医的若干意见》提出，要加大发展社会办医的支持力度，鼓励社会资本支持投向资源稀缺及满足多元需求服务领域，举办康复医院、老年病医院、护理院及临终关怀医院等医疗机构，鼓励社会资本举办高水平、规模化的大型医疗机构或向医院集团化发展。

52. 推进医疗卫生与养老服务结合中怎样发展临终关怀服务

2015 年，原国家卫生计生委等多部门联合印发《关于推进医疗卫生与养老服务相结合的指导意见》，明确要求建立、健全医疗卫生机构与养老机构合作机制，整合医疗、康复、养老和护理资源，为老年人提供治疗期住院、康复期护理、稳定期生活照料以及安宁疗护一体化的健康和养老服务。具体做法如下。

（1）要通过建设医疗养老联合体等多种方式，整合医疗、康复、养老和护理资源，为老年人提供治疗期住院、康复期护理、稳定期生活照料以及临终关怀一体化的健康和养老服务。

（2）养老机构可根据服务需求和自身能力,按相关规定申请开办老年病医院、康复医院、护理院、中医医院及临终关怀机构等,也可内设医务室或护理站,提高养老机构提供基本医疗服务的能力。

（3）鼓励地方因地制宜,采取多种形式实现医疗卫生和养老服务融合发展。统筹医疗卫生与养老服务资源布局,重点加强老年病医院、康复医院、护理院、临终关怀机构建设,公立医院资源丰富的地区可积极稳妥地将部分公立医院转为康复、老年护理等接续性医疗机构。提高综合医院为老年患者服务的能力,有条件的二级以上综合医院要开设老年病科,做好老年慢性病防治和康复护理相关工作。提高基层医疗卫生机构康复、护理床位占比,鼓励其根据服务需求增设老年养护、临终关怀病床。全面落实老年医疗服务优待政策,医疗卫生机构要为老年人特别是高龄、重病、失能及部分失能老年人提供挂号、就诊、转诊、取药、收费及综合诊疗等就医便利服务。

53. 全国政协第49次双周协商座谈会讨论了安宁疗护的哪些问题

2016年4月21日,全国政协在北京召开第49次双周协商座谈会,围绕"推进安宁疗护工作"建言献策。座谈会认为,安宁疗护主要是为患有不可治愈的疾病患者在临终前提供减轻痛苦的医疗护理服务。安宁疗护关乎患者的生命质量,关乎医学的价值取向和社会的文明进步,是一个重要的民生问题。同时指出安宁疗护工作还存在着社会认知度低、安宁疗护服务供给不足、专业队伍尚未建立、安宁疗护的政策支持不够等问题,需要进一步推进这项工作。

54. 全国政协第49次双周协商座谈会提出的安宁疗护定义是什么

全国政协第49次双周协商座谈会指出,安宁疗护主要是为患有不可治愈的疾病患者在临终前提供减轻痛苦的医疗护理服务。安宁疗护既不加速,也不延后死亡,而是尊重本人意愿,将治疗的重心从治疗疾病转移到治疗痛苦,不再做增加患者痛苦、于事无补的检查和治疗,使患者内心平静地面对死亡、有尊严地离世。安宁疗护关乎患者的生命质量,关乎医学的价值取向和社会的文明进步,是一个重要的民生事业。

55. 全国政协第49次双周协商座谈会对推进安宁疗护工作提出哪些意见

全国政协第49次双周协商座谈会提出,推进安宁疗护工作:①要明确安宁疗护的内涵和功能定位,统一安宁疗护可以改善患者生活质量、减少家庭压力、改进医院医疗服务意义的认识。②安宁疗护是一种自愿接受的服务,需要加强宣传,逐步为社会舆论和公众所认同和理解。③要在分级诊疗基础上做好场所建设,以基层社区医院为重点,建立大医院、社区医院和家庭医生的分工负责和联系协作机制。④要改进筹资方式,主要解决社保对安宁疗护作为特殊病种的支付方式。⑤要加强对安宁疗护医生和护士的培养和培训,同时也要在社会进行安宁疗护基本知识的普及。⑥要建立科学合理的安宁疗护的规范、标准、路径和流程。⑦要建立跨部门的协调机制,明确牵头单位,注意发挥专业协会的作用,从城市开始在实践中逐步推开。

56. 全国政协第 49 次双周协商座谈会提出的新型安宁疗护服务体系是什么

全国政治协商会第 49 次双周协商会提出,中国安宁疗护应当建立由社区卫生服务中心(乡镇卫生院)承担,以居家为基础,二、三级医院为支撑的安宁疗护服务体系。加快建设社区卫生服务中心(乡镇卫生院)为主体的安宁疗护服务网络,完善基本公共卫生服务功能,坚持主动服务、居家安宁疗护服务,逐步承担起居民健康生命全周期管理"守门人"职责。

57. 持续性医疗卫生服务的要求是什么

2016 年,中共中央、国务院印发的《"健康中国 2030"规划纲要》提出了持续性医疗卫生服务。具体要求是推进老年医疗卫生服务体系建设,推动医疗卫生服务延伸至社区、家庭;健全医疗卫生机构与养老机构合作机制,支持养老机构开展医疗服务;推进中医药与养老融合发展,推动医养结合,为老年人提供治疗期住院、康复期护理、稳定期生活照料、安宁疗护一体化的健康和养老服务,促进慢性病全程防治管理服务与居家、社区、机构养老紧密结合。

58. 为什么安宁疗护建设能提高优质高效的医疗卫生服务

根据《健康中国 2030 规划纲要》,安宁疗护建设能提高优质高效的医疗卫生服务,主要体现在以下几方面:①加强康复、老年病、长期护理、慢性病管理及安宁疗护等接续性医疗机构建设,使医疗卫生服务体系更完善。②社区安宁疗护建设有利于健全治疗-康复-长期护理服务链,完善医疗联合体、医院集团等多种分工协作模式,提高服务体系整体绩效。③安宁疗护建设注重医疗服务人文关怀,有利于构建和谐医患关系。

59. 老年健康服务体系中怎样体现安宁疗护服务

2016年,国务院印发的《"十三五"卫生与健康规划》提出,健全老年健康服务体系,要重点发展社区健康养老服务,提高基层医疗卫生机构为居家老年人提供上门服务的能力。所有医疗机构开设为老年人提供挂号、就医等便利服务的绿色通道,加强综合性医院老年病科建设。提高基层医疗卫生机构康复、护理床位占比,鼓励其根据服务需求增设老年养护、安宁疗护病床。完善治疗-康复-长期护理服务链,发展和加强康复、老年病、长期护理、慢性病管理及安宁疗护等接续性医疗机构。

60. 怎样推动医疗卫生与养老服务融合发展

《"十三五"卫生与健康规划》指出,推动医疗卫生与养老服务融合发展,①统筹医疗卫生与养老服务资源,创新健康养老服务模式,建立健全医疗机构与养老机构之间的业务协作机制。②鼓励二级以上综合性医院与养老机构开展对口支援,合作共建。③推动二级以上综合性医院与老年护理院、康复疗养机构、养老机构内设医疗机构等之间的转诊与合作。④支持养老机构按规定开办医疗机构,开展老年病、康复、护理、中医学和安宁疗护等服务。

61. 构建老年健康服务体系的目标是什么

2017年,原国家卫生计生委等十三部门联合印发的《"十三五"健康老龄化规划》提出,"十三五"期间,围绕国民经济和社会发展目标,优化老年医疗卫生资源配置,加强宣传教育、预防保健、医疗救治、康复护理、医养结合和安宁疗护工作,建立覆盖城乡老年人的基本医疗卫生制度,构建与国民经济和社会发展相适应的老年健康服务体系,持续提升老年人健康水平。

62. 加强医疗卫生服务体系中服务老年人的功能建设的要求是什么

《"十三五"健康老龄化规划》指出,我国目前尚未建立起适应老年人健康需求的包括保健-预防-治疗-康复-护理-安宁疗护的综合性、连续性的服务体系。老年医疗卫生服务机构、康复医院、残疾人专业康复机构、护理院等机构数量有限且地区分布不均,失智照护、安宁疗护等机构严重缺乏,为社区和居家老年人提供健康服务的能力亟待加强。因此,加强医疗卫生服务体系中服务老年人的功能建设,包括康复医院、护理院和综合性医院老年病科建设,推动基层医疗卫生机构积极开展老年人医疗、康复、护理及家庭病床等服务,对安宁疗护服务的发展将起到积极的推动作用。

63.《关于全面加强老年健康服务工作的通知》提出加快发展安宁疗护服务的要求是什么

2021年12月31日,国家卫生健康委员会、全国老龄工作委员会办公室、国家中医药管理局联合印发《关于全面加强老年健康服务工作的通知》。其中明确提出,加快发展安宁疗护服务。具体要求是推动医疗机构根据自身功能和定位,开设安宁疗护病区或床位,开展安宁疗护服务;推动有条件的地方积极开展社区和居家安宁疗护服务,探索建立机构、社区和居家安宁疗护相结合的工作机制;建立完善安宁疗护多学科服务模式,为疾病终末期患者提供疼痛及其他症状控制、舒适照护等服务,对患者及其家属提供心理支持和人文关怀;加强对公众的宣传教育,推动安宁疗护理念得到社会广泛认可和接受。

64.《"十四五"健康老龄化规划》促进实现健康老龄化的基本原则是什么

2022年2月7日,国家卫生健康委员会等15部门联合印发的《"十四五"健康老龄化规划》提出,促进实现健康老龄化的基本原则是:健康优先,全程服务;需求导向,优质发展;政府主导,全民行动;公平可及,共建共享。要求坚持健康至上,以老年人健康为中心,提供包括健康教育、预防保健、疾病诊治、康复护理、长期照护、安宁疗护等在内的老年健康服务。

65.《"十四五"健康老龄化规划》发展安宁疗护服务的任务是什么

《"十四五"健康老龄化规划》提出,发展安宁疗护服务。稳步扩大安宁疗护试点,完善安宁疗护多学科服务模式,提高临终患者生命质量。根据医疗卫生机构的功能和定位,推动相应医疗卫生机构合理开设安宁疗护病区或床位,按照"充分知情、自愿选择"原则,为疾病终末期患者提供疼痛及其他症状控制、舒适照护等服务,对患者及家属提供心理支持和人文关怀。发展社区和居家安宁疗护服务。建立医院、基层医疗卫生机构和家庭相衔接的安宁疗护工作机制和转诊流程。建立健全安宁疗护服务涉及的止痛、麻醉等药物配备和监管制度。

66.《"十四五"健康老龄化规划》加强老年医疗卫生机构建设的任务是什么

《"十四五"健康老龄化规划》提出,支持农村地区接续性医疗卫生机构建设,支持农村医疗卫生机构利用空置的编制床位开设康复、护理、安宁疗护床位。在城市社区建设以老年人为主要服务对象的护理站,为行动不便的失能、残疾、高龄、长期患病老年人提供上门医疗护理服务。支持社会力量参与社区护理站建设。加快安宁疗护机构标准化、规范化建设。开展老年健康服务机构(科室)规范化建设。

67.《"十四五"国民健康规划》对安宁疗护是怎样规划的

2022年4月27日,国务院办公厅印发的《"十四五"国民健康规划》提出,全周期保障人群健康。在促进老年人健康方面,规划提出的任务包括强化老年预防保健;提升老年医疗和康复护理服务水平,稳步扩大安宁疗护试点;提升医养结合发展水平。健全医疗卫生机构和养老服务机构合作机制,为老年人提供治疗期住院、康复期护理、稳定期生活照料、安宁疗护一体化的服务。

68. 北京、上海、广东、湖北"十四五"卫生健康发展规划提出的安宁疗护发展任务有哪些

《"十四五"时期健康北京建设规划》提出,到2025年,北京市二级及以上综合性医院设立老年医学科比例达到70%,每区至少设置1家安宁疗护中心,全市提供安宁疗护服务床位达到1800张。

《上海市卫生健康发展"十四五"规划》提出,加强安宁疗护服务。依托相关区级医院,建设区级安宁疗护中心,开展安宁疗护机构规范化建设。引导医疗、护理、养老和社区托养等机构开展安宁疗护服务,加强机构、社区与居家服务相衔接。研究和推广针对终末期患者常见症状的安宁疗护中医适宜技术。普及安宁疗护文化理念,营造良好社会氛围。新建社区卫生服务中心床位不少于100张,强化康复、护理、安宁疗护等功能。

《广东省卫生健康事业发展"十四五"规划》提出,开展生命教育,扩大安宁疗护试点范围,积极落实安宁疗护政策,促进安宁疗护事业发展。支持发展高水平、国际化、集团化的安宁疗护等第三方专业机构。

《湖北省卫生健康事业发展"十四五"规划》提出,到2025年二级及以上综合医院设立老年医学科的比例达到70%。推进康复、护理和安宁疗护工作,加强康复护理和安宁疗护机构建设,开展安宁疗护试点。支持和引导社会力量举办护理、康复、安宁疗护等机构。以社区卫生服务中心为重点,在基层医疗卫生机构开展健康管理中心(站)、康复中心、安宁疗护中心建设。

69. 各地相继出台的老龄事业发展"十四五"规划从战略上提出了怎样的安宁疗护发展思路

为实施积极应对人口老龄化国家战略,加强新时代老龄工作,各地相继

出台《老龄事业发展"十四五"规划》，从战略上提出安宁疗护的发展思路，作为健全养老服务体系、完善老年人医疗健康支撑体系、提升老年人的生活质量的重要部分。

《北京市"十四五"时期老龄事业发展规划》指出，要加强长期照护与安宁疗护。补齐长期照护短板，探索从居家、社区到专业机构的失能老年人长期照护服务模式。扩大安宁疗护服务供给，鼓励医疗机构开设安宁疗护科和安宁疗护病区，推动社区卫生服务中心、医养结合机构开展安宁疗护服务，完善安宁疗护价格政策，推进安宁疗护规范化发展。积极引导医疗卫生机构、养老机构等各类服务主体开办康复医院、护理院、安宁疗护机构等。

《上海市老龄事业发展"十四五"规划》提出，建立健全主体多元、形式多样、标准规范的安宁疗护服务体系，形成以社区卫生服务中心为重点，机构和居家服务相结合的安宁疗护服务网络。普及安宁疗护文化理念，提升安宁疗护服务能力，形成高效的机构与机构、居家与机构转介机制，整合社会资源协同推进安宁疗护服务发展，改善临终患者生存质量，提升临终患者生命尊严。发挥中医药在治未病、慢性病管理、疾病治疗、康复、安宁疗护等方面的独特作用，为老年人提供中西医结合的健康服务。

《浙江省老龄事业发展"十四五"规划》提出，以大卫生、大健康理念为引领，构建包括健康教育、预防保健、疾病诊治、康复护理、长期照护、安宁疗护的综合连续、覆盖城乡的老年健康服务体系。积极推进安宁疗护服务，研究制定安宁疗护准入标准、服务规范和医保、财政支持政策。探索建立安宁疗护服务联动机制，完善转诊和会诊服务，加快建立安宁疗护工作体系和服务网络。加强安宁疗护病区和床位建设，支持有条件的机构建立安宁疗护中心。鼓励医疗机构、医养结合机构积极创造条件，开展机构和居家安宁疗护服务。加强安宁疗护人才培养，鼓励医学院校开设安宁疗护相关课程，积极创建教学实践基地。加强对医务人员和社会公众安宁疗护相关理念和知识的宣传教育，提升对安宁疗护的认知度。

《江苏省"十四五"养老服务发展规划》指出，要优化调整养老机构功能结构，推动养老机构高质量发展，为老年人提供居家期上门、稳定期生活照料、康复期护理、安宁疗护一体化的全周期健康养老服务。进一步提高养老机构长期照护服务能力，满足失能（失智）老年人长期照护服务的刚性需求。加强老年医学研究和临床适宜技术应用，完善医疗、康复、护理、安宁疗护接续性服务机制,促进医养深度融合。

二、安宁疗护政策主要内容

(一) 发展安宁疗护服务事业

70. 什么是全周期的医疗卫生服务

《中华人民共和国基本医疗卫生与健康促进法》规定,各级各类医疗卫生机构应当分工合作,为公民提供预防、保健、治疗、护理、康复及安宁疗护等全方位、全周期的医疗卫生服务。

71. 怎样为老年人提供临终关怀服务

《中华人民共和国老年人权益保障法》指出,各级人民政府和有关部门应当将老年医疗卫生服务纳入城乡医疗卫生服务规划,将老年人健康管理和常见病预防等纳入国家基本公共卫生服务项目。鼓励为老年人提供保健、护理、临终关怀等服务。国家鼓励医疗机构开设针对老年病的专科或者门诊。医疗卫生机构应当开展老年人的健康服务和疾病防治工作。

72. 为老年人群提供的一体化服务包括哪些内容

2019 年 12 月,国家卫生健康委员会《关于加强老年护理服务工作的通知》指出,医疗机构要按照分级诊疗的要求,结合功能定位,根据老年患者疾病特点、自理能力情况以及多元化护理新需求等,增加老年护理服务供给;三级医院主要为急危重症和疑难复杂疾病的老年患者提供专科护理服务;基层医疗卫生机构要积极为有需求的老年患者特别是失能老年患者提供护理服务。通过家庭医生签约服务等多种方式,为老年患者提供疾病预防、医疗护理、慢性病管理、康复护理及安宁疗护等一体化服务。

73. 怎样推动医疗卫生机构开展安宁疗护服务

《关于加强老年护理服务工作的通知》提出,推动医疗资源丰富地区的部分一级、二级医院转型为护理院、康复医院等。支持和引导社会力量举办规模化、连锁化的护理站、护理中心、康复医疗中心、安宁疗护中心等,增加辖区内提供老年护理服务的医疗机构数量。鼓励有条件的基层医疗卫生机构根据需要设置和增加提供老年护理服务的床位。社区卫生服务中心、乡镇卫生院等基层医疗卫生机构要积极为有需求的老年患者特别是失能老年患者提供护理服务。有条件的可以设立家庭病床、日间护理中心或"呼叫中心"等,为老年患者提供居家护理、日间护理服务。通过家庭医生签约服务等多种方式,为老年患者提供疾病预防、医疗护理、慢性病管理、康复护理及安宁疗护等一体化服务。

74. 怎样强化安宁疗护政策支持和标准建设

2019 年 10 月,国家卫生健康委员会等 8 部门联合发布的《关于建立完善老年健康服务体系的指导意见》中指出:①各地要积极出台实施扶持政策,在土地供应、政府购买服务等方面对老年健康服务发展予以支持和倾斜。鼓励社会力量举办老年医院、康复医院、护理院及安宁疗护中心等。加大对贫困地区老年健康服务机构建设的支持力度,推动实现城乡、区域老年健康服务均等化。②制订老年人健康干预及评价标准。建立健全长期照护服务标准和管理规范,制订长期照护专业人员职业技能标准。制订老年医疗、康复、护理、安宁疗护等老年健康服务机构基本标准和服务规范,制订综合医院老年医学科建设和管理指南,制订老年友善医疗卫生机构标准。

75. 老年健康服务体系怎样加强安宁疗护服务

《关于建立完善老年健康服务体系的指导意见》指出,要加强安宁疗护服务。①根据医疗机构的功能和定位,推动相应医疗卫生机构,按照患者"充分知情、自愿选择"的原则开展安宁疗护服务,开设安宁疗护病区或床位,有条件的地方可建设安宁疗护中心,加快安宁疗护机构标准化、规范化建设。②积极开展社区和居家安宁疗护服务。③探索建立机构、社区和居家安宁疗护相结合的工作机制,形成畅通合理的转诊制度。④制订安宁疗护进入和用药指南。⑤营利性医疗机构可自行确定安宁疗护服务内容和收费标准。⑥非营利性医疗机构提供的安宁疗护服务,属于治疗、护理及检查检验等医疗服务的,按现有项目收费;属于关怀慰藉、生活照料等非医疗服务的,不作为医疗服务价格项目管理,收费标准由医疗机构自主确定。⑦建立完善安宁疗护多学科服务模式,为疾病终末期患者提供疼痛及其他症状控制、舒适照护等服务,对患者及家属提供心理支持和人文关怀。⑧加强对公众的宣传教育,将生命教育纳入中小学校健康课程,推动安宁疗护理念得到社会广泛认可和接受。⑨认真总结安宁疗护试点经验,稳步扩大试点。

76. 养老机构怎样与安宁疗护中心等医疗机构紧密对接

2019 年,国家卫生健康委员会、民政部等部门《关于深入推进医养结合发展的若干意见》指出,深化医养签约合作。制订医养签约服务规范,进一步规范医疗卫生机构和养老机构合作。鼓励养老机构与周边的康复医院(康复医疗中心)、护理院(护理中心)及安宁疗护中心等接续性医疗机构紧密对接,建立协作机制。养老机构中具备条件的医疗机构可与签约医疗卫生机构建立双向转诊机制,严格按照医疗卫生机构出入院标准和双向转诊指征,为老年人提供连续、全流程的医疗卫生服务。

77. 上海市是怎样推动安宁疗护体系建设的

上海市卫生健康委员会在《2019 年上海市基层卫生工作要点》中提出,推广社区卫生服务中心、医院、养老机构与居家相衔接的安宁疗护服务,提高生命晚期质量。在《2020 年上海市基层卫生健康工作要点》中提出,全市社区卫生服务中心开展居家或机构安宁疗护服务,各区明确建设 1 家区级安宁疗护中心,在部分市级医疗机构与社会办医疗机构推广安宁疗护服务,构建主体多元、功能健全、运作规范、服务优质的安宁疗护服务体系。根据《上海市卫生健康发展"十四五"规划》,具体要求是:依托相关区级医院,建设区级安宁疗护中心,开展安宁疗护机构规范化建设。引导医疗、护理、养老和社区托养等机构开展安宁疗护服务,加强机构、社区与居家服务相衔接。研究和推广针对终末期患者常见症状的安宁疗护中医适宜技术。普及安宁疗护文化理念,营造良好社会氛围。

78. 河北省在建立完善老年健康服务体系中是如何体现安宁疗护的

2020 年 4 月,河北省卫生健康委员会联合河北省发展和改革委员会、河北省教育厅、河北省民政厅等 8 家单位出台的《关于建立完善老年健康服务体系的实施意见》指出,稳步扩大安宁疗护试点,逐步规范服务标准,是尊重生命尊严的现实需要,有利于节约医疗费用支出,提高医疗资源使用效率,减轻老年人的家庭负担。

开展安宁疗护试点和生命教育,做好河北省全国第二批 4 个安宁疗护试点市工作,并在全省遴选医疗机构、医养结合机构或社区,开展省级安宁疗护试点工作,在认真总结经验的基础上,稳步扩大试点覆盖面。建立完善安宁疗护多学科服务模式,为疾病终末期患者提供疼痛及其他症状控制、舒适照护等服务,对患者及家属提供心理支持和人文关怀。加强对医务人员和社会大众的宣传教育,将生命教育纳入全省健康宣传教育体系,在学校教育中培养科学看待生命理念,推动安宁疗护理念得到社会广泛认可和接受。

逐步提高安宁疗护服务的标准化、规范化水平。推动有条件的医疗机构、医养结合机构,根据功能定位,按照国家标准,建设符合本机构实际的安宁疗护中心,或开设安宁疗护病区或床位;逐步推进安宁疗护机构的标准化、规范化。探索建立机构、社区和居家相结合的安宁疗护工作机制,积极开展安宁疗护服务,形成畅通合理的转诊制度。落实国家安宁疗护准入和用药指南。营利性医疗机构可自行确定安宁疗护服务内容和收费标准;非营利性医疗机构提供的安宁疗护服务,属于治疗、护理、检查检验等医疗服务的,按现有项目收费,属于关怀慰藉、生活照料等非医疗服务的,不作为医疗服务价格项目管理,收费标准由医疗机构自主确定。

79. 甘肃省在加强老年健康服务体系建设中是如何体现安宁疗护的

2021 年 5 月,甘肃省《关于加强老年健康服务体系建设的实施意见》指出,认真总结安宁疗护试点经验,稳步扩大试点范围。推动医疗卫生机构开设安宁疗护病区或床位,按照患者知情和自愿的原则开展安宁疗护服务。为疾病终末期患者提供疼痛及其他症状控制、舒适照护等服务,对患者及家属提供心理支持和人文关怀。加快安宁疗护机构标准化、规范化建设。积极开展社区和居家安宁疗护服务,加快建立机构、社区和居家安宁疗护相结合的工作机制,形成畅通合理的转诊制度。到 2022 年,建成 1 个省级安宁疗护中心,全省安宁疗护床位达到 1500 张以上。

加强安宁疗护服务管理。加强对公众的宣传教育,将生命教育纳入中小学校健康课程,推动安宁疗护理念得到社会广泛认可和接受。非营利性医疗机构提供的安宁疗护服务,属于治疗、护理、检查、检验等医疗服务的,按现行价格项目政策规定执行;属于关怀慰藉、生活照料等非医疗服务的,不作为医疗服务价格项目管理,收费标准由医疗机构自主确定。营利性医疗机构可自行确定安宁疗护服务内容和收费标准。

80. 北京市是怎样加快推进安宁疗护服务发展的

2022 年 2 月 14 日,北京市卫生健康委员会《关于印发北京市加快推进安宁疗护服务发展实施方案的通知》提出,北京市加快推进安宁疗护服务发展的工作目标是:到 2025 年,安宁疗护服务相关制度、标准、规范基本完善;安宁疗护服务机构数量显著增加、服务内容更加丰富、服务质量明显提升、服务队伍更加壮大、服务资源配置更趋合理,安宁疗护服务体系基本建立。每区至少设立 1 所安宁疗护中心,床位不少于 50 张,为有住院治疗需求的安宁疗护患者提供整合安宁疗护服务;全市提供安宁疗护服务的床位不少于1800张;社区卫生服务机构能够普遍提供社区和居家安宁疗护服务,老年人安宁疗护服务需求得到基本满足。工作任务包括:①优化安宁疗护服务资源布局;②增加安宁疗护服务供给;③有序提供安宁疗护服务;④创新安宁疗护服务模式;⑤规范安宁疗护服务;⑥加强人才队伍建设;⑦完善价格经济政策;⑧加快信息化建设。

(二) 扩大安宁疗护服务供给

81. 如何建立健全保健-预防-治疗-康复-护理-安宁疗护的综合性、连续性的服务体系

《关于建立完善老年健康服务体系的指导意见》指出,要求为维护老年人健康权益、满足老年人健康服务需求,要大力发展老年健康事业,着力构建包括健康教育、预防保健、疾病诊治、康复护理、长期照护及安宁疗护的综合连续、覆盖城乡的老年健康服务体系,实现健康老龄化,建设健康中国。

(1) 健康引领,全程服务。以大卫生、大健康的理念引领老年健康服务体系建设,将健康融入所有政策,对生命全过程中影响健康的因素进行干预,提供综合连续的全程服务。

(2) 兜底保障,公平可及。以基层为重点,保障经济困难的失能(含失智)、计划生育特殊家庭老年人的基本健康服务。优化资源配置,缩小区域差距,促进服务公平可及。

(3) 政策支持,激发活力。履行政府在制订规划和政策、引导投入等方面的职责,激发市场活力,鼓励社会参与,满足多层次的老年健康服务需求。

(4) 统筹资源,共建共享。统筹政府各部门、社会各方面资源,动员全社会广泛参与,实现共建共享。

82. 北京市是怎样增加安宁疗护服务供给的

根据《关于印发北京市加快推进安宁疗护服务发展实施方案的通知》,北京市提出引导综合医院、中医(中西医结合)医院、专科医院设置安宁疗护科;支持在肿瘤科、疼痛科、老年医学科等相关科室设立安宁疗护床位;支持有条件的二级及以下医院、社区卫生服务中心按照原国家卫生计生委《关于印发安宁疗护中心基本标准和管理规范(试行)》的要求,转型为安宁疗护中心;支持和引导社会力量举办规模化、连锁化的安宁疗护机构;鼓励具备条

件的养老机构根据服务需求,结合自身实际,开展安宁疗护服务。

83. 北京市是怎样优化安宁疗护服务资源布局的

根据《关于印发北京市加快推进安宁疗护服务发展实施方案的通知》,北京市提出加快建立以社区和居家为基础,机构为补充,综合、连续、机构和居家相衔接的安宁疗护服务体系。通过转型、新建、改扩建等形式,发展建设一批安宁疗护机构,每区至少设立 1 所安宁疗护中心,支持开展社区和居家安宁疗护服务。将提供安宁疗护服务的康复机构、护理机构、社区卫生服务机构、医养结合机构等纳入医联体建设,促进优质安宁疗护服务资源下沉基层。

84. 浙江省是如何保障安宁疗护发展的

根据 2020 年 11 月浙江省卫生健康委员会、省发展改革委等 8 部门联合印发的《关于建立完善老年健康服务体系的实施意见》指出,建立以三级医院为示范、其他医院和护理院为主体、基层医疗卫生机构和医养结合机构为基础,延伸至社区和居家的安宁疗护服务体系。加强安宁疗护中心、安宁疗护病区和床位建设,支持社会力量开展安宁疗护服务。到 2025 年,各区市至少设立 1 个安宁疗护培训基地,各县(市、区)至少有 1 家医院和 20% 以上的基层医疗卫生机构开展安宁疗护服务。探索建立安宁疗护服务联动机制,完善转诊和会诊服务。加强安宁疗护机构建设、业务管理、服务提供等方面的标准、制度建设。营利性医疗机构可自行确定安宁疗护服务内容和收费标准。非营利性医疗机构提供的安宁疗护服务,属于治疗、护理、检查检验等医疗服务的,按现有项目收费;属于关怀慰藉、生活照料等非医疗服务的,不作为医疗服务价格项目管理,收费标准由医疗机构自主确定。建立多学科和专业协作的安宁疗护团队。加强对医务人员和社会公众的宣传教育,将生命教育纳入中小学体育与健康课程,推动安宁疗护理念和知识得到社会认可和接受,推动疾病终末期患者和家属主动寻求安宁疗护服务。

85. 四川省是如何推进安宁疗护服务的

《四川省医疗卫生与养老服务相结合发展规划(2018—2025 年)》指出,从满足老年人实际需求出发,切实为老年人提供治疗期住院、康复期护理、稳定期生活照料、安宁疗护一体化的服务,有效提高老年人的健康水平、改善老年人生活质量、延长健康预期寿命,推进健康四川建设。

2020 年 6 月,四川省卫生健康委员会等部门联合发布的《关于建立完善老年健康服务体系的实施意见》指出,推进安宁疗护,鼓励有条件的医疗卫生机构根据功能和定位,按照"充分知情、自愿选择"的原则开展安宁疗护服务,减轻生命终末期老年患者痛苦,维护老年患者尊严。提供安宁疗护服务的医疗卫生机构应遵循医学伦理原则,严格执行安宁疗护进入和用药指南。非营利性医疗机构提供的安宁疗护服务,属于治疗、护理、检查检验等医疗服务的,按现有项目收费;属于关怀慰藉、生活照料等非医疗服务的,不作为医疗服务价格项目管理,收费标准由医疗机构自主确定。营利性医疗机构可自行确定安宁疗护服务内容和收费标准。

86. 江苏省是如何开展姑息治疗和安宁疗护试点工作的

2020 年 1 月,《江苏省推进癌症防治工作实施方案(2019—2022 年)》指出,推进癌症康复规范化,加强癌症患者的康复指导、疼痛管理和心理支持,对晚期患者开展姑息治疗和安宁疗护试点工作,鼓励有条件的医疗机构开展安宁疗护服务,设立安宁疗护病区(病床)。进一步推广癌症患者生存无痛化,二、三级医院肿瘤科应推进癌痛规范化治疗示范病房建设,制订省内癌痛规范化标准,强化癌症护理人员癌痛防控技术规范化培训,开展癌症患者无痛化全程管理。

87. 山西省对加强安宁疗护服务有什么指导意见

2020 年 12 月,山西省《关于建立完善老年健康服务体系的指导意见》指出,加强安宁疗护服务,要根据医疗机构的功能和定位,推动相应医疗卫生机构,按照患者"充分知情、自愿选择"的原则开展安宁疗护服务,开设安宁疗护病区或床位,有条件的地方可建设安宁疗护中心,加快安宁疗护机构标准化、规范化建设。积极开展社区和居家安宁疗护服务。探索建立机构、社区和居家安宁疗护相结合的工作机制,形成畅通合理的转诊制度。制订安宁疗护进入和用药指南。营利性医疗机构可自行确定安宁疗护服务内容和收费标准。非营利性医疗机构提供的安宁疗护服务,属于治疗、护理、检查检验等医疗服务的,按现有项目收费;属于关怀慰藉、生活照料等非医疗服务的,不作为医疗服务价格项目管理,收费标准由医疗机构自主确定。建立完善安宁疗护多学科服务模式,为疾病终末期患者提供疼痛及其他症状控制、舒适照护等服务,对患者及家属提供心理支持和人文关怀。加强对公众的宣传教育,将生命教育纳入中小学校健康课程,推动安宁疗护理念得到社会广泛认可和接受。认真总结安宁疗护试点经验,稳步扩大试点。

88. 浙江省如何鼓励社会资本投入安宁疗护事业

2019年7月,浙江省卫生健康委员会、浙江省医疗保障局发布的《关于支持社会办医疗机构参与县域医疗卫生服务共同体建设的若干意见》指出,加大政府支持社会办医力度,允许社会办医疗机构作为牵头医院组建医疗服务共同体(简称医共体),支持社会办医疗机构作为成员单位加入医共体,鼓励社会办医疗机构与医共体开展多种形式合作,引导社会办医疗机构集团化特色化发展,引导社会办医疗机构特色化、差异化发展,在口腔、眼科、医疗美容、中医科等社会办医传统优势领域,妇产、儿科、肿瘤、精神、康复等资源相对短缺领域,长期照护、安宁疗护、3岁以下婴幼儿照护服务等急需发展领域,加大社会资源投入,加快形成多元供给体系。

89. 医养结合机构怎样开展安宁疗护服务

《关于深入推进医养结合发展的若干意见》指出,养老机构也可通过服务外包、委托经营等方式,由医疗卫生机构为入住老年人提供医疗卫生服务。鼓励养老机构与周边的康复医院(康复医疗中心)、护理院(护理中心)及安宁疗护中心等接续性医疗机构紧密对接,建立协作机制。养老机构中具备条件的医疗机构可与签约医疗卫生机构建立双向转诊机制,严格按照医疗卫生机构出入院标准和双向转诊指征,为老年人提供连续、全流程的医疗卫生服务。

90. 医养结合机构开展安宁疗护服务管理的要求是什么

2020年9月,国家卫生健康委员会办公厅、国家中医药管理局办公室联合发布的《医养结合机构管理指南(试行)》要求如下。

(1)开展安宁疗护服务的医养结合机构,应当参照国家及当地关于安宁疗护相关工作管理要求建立相关制度,配备专职人员。

(2)应当加强安宁疗护服务质量管理,参照《安宁疗护实践指南(试行)》制订并实施相关工作制度、技术规范和服务指南;加强专业技术人员培训、考核和服务改进,持续改善服务质量。

(3)建立良好的与老年人及家属沟通机制,加强与老年人及家属的积极沟通,注重人文关怀,维护老年人合法权益和生命尊严,保护老年人及家属的隐私。应当尊重老年人的宗教信仰或少数民族的风俗习惯。

91. 医养结合机构开展安宁疗护服务的内容是什么

《医养结合机构服务指南(试行)》指出,各类医养结合机构开展安宁疗护,主要提供以下服务:①为老年人提供疼痛及其他症状控制、舒适照护、心理、精神及社会支持等人文关怀服务,应当参照《安宁疗护实践指南(试行)》内容执行。②为需要安宁疗护的老年人减轻疼痛、呼吸困难、咳嗽、咯血、呕吐、便血、腹胀、水肿、发热、厌食、口干及失眠等症状。药物治疗后注意观察药物疗效和不良反应,如有异常情况发生,及时处理。③可根据老年人需求,帮助患者应对情绪反应、寻求社会支持,为患者提供死亡教育等心理支持和人文关怀服务。应当尊重患者的价值观与信仰,保护患者的隐私与权利。

92. 怎样推进医养结合的安宁疗护服务模式

《北京市深入推进医养结合发展的实施方案》提出,开展社区卫生服务中心标准化建设,增加的床位日常重点用于老年、康复、护理、安宁疗护服务。增加养老机构医养结合服务资源,具备条件的养老机构可引入医疗机构设立分支机构,将部分养老床位转化为康复、护理、安宁疗护床位。

福建省《关于加快推进医养结合发展若干措施》提出,支持养老服务机构引入医疗服务,入住 100 人以上的养老服务机构,条件成熟的逐步设置医务室、护理站、护理院、安宁疗护中心等引导性标准;支持养老服务机构引入医疗机构设立分支机构,或委托签约医疗机构管理运营内设医疗机构,将部分养老床位转化为康复、护理、安宁疗护床位。

《广州市养老服务条例》要求,150 个以上床位的养老机构应当在其内部设置门诊部或者诊所、医务室、护理站、卫生所(室),支持有条件的养老机构设立老年病医院或者康复医院、护理院、中医医院、安宁疗护机构等医疗卫生机构,符合条件的纳入医保定点范围。

根据 2021 年浙江省卫生健康委员会等 12 部门《关于深入推进医养结合发展的若干意见》,养老机构应根据功能定位、机构规模、服务需求和自身条件,确定是否设置医疗机构,所设医疗机构主要为老年人提供基本医疗、慢病管理、康复护理等服务。鼓励大型或主要接收失能老年人的养老机构内设医疗机构,鼓励闲置床位较多的养老机构与医疗机构合作开展医养结合服务。支持医疗机构在养老机构设置分院,利用相关资源开展康复护理、长期照护、安宁疗护和医养结合服务。

2020 年 9 月《四川省创建全国医养结合示范省实施方案》指出,合理规划设置医养结合机构。统筹考虑老年人口数量、结构、分布、疾病谱变化特别是失能人口状况等因素，对服务老年人口较多、距离乡镇远的非建制卫生院予以保留，主要承担基本医疗卫生和医养结合服务。鼓励建制乡镇卫生院设置康复、护理、安宁疗护病床和养老床位，城区新建社区卫生服务机构可内部建设社区医养结合服务设施。2021年5月四川省医疗保障局《关于医疗保障促进医疗卫生与养老服务相结合的实施意见》在深化医保支付方式改革方面提出，对医养结合医疗机构开展的住院服务，相关医疗机构提供的住院安宁疗护、家庭病床服务实行按床日付费，并可实行患者与医疗机构直接按比例分担。在DRG/DIP支付方式改革中，应当给予医养结合医疗机构、提供安宁疗护的医疗机构适当倾斜支持。

（三）完善安宁疗护服务模式

93. 怎样建立和完善安宁疗护多学科服务模式

根据2020年《上海市安宁疗护服务规范》，各医疗机构应组建以医生、护士为核心的人员团队从事安宁疗护服务。各医疗机构可根据实际，配备适当的社会工作者、药剂师、营养师、心理咨询（治疗）师、康复治疗师、中医药、行政管理、后勤/保障服务及志愿者等人员。从事安宁疗护服务的人员应建立分工明确、职责清晰、各司其职及团队协作的工作机制。

94. 安宁疗护的服务形式有哪些

《上海市安宁疗护服务规范》指出，安宁疗护服务形式包括门诊、住院与居家，由安宁疗护服务团队分别在医疗机构门诊、病房和居家为终末期患者及其家属提供服务。各医疗机构应结合患者需求与实际开展适宜服务。

（1）社区卫生服务中心应开展安宁疗护服务。根据区域卫生规划，由各区卫生健康行政部门确定提供住院、门诊和居家安宁疗护服务的社区卫生服务中心，原则上各社区卫生服务中心应结合家庭病床服务提供居家安宁疗护服务项目。

（2）各区卫生健康行政部门应依托区级医院、社区卫生服务中心等医疗机构，在区内建设至少1家安宁疗护中心。

（3）综合医院、中医医院、中西医结合医院、专科医院、康复医院、门诊部、诊所、护理院及护理站等要将安宁疗护服务的理念、内容、方法、实践融入机构各项服务。

95. 怎样建立城市医院与社区卫生服务中心的安宁疗护分工协作机制

中共中央、国务院《关于深化医药卫生体系改革意见》提出,健全城市医院与社区卫生服务机构的分工协作机制。城市医院通过技术支持、人员培训等方式、带动社区卫生服务持续发展。同时,国家卫生健康委员会《关于开展安宁疗护试点工作的通知》指出,建立安宁疗护工作机制,探索建立机构和居家安宁疗护相结合的工作机制。探索形成机构与机构间、机构与居家间通畅合理的转介制度。

96. 浙江省杭州市安宁疗护的服务形式有哪些

2021年4月,杭州市卫生健康委员会印发的《杭州市安宁疗护机构设置基本标准(试行)》指出,安宁疗护服务形式包括门急诊、住院与居家,由安宁疗护服务团队分别在医疗机构门急诊、病房和居家为临终患者及其家属提供服务。各医疗机构应结合患者需求与实际开展适宜服务。

(1) 社区卫生服务中心应开展安宁疗护服务。根据区域卫生规划,由各区、县(市)卫生健康行政部门确定提供住院、门诊和居家安宁疗护服务的社区卫生服务中心,原则上各社区卫生服务中心(乡镇卫生院)应结合家庭病床服务提供居家安宁疗护服务项目。

(2) 各区、县(市)卫生健康行政部门应依托县级医院、社区卫生服务中心(乡镇卫生院)等医疗机构,在辖区内建设至少1家安宁疗护中心(病区)。

97. 上海市如何实现多种形式的安宁疗护服务延伸

2020年5月,上海市卫生健康委员会《关于推进2020年本市安宁疗护试点工作的通知》中指出,应探索多种形式安宁疗护服务延伸,鼓励各级医院、护理院、门诊部、诊所、养老机构设置的医疗机构、护理站等医疗机构开展安宁疗护服务。有条件的医疗机构可设置临终关怀科,开展病房安宁疗护服务。具备家庭病床或出诊资质的,可开展居家安宁疗护。鼓励各级医疗机构将安宁疗护服务理念、内容融入医疗机构各项服务中,实现多种形式的安宁疗护服务延伸。

98. 上海市试点探索的"三床联动"模式是怎样的

"三床"即"家庭病床、护理病床、临终关怀病床",临终关怀团队根据患者病情发展变化,给予不同的照护。家庭型临终关怀,以家庭作为治疗护理场所,选择适宜在家庭环境下治疗的病种,让患者在熟悉的环境中接受医疗和护理,减轻家庭经济负担和人力负担;护理病床,选择不属于临终阶段,但需要护理或居家有困难的患者,让患者在护理病房得到相应的医疗及照护;临终护理病床,选择处于临终阶段的患者,尽可能地减轻终末期患者生理、心理和精神上的痛苦,使患者有尊严地走完人生最后的旅程。三床联动的特点是,使终末期患者在病情发展的各个阶段都能得到持续性的照护。

99. 北京市创新安宁疗护服务模式的具体做法是什么

根据《关于印发北京市加快推进安宁疗护服务发展实施方案的通知》,北京市创新安宁疗护服务模式的具体做法是:①遴选一批符合条件的医疗机构(含中医医疗机构)和社区卫生服务中心作为北京市安宁疗护指导中心、安宁疗护示范基地和社区安宁疗护服务示范中心,承担安宁疗护服务示范引领、质量控制、宣传教育、科研创新、人才培养培训、学科建设等任务;②探索建立以临终患者和家属为中心,多学科安宁疗护团队协作的服务模式,为疾病终末期患者提供疼痛及其他症状控制、舒适护理、心理慰藉等服务,对患者及家属提供社会支持、心理支持、死亡教育和人文关怀等服务,并制定服务规范和标准;③发挥中医药在安宁疗护服务中的优势与作用,总结推广中医药安宁疗护技术和方法,探索形成具有中医药特色的安宁疗护服务模式;④积极探索"互联网+安宁疗护"服务新业态,通过开展网上预约、在线随诊、健康咨询及智慧医疗设备等提高安宁疗护服务的便捷性,适应老年人个性化安宁疗护服务需求。逐渐形成医疗机构、社区和居家、医养结合、互联网+安宁疗护等多种安宁疗护模式。

100. 什么是社区卫生服务中心安宁病房模式

社区卫生服务中心安宁病房模式,是指在社区卫生服务机构建立临终关怀病房,终末期患者可以在社区卫生服务中心享受到临终关怀服务,由于离家近便于陪护,满足了家属照顾患者的需要,同时经济负担较低,患者及家属都能接受。

101. 四川省对社区医院发展安宁疗护有什么要求

2020年8月,四川省卫生健康委员会《关于全面推进社区医院建设工作的通知》指出:①合理设置床位。社区医院床位主要以老年、康复、护理、安宁疗护床位为主,鼓励设置内科、外科、妇科、儿科等床位,结合实际开设家庭病床;鼓励与医联体(医共体)上级医院开设联合病房。②发挥社区医院的示范标杆引领和辐射带动作用,建立社区医院健康管理、康复护理、安宁疗护、基层卫生人才培训"四个中心"。开展疾病早期筛查和健康指标评估,开通上转下接双向转诊通道,承担辖区卫生人才队伍实训任务,实现区域基层卫生资源集合效应。

102. 江苏省对推进安宁疗护服务工作有哪些规定

江苏省《关于加强基层医疗卫生机构护理工作的指导意见》指出,护理服务覆盖生命全周期、健康全过程,慢性病护理、老年护理、长期护理、康复促进及安宁疗护等在各设区市全面开展;基层护理能力明显提升,护理服务行为更加规范。同时不断完善基层护理服务体系,拓展基层护理服务领域,增加基层护理资源供给,积极开展安宁疗护。各设区市要以社区卫生服务中心、乡镇卫生院、护理院等为重点设置安宁疗护床位,就近接收符合条件的疾病终末期患者,逐步开展安宁疗护服务。鼓励各地将安宁疗护列入社区卫生服务中心的基本服务项目目录。

103. 什么是居家医疗服务

2020年12月,国家卫生健康委员会、国家中医药管理局《关于加强老年人居家医疗服务工作的通知》指出,居家医疗服务是医疗机构医务人员按照有关要求为特定人群,重点是老年患者提供诊疗服务、医疗护理、康复治疗、药学服务、安宁疗护及中医服务等上门医疗服务。

104. 居家医疗服务包括哪些内容

《关于加强老年人居家医疗服务工作的通知》指出,居家医疗服务主要包括适宜居家提供的诊疗服务、医疗护理、康复治疗、药学服务、安宁疗护及中医服务等医疗服务。诊疗服务包括健康评估、体格检查、药物治疗及诊疗操作等。医疗护理服务包括基础护理、专项护理、康复护理及心理护理等。康复治疗服务包括康复评定、康复治疗及康复指导等。药学服务包括用药评估、用药指导等。安宁疗护服务包括症状控制、舒适照护、心理支持和人文关怀等。中医服务包括中医辨证论治、中医技术及健康指导等。

105. 居家医疗服务的方式有哪些

《关于加强老年人居家医疗服务工作的通知》指出,医疗机构可以通过家庭病床、上门巡诊、家庭医生签约等方式提供居家医疗服务。通过医联体、"互联网+医疗健康"、远程医疗等将医疗机构内医疗服务延伸至居家,创新居家医疗服务方式。

（四）加强安宁疗护人才培养

106. 如何加强安宁疗护队伍建设

《关于开展安宁疗护试点工作的通知》指出，要加强安宁疗护队伍建设，具体包括以下几点：①建立安宁疗护专家库。成立国家级和地方安宁疗护专家库，加强与国内外专业机构和专家团队的交流和合作。②加强安宁疗护专业人员的教育培训。结合继续医学教育基地遴选建设，设立安宁疗护教育培训基地。在医学教育培训工作中增加安宁疗护有关知识技能的教育。在继续医学教育基地体系建设、培训教材设置等方面充分考虑从业人员的培训需求。③探索由行业组织开展专业资质认证的可行性，不断提高医疗照护质量。

107.《"十四五"健康老龄化规划》关于加强安宁疗护专业人才教育与培训的任务是什么

《"十四五"健康老龄化规划》提出，引导普通高校、职业院校（含技工学校）、开放大学开设老年医学、药学、老年护理、康复、心理、安宁疗护等相关专业和课程，开展覆盖中、专、本、硕、博各阶段的学历教育，扩大招生规模。加强对老年医学科、安宁疗护科和医养结合机构卫生健康专业人才培训，加强老年护理专业护士培训，提升高水平老年医学专业人才在老年健康队伍中的比例。到 2025 年，培训老年医学科医师不低于 2 万人，培训老年护理专业护士不低于 1 万人，每名老年医学科医护人员、安宁疗护试点地区从事安宁疗护服务的医护人员至少接受一次专业培训。

108. 北京市加强安宁疗护服务人才队伍建设的措施是什么

根据《关于印发北京市加快推进安宁疗护服务发展实施方案的通知》，北京市加强安宁疗护服务人才队伍建设的措施是：①加强包括医学（含中医）、护理、药学、心理、营养、社会工作、志愿者等多学科安宁疗护专业人员培养。在医学继续教育培训工作中，增加安宁疗护服务相关知识和技能的内容和比重；②分层分类开展安宁疗护普及性教育及专业性培训，将安宁疗护理念与服务向综合医院、中医（中西医结合）医院、社区卫生服务机构、护理机构、养老机构的医务人员等进行宣传和延伸；③举办安宁疗护专业培训班、安宁疗护论坛等活动，促进安宁疗护服务规范化、专业化，提升安宁疗护服务品质和服务能力。

109. 四川省加强安宁疗护人才培养的举措是什么

四川省卫生健康委员会提出,支持普通高校和职业院校开设老年医学、老年护理和康复等专业或课程。支持开展老年健康服务相关专业技术人员的继续教育,培养适应现代老年医学理念的复合型高层次人才。2018 年,根据《四川省卫生健康委员会关于同意设立四川省安宁疗护教育培训中心的复函》,四川大学华西第四医院设立了四川省安宁疗护教育培训中心。

110. 温州市培育安宁疗护人才队伍有哪些举措

根据 2022 年 5 月 11 日《温州市安宁疗护国家级试点工作行动方案(2022—2025 年)》,温州市培育安宁疗护人才队伍的举措主要是:①建立全市安宁疗护专家(师资)库,为全市安宁疗护政策制定、培训教育提供智力支持。②建立安宁疗护培训(教学)基地,并制定完善安宁疗护培训课程,建成一批实践基地。将市安宁疗护培训基地的培训课程纳入市级医学继续教育项目和安宁疗护示范病区(房)标准体系。③建立市安宁疗护(生命)教育基地,开展多种形式的生命教育,强化社区和居家安宁疗护宣传引导,提高公众对于社区安宁疗护的接受度和对生命教育的关注度。加强从业人员对预立医疗照护计划(ACP)的认知与推广,在社区接诊临终患者及家属时开展ACP、生命教育,推进大众对"优逝"观念的认可。④开展基层医疗卫生机构安宁疗护服务卫技人员轮训计划。面对各类医疗机构、医养结合机构,开展全市性安宁疗护服务卫技人员轮训工作,轮训力争覆盖所有公办基层医疗机构,提升全市安宁疗护服务水平。⑤实施安宁疗护"生命关怀师"培养计划。每年安排安宁疗护国家试点专项经费,通过外派学习、集中培训等多种方式,培养 30~50 名熟练掌握安宁疗护系统理论知识和实践操作的"生命关怀师"。

(五) 提升安宁疗护服务能力

111. 北京市是怎样有序提供安宁疗护服务的

根据《关于印发北京市加快推进安宁疗护服务发展实施方案的通知》,①二、三级医院主要为突发急性病变或身体、心理症状较重、需要住院治疗的安宁疗护患者提供安宁疗护服务,并承担安宁疗护技术支持、安宁疗护专业人才培训等任务。鼓励三级医院与安宁疗护中心、社区卫生服务中心以及其他提供安宁疗护服务的医疗机构建立对口支援、转诊合作机制,充分发挥优质医疗资源的帮扶带动作用。②安宁疗护中心主要为需住院治疗的安宁疗护患者提供机构安宁疗护服务。探索建立医生、护士、康复师、医务社工、心理咨询师、营养师等多学科团队共同开展安宁疗护服务模式，为患者提供综合、全程的整合安宁疗护服务。③社区卫生服务机构、护理机构、养老机构主要为诊断明确、症状轻且稳定的安宁疗护患者提供机构和居家安宁疗护服务。有条件的可通过设立家庭病床、巡诊等多种方式，按照国家卫生健康委员会《关于加强老年人居家医疗服务工作的通知》有关要求，开展包括症状控制、舒适照护、心理支持和人文关怀等适宜居家提供的安宁疗护服务。④搭建安宁疗护服务网络，根据患者需求和供给资源布局，利用安宁疗护转介平台，及时、合理转介安宁疗护患者。

112. 北京市是怎样规范安宁疗护服务的

根据《关于印发北京市加快推进安宁疗护服务发展实施方案的通知》，医疗机构要按照原国家卫生计生委《关于印发安宁疗护实践指南（试行）》要求，规范开展安宁疗护服务。将医疗机构安宁疗护服务纳入医疗质量监测体系，加强安宁疗护服务质量控制和行为监管，研究制定安宁疗护进入和服务流程规范标准，积极探索细化居家安宁疗护服务标准，统一社区、居家安宁疗护的服务流程、服务内容、服务方式以及服务质量等。建立科学合理的用药流程，加强特殊药品使用管理以及预防不良反应方案，制定安宁疗护服务毒麻精神药品相关政策。

113. 怎样发挥中医药在安宁疗护服务中的特色优势

《上海市卫生健康委员会关于推进 2020 年本市安宁疗护试点工作的通知》指出，发挥中医药特色优势，试点推广中医药安宁疗护适宜技术，提升患者临终生命质量。

114. 怎样发挥信息化技术在安宁疗护服务中的作用

《上海市卫生健康委员会关于推进 2020 年本市安宁疗护试点工作的通知》指出，应充分发挥信息化技术在安宁疗护服务、运行、管理和评价的作用，将安宁疗护服务与家庭医生签约、居民电子健康档案及"互联网"相结合，提高服务与管理效率。

115. 北京市是如何推进安宁疗护示范基地建设的

根据 2020 年 12 月北京市卫生健康委员会《关于确定北京市安宁疗护指导中心和首批安宁疗护示范基地的通知》：①北京协和医院、北京医院作为指导中心,要在市卫生健康委员会指导下,制订科学、可行的指导方案,全方位指导全市安宁疗护工作。②各示范基地要不断地加强学科建设、人才队伍建设和设备设施配置,完善制度建设,优化就医环境,示范、引领、指导各类医疗机构、医养结合机构开展安宁疗护服务。③市医院管理中心、各区卫生健康委员会要切实履行主管和属地责任,对示范基地制订个性化绩效评价方案,加强指导管理。④市卫生健康委员会将持续推动安宁疗护示范基地建设,对符合建设标准的医疗机构分批纳入示范基地名单,并对示范基地实行动态管理,每年进行综合评价,对不能履行职能或不能胜任各项工作任务的,将取消示范基地资格。

116. 浙江省杭州市安宁疗护技术指导中心是怎样推进安宁疗护服务的

根据2021年4月《杭州市级安宁疗护技术指导中心建设标准(试行)》,杭州市安宁疗护技术指导中心主要负责指导全市安宁疗护工作的开展,在建立全市安宁疗护服务体系、形成安宁疗护工作机制、制订安宁疗护标准规范、培育安宁疗护人才队伍等方面提供支持与经验,承担宣传教育、科研创新、质量控制、人才培养、指导评估等工作。

117. 浙江省《杭州市级安宁疗护技术指导中心建设标准(试行)》要求是什么

根据《杭州市级安宁疗护技术指导中心建设标准(试行)》,杭州市级安宁疗护技术指导中心建设的要求是:①依托于杭州市三级甲等综合性研究型教学医院建设和杭州市肿瘤专科医院建设,具备多学科及各类专业技术人员协助能力,安宁疗护工作具有一定经验及基础。②邀请国内安宁疗护各领域专家作为顾问,集中杭州地区相关安宁疗护专家和技术力量,确保指导方案的科学性及可行性。③积极推进市级、区县级安宁疗护中心和相关的安宁疗护服务机构形成安宁疗护联合体,推广安宁疗护分级服务。④设有互联网医院,开展"互联网＋安宁疗护服务",促进市级、区县级医院、社区、居家的安宁疗护有序转介工作,并辐射省内及周边地区,形成广泛的服务网络。

118. 浙江省杭州市安宁疗护指导中心人员配备要求是什么

《杭州市级安宁疗护技术指导中心建设标准(试行)》规定,按照试点工作要求和开展工作需要,组建工作领导组、专家组、临床实践组、教学组、质量管理组和支持保障组等,全方位指导全市安宁疗护工作。

（1）工作领导组。由市卫生健康委员会工作领导小组为主导，统一调度全市各级各类医疗机构的支持协作；相关医院分管院长担任领导小组成员，协调全院相关部门的支持配合；配备具体工作人员，负责中心日常工作和积极开展医院安宁疗护服务。

（2）专家组。由杭州市相关安宁疗护专家和医院相关专科专家组成，可聘请国内、省内具有影响力的安宁疗护专家为顾问，主要承担领域引领、专业咨询及技术指导任务，并负责中心对市各级安宁疗护机构工作的指导、督促和检查。

（3）临床实践组。主要承担指导中心及联合体内的安宁疗护患者的临床实践和临床教学任务。

（4）教学组。由具有安宁疗护实践经验的临床工作者担任，负责全市开展安宁疗护医疗机构的从业人员培训教育，提供临床实践的见习和实习，负责基层医疗卫生机构安宁疗护病房的技术指导和帮扶。

（5）质量管理组。由安宁疗护各专科领域的质量管理人员组成，负责制订机构建设质量标准、医疗服务质量标准，并定期检查反馈。

（6）宣传组。需配备宣传部门人员，主要承担安宁疗护文化建设、理念宣传及知识普及等工作。

（7）支持保障组。需配备行政管理、后勤及信息部门人员，主要承担安宁疗护管理、后勤保障及信息化建设等工作。

（六）完善价格体系与医保支付机制

119. 构建安宁疗护服务价格体系包括哪些方面

2017年10月，原国家卫生计生委办公厅《关于开展安宁疗护试点工作的通知》指出，探索制订安宁疗护服务收费项目及标准，推动心理疏导、上门服务等项目纳入收费范围。探索推动将居家和机构安宁疗护服务费用逐步纳入基本医疗保险、长期护理保险以及其他补充医疗保险范畴。2019年5月，国家卫生健康委员会办公厅《关于开展第二批安宁疗护试点工作的通知》对构建安宁疗护服务价格体系进行了补充，提出探索实施安宁疗护按床日付费制度。

120. 探索医保支付机制涉及哪些方面

医保支付是保障群众获得优质医药服务、提高基金使用效率的关键机制。根据2020年3月中共、中央国务院《关于深化医疗保障制度改革的意见》，要聚焦临床需要、合理诊治、适宜技术，完善医保目录、协议、结算管理，实施更有效率的医保支付，更好地保障参保人员权益，增强医保对医药服务领域的激励约束作用。

（1）完善医保目录动态调整机制。立足基金承受能力，适应群众基本医疗需求、临床技术进步，调整优化医保目录，将临床价值高、经济性评价优良的药品、诊疗项目、医用耗材纳入医保支付范围，规范医疗服务设施支付范围。健全医保目录动态调整机制，完善医保准入谈判制度。合理划分中央与地方目录调整职责和权限，各地区不得自行制订目录或调整医保用药限定支付范围，逐步实现全国医保用药范围基本统一。建立医保药品、诊疗项目、医用耗材评价规则和指标体系，健全退出机制。

（2）创新医保协议管理。完善基本医疗保险协议管理，简化优化医药机构定点申请、专业评估、协商谈判程序。将符合条件的医药机构纳入医保协议管理范围，支持"互联网＋医疗"等新服务模式发展。建立健全跨区域就医协议管理机制。制订定点医药机构履行协议考核办法，突出行为规范、服务质量和费用控制考核评价，完善定点医药机构退出机制。

（3）持续推进医保支付方式改革。完善医保基金总额预算办法，健全医疗保障经办机构与医疗机构之间协商谈判机制，促进医疗机构集体协商，科学制订总额预算，与医疗质量、协议履行绩效考核结果相挂钩。大力推进大数据应用，推行以按病种付费为主的多元复合式医保支付方式，推广按疾病诊断相关分组付费，医疗康复、慢性精神疾病等长期住院按床日付费，门诊特殊慢性病按人头付费。探索医疗服务与药品分开支付。适应医疗服务模式发展创新，完善医保基金支付方式和结算管理机制。探索对紧密型医疗联合体实行总额付费，加强监督考核，结余留用、合理超支分担，有条件的地区可按协议约定向医疗机构预付部分医保资金，缓解其资金运行压力。

121. 浙江省关于安宁疗护的收费标准是怎样规定的

2020 年 12 月，浙江省卫生健康委员会《关于建立完善老年健康服务体系的实施意见》（以下简称《实施意见》）提出，营利性医疗机构可自行确定安宁疗护服务内容和收费标准。非营利性医疗机构提供的安宁疗护服务，属于治疗、护理及检查检验等医疗服务的，按现有项目收费；属于关怀慰藉、生活照料等非医疗服务的，不作为医疗服务价格项目管理，收费标准由医疗机构自主确定。

122. 浙江省宁波市对安宁疗护服务床位付费做了哪些规定

2021年8月,宁波市卫生健康委员会和宁波市医疗保障局印发的《关于基本医疗保险长期住院和安宁疗护费用按床日DRG付费的试行通知》指出,安宁疗护床日付费试行办法是:

(1)符合安宁疗护床日付费管理准入条件的定点医疗机构可在提交病案数据时提出申请,将医保年度内累计住院不超过90天(含)的安宁疗护病例纳入安宁疗护床日病组,审核通过的纳入安宁疗护床日付费,否则纳入按疾病诊断相关分组(diagnosis related group,DRG)病组或者按长期住院床日付费管理。

(2)纳入安宁疗护床日病组的病例,年度内定点医疗机构不得要求退出,同一住院过程病例不得拆分后进入其他DRG病组和床日病组。

(3)同一参保人在同一医疗机构跨年度住院的病例,按照医保结算日期划归年度长期住院或安宁疗护床日管理,住院时长按照出入院时间计算。

(4)床日付费标准。安宁疗护床日付费标准为480元,并按《实施意见》的相关规定折算点数。

123. 浙江省嘉兴市安宁疗护按床日支付是怎样规定的

根据2020年1月1日实施的《嘉兴市基本医疗保险住院费用DRGs点数付费办法实施细则(暂行)》,医疗机构住院服务实施在总额预算管理下的按疾病诊断相关分组(DRGs)结合点数付费,即根据疾病分组、差异系数、疾病倍率等综合测算。根据分组标准和技术规范形成疾病诊断分组,按照医院等级、人头人次比、个人负担水平、历史发生费用及县乡两级疾病诊疗目录落实情况设定差异系数。DRG病组分为稳定病组和非稳定病组,稳定病组内病例分为高倍率病例、低倍率病例和正常病例。安宁疗护等需要长期住院治疗且日均费用较为稳定的疾病,纳入"床日点数结算"病组,实际床日费用标准根据医疗机构住院病例历史数据等进行测算后确定。稳定病组基准点数=该病组住院均次费用÷全部病组住院均次费用×100(计算结果保留4位小数)。床日病组的基准点数=该病组床日费用标准÷全部病组住院均次费用×100(计算结果保留4位小数)。

124. 辽宁省大连市安宁疗护按床日费用结算是怎样规定的

根据大连市2021年1月1日实施的《关于安宁疗护实行按床日费用结算等有关问题的通知》,安宁疗护按床日费用结算的规定如下。

（1）安宁疗护定点机构接收安宁疗护参保的患者须入住安宁疗护病区，医保统筹基金实行按平均床日费用结算。结合定点机构级别，职工医疗保险参保人安宁疗护统筹基金平均床日费用结算标准为：三级综合医院每人每日420元；二级综合医院每人每日380元；一级综合医院和安宁疗护中心为每人每日340元。城乡居民医疗保险参保人员中，未成年居民和大学生按照上述标准执行；成年居民按照上述标准的80%执行。

（2）安宁疗护实行统筹基金按平均床日费用结算后，定点医疗机构安宁疗护病区年度医疗费用低于年度住院床日总费用的，医疗保险统筹基金按实际医疗费用结算；超过年度住院床日总费用的，除按年度住院床日总费用结算外，超过年度住院床日总费用10%以内的合规医疗费用，年终根据基金预算，结合定点医疗机构安宁疗护中途退出比率、延期安宁疗护比率等情况综合确定补偿比例，由医疗保险基金予以补偿；超过10%以上的合规医疗费用，医疗保险基金不予补偿。

（3）安宁疗护实行统筹基金按平均床日费用结算，统筹基金支付时间原则上不超过90天。超过90天的参保患者，由安宁疗护定点机构组织专家审定确需继续安宁疗护的，统筹基金平均床日费用结算标准按照原标准的60%执行，延长安宁疗护按床日结算时间不超过30天。中途退出安宁疗护的参保患者，再次选择安宁疗护的，统筹基金按平均床日费用结算时间累计计算。

（4）安宁疗护病区收治的参保患者，不得再按均次费用标准结算。

（5）安宁疗护参保患者中途出院，再次进行安宁疗护，且前后在同一安宁疗护定点机构（病区）的，只承担一次住院起付标准费用；在不同安宁疗护定点机构（病区）的，分别负担住院起付标准。

125. 四川省德阳市安宁疗护按床日支付结算是怎样规定的

根据2018年11月20日德阳市人力资源和社会保障局、财政局、卫生和计划生育委员会联合印发的《关于开展安宁疗护试点工作有关问题的通知》，德阳市施行安宁疗护试点机构按床日结算。具体规定如下。

（1）定点医院收治安宁疗护患者，应及时向协议管理医疗保险经办机构实名制申报，在医疗保险经办机构批准后，按实际收治床日与协议管理医疗保险经办机构结算费用。

（2）按床日结算标准为：二级以下医院280元/天，二级及以上医院320

元/天。床日结算标准是包括基本医疗保险基金和参保人员共同支付的费用标准。

（3）进行安宁疗护的参保患者，按床日付费标准和基本医疗保险报销比例与定点医院结算费用，个人不再负担基本医疗保险起付金额和乙类药品、部分支付的诊疗项目先行负担费用。患者发生的超标准床位费、膳食费及护工费等，由患者自行承担。

（4）安宁疗护患者原则上按床日结算时间不超过180天，超过者，需向协议管理医疗保险经办机构再次申报，并说明原因。

126. 四川省攀枝花市安宁疗护服务按床日付费结算是怎样规定的

根据2021年7月1日实施的《攀枝花市安宁疗护服务按床日付费结算试行办法》，安宁疗护机构按床日收费的规定如下。

（1）安宁疗护机构接收安宁疗护参保患者实行按床日费用标准结算。结合安宁疗护机构级别，安宁疗护床日费用结算标准分别为：三级医疗机构每人每日400元；二级医疗机构每人每日350元；一级及以下医疗机构和安宁疗护中心为每人每日300元。纳入城镇职工、城乡居民医疗保险统筹基金和参保人员个人支付根据参保险种类别和缴费水平，按额度支付。

（2）安宁疗护服务费用按床日费用标准结算，支付时间原则上不超过180天。期间因病情确需转其他专科治疗或自动出院应及时办结，再次选择安宁疗护的，按床日费用标准结算时间累计计算。

127. 四川省眉山市安宁疗护按床日付费是怎样结算的

根据2021年9月26日眉山市医疗保障局、卫生健康委员会、财政局联合印发的《关于安宁疗护实行按床日付费试点工作的通知》，获批卫生健康部门开展安宁疗护试点且具备临终关怀科、内科、疼痛科的医疗机构，与医保经办机构签订《定点医疗机构服务协议》后，方可作为安宁疗护定点医疗机构，开展按床日付费试点工作。根据医疗机构不同等级床日付费标准为360元/天（二级甲等及以上医疗机构）、300元/天（二级甲等以下医疗机构），由基本医疗保险（居民大病保险）和个人按定额共同负担，参加了商业补充医疗保险对个人自付部分给予定额补助。进行安宁疗护患者结算时只需支付付费标准以内个人负担费用，剩余费用由医保经办机构与定点医疗机构按支付标准据实结算。安宁疗护患者按床日结算时间原则上不超过90天。参保患者享受安宁疗护按床日结算的医保待遇不超过1次。异地就医的安宁疗护参保患者仍按项目付费结算。城乡居民安宁疗护参保患者支付付费标准以内的个人自付费用。

128. 安徽省淮北市安宁疗护患者住院医疗保险按床日付费是怎样规定的

根据淮北市 2020 年 10 月 1 日实施的《安宁疗护患者住院医疗保险按床日付费实施办法（试行）》，淮北市中医医院等 5 家试点医院实行安宁疗护医保统筹基金按床日费用结算。具体规定如下。

（1）床日费用定额标准。根据安宁疗护试点医院近两年住院总床日、平均住院床日、医疗费用总额、每床日医保费用等情况，确定以下标准：①一个医保结算年度内住院 90 天以内的，每床日费用定额标准为：二级（含）及以上医院 320 元/（床×日）；一级及以下医院 280 元/（床×日）。②住院天数累计超过 90 天以上的部分，每床日费用定额标准为：二级（含）及以上医院 260 元/（床×日）；一级及以下医院 220 元/（床×日）。

（2）实行以"双定额"付费算法。安宁疗护按床日付费包括医疗保险统筹基金支付和参保患者个人自付两部分。医保基金按照床日费用标准和我市不同级别医疗机构普通住院报销比例计算。即：床日费用标准×实际住院天数×报销比例，按月支付；患者按照床日费用标准与个人自付比例确定个人负担费用（属于建档立卡贫困人口的参保患者，补偿政策按照健康脱贫综合医疗保障政策执行）。个人不再负担基本医疗保险起付金额、乙类药品以及部分支付的诊疗项目等先行负担费用。患者发生的超标准床位费、膳食费、护工费等，由患者自行承担。医保基金支付定额如有结余由医疗机构留用；医保基金支付额与个人负担费用之和与当次实际费用间差额部分由医疗机构承担。

（3）总床日年度最高限额。安宁疗护试点医院住院总床日年度最高限额，按卫生健康部门核定的安宁疗护床位数乘以 365 天确定，低于最高限额的按实际发生总床日确定。

129. 山东省淄博市安宁疗护按床日结算是怎样规定的

根据 2020 年 5 月 25 日淄博市卫生健康委员会与市医保局联合印发的《关于开展安宁疗护工作有关问题的通知》，晚期终末期恶性肿瘤患者、两个以上重要器官持续衰竭的高龄（≥80 岁）老衰患者、各种严重的慢性疾病患者或其他疾病失代偿期患者等 3 种情况，试点单位在严密组织评估后可以收治,并实行由医保基金按床日付费进行结算。结算标准为一级试点单位不超过 300 元/天,二级及以上试点单位不超过 500 元/天,结算比例参照试点单位住院报销比例施行。

130. 河北省邢台市安宁疗护按床日结算是怎样规定的

根据邢台市卫生健康委员会、市医保局、市财政局联合印发《关于开展安宁疗护工作的有关问题的通知》,自 2020 年 3 月 1 日起,在邢台市卫生健康委员会确定的安宁疗护试点单位实行按床日费用结算。试点机构患者应及时向协议管理医疗保险经办机构实名制申报,在医疗保险经办机构批准后按实际收治床日与协议管理医疗保险经办机构结算费用。其标准为一级试点 160 元/天,二级及以上试点 260 元/天,床位结算标准包括医疗保险基金和参保人员共同支付的费用标准。

患者在试点机构产生的安宁疗护费用由患者和医疗保险基金共同承担,基金负担部分由医疗保险经办机构按床日结算标准的 80% 与安宁疗护试点机构按月进行结算,个人承担部分由参保人按床日结算标准的 20% 与安宁疗护试点机构进行直接结算。患者发生的超标准的床位费、膳食费、护工费等由其自行承担。患者原则上按床日结算时间不超过 180 天,超过者需向医疗保险经办机构再次申报并说明原因。

131. 北京市完善安宁疗护服务价格经济政策的举措是什么

根据《关于印发北京市加快推进安宁疗护服务发展实施方案的通知》,北京市完善安宁疗护服务价格经济政策的举措主要是:①营利性医疗机构可自行确定安宁疗护服务内容和收费标准。非营利性医疗机构提供的安宁疗护服务,属于治疗、护理、检查检验等医疗服务的,按现有项目收费;属于关怀慰藉、生活照料等非医疗服务的,不作为医疗服务价格项目管理,收费标准由医疗机构自主确定。②积极探索按床日付费等多样化支付方式,对安宁疗护机构和科室逐步实行个性化绩效评价,提高医务人员积极性。充分发挥基金会、慈善机构等社会组织的作用,规范社会捐赠资金、物品的使用,多途径推动安宁疗护发展。

第三章

安宁疗护试点

132. 国家开展安宁疗护试点工作的背景是什么

我国安宁疗护事业起步于 20 世纪 80 年代,经历了不同时期的探索,国家出台了一系列的政策促进安宁疗护事业的发展。2013 年,《国务院关于促进健康服务业发展的若干意见》提出,力争到 2020 年基本建立覆盖全生命周期,内涵丰富,结构合理的健康服务体系,并积极发展康复医院、护理院及临终关怀医院。2015 年,《关于推进医疗卫生与养老服务相结合的指导意见》进一步加强了临终关怀工作的部署。2016 年,中共中央、国务院印发《"健康中国 2030"规划纲要》,明确提出全面健康是建设健康中国的根本目的,要实现从胎儿到生命终点的全程健康服务和健康保障,全面维护人民健康。2016 年 4 月,全国政协第 49 次政治双周协商会,以推进全国安宁疗护工作为主题建言献策。上述文件和会议为安宁疗护事业在全国的推进奠定了政策基础。为了实施安宁疗护相关政策,适应人口老龄化和社会迅速增长的需求,国家在 2017 年和 2019 年开展了两批安宁疗护试点工作。

133. 安宁疗护试点工作的目的是什么

安宁疗护试点工作的目的是:为适应老龄化社会需求,探索研究安宁疗护相关政策和工作机制,在全国部分有工作基础的地方先行试点,通过政府引导,鼓励试点地区积极稳妥地推进安宁疗护工作,逐步积累,不断完善,形成有价值、可借鉴的经验做法,并向更大范围推广,落实《"健康中国 2030"规划纲要》提出的全面健康是建设健康中国的根本目的,要实现从胎儿到生命终点的全程健康服务和健康保障,全面维护人民健康的目标。

134. 第一批全国安宁疗护工作试点地区有哪些

根据 2017 年原国家卫生计生委办公厅《关于开展安宁疗护试点工作的通知》，全国第一批安宁疗护工作试点市（区）是北京市海淀区、吉林省长春市、上海市普陀区、河南省洛阳市和四川省德阳市。

135. 第二批全国安宁疗护工作试点地区有哪些

根据 2019 年国家卫生健康委员会办公厅《关于开展第二批安宁疗护试点工作的通知》，在各地推荐的基础上，确定上海市为第二批全国安宁疗护试点省（市），北京市西城区等 71 个市（区）为安宁疗护试点市（区）。

（1）安宁疗护试点省（市）：上海市。

（2）安宁疗护试点市（区）：①北京市，西城区、东城区及朝阳区；②河北省，邢台市、石家庄市、唐山市及邯郸市；③山西省，太原市、长治市；④内蒙古自治区，包头市、巴彦淖尔市及呼伦贝尔市；⑤辽宁省，沈阳市；⑥吉林省，吉林市、白城市及通化市；⑦黑龙江省，鹤岗市、黑河市；⑧江苏省，南京市、常州市及连云港市；⑨浙江省，温州市、嘉兴市；⑩安徽省，蚌埠市、滁州市、淮北市；⑪福建省，福州市、漳州市；⑫江西省，赣州市、抚州市、萍乡市、吉安市；⑬山东省，淄博市、聊城市及菏泽市；⑭河南省，郑州市、鹤壁市、濮阳市及商丘市；⑮湖北省，孝感市、荆州市、十堰市及随州市；⑯湖南省，长沙市、株洲市及益阳市；⑰广东省，深圳市、东莞市、汕头市及中山市；⑱广西壮族自治区，钦州市；⑲海南省，海口市；⑳重庆市，北碚区、九龙坡区及石柱县；㉑四川省，成都市、攀枝花市及自贡市；㉒贵州省，贵阳市、六盘水市；㉓云南省，昆明市；㉔陕西省，宝鸡市、咸阳市及铜川市；㉕甘肃省，兰州市、白银市及金昌市；㉖青海省，海东市；㉗宁夏回族自治区，中卫市；㉘新疆维吾尔自治区，乌鲁木齐市、哈密市。

136. 第二批全国安宁疗护试点工作的任务是什么

《关于开展第二批安宁疗护试点工作的通知》指出，第二批试点工作的任务主要是以下。

（1）开展试点调查。开展第二批安宁疗护试点工作调查，掌握机构和居家提供安宁疗护服务情况、相关政策措施、医护人员认知、患者及其家属需求及社会舆论情况等。

（2）建设服务体系。将安宁疗护工作纳入区域卫生规划。探索在医养结合机构、社区卫生服务中心（乡镇卫生院）开展安宁疗护服务；探索开展居家安宁疗护服务;探索在二级及以上医院开设临终关怀(安宁疗护)科,在肿瘤科、老年医学科等相关科室开展安宁疗护服务,有条件的可增设安宁疗护病区。根据需要,设置独立的安宁疗护中心,逐步推动形成覆盖试点地区、举办主体多元、服务形式多样的安宁疗护服务体系。

(3)明确服务内容。以"提高终末期患者生命质量"为目标,通过多学科协作模式,为疾病终末期患者提供疼痛及其他症状控制、舒适照护等服务,并对患者及其家属提供心理支持和人文关怀。

(4)建立工作机制。探索建立机构和居家安宁疗护相结合的工作机制。探索形成机构与机构间、机构与居家间的通畅合理的转介制度。

(5)探索制度保障。①构建价格体系:探索制定安宁疗护服务收费项目及标准,推动心理疏导、上门服务等项目纳入收费范围。探索推动将居家和机构安宁疗护服务费用逐步纳入基本医疗保险、长期护理保险以及其他补充医疗保险范畴。探索实施安宁疗护按床日付费制度。②保障药物配备:对安宁疗护服务中所需的止痛、镇痛及麻醉等药物给予政策支持,并加强监管。建立科学合理的药物配送流程。③加大资金支持:积极争取财政资金支持建设安宁疗护机构、设置安宁疗护床位等。探索建立对安宁疗护机构或床位的建设补贴和运营补贴制度。探索以政府购买服务形式,为患者提供支持。④支持社会力量参与:拓宽融资渠道,提供政策支持,改进政府服务,鼓励支持社会力量举办安宁疗护服务机构,提供安宁疗护服务。

(6)加强队伍建设。①建立专家库:成立安宁疗护专家组,发挥专家的指导作用,加强与国内外专业机构和专家团队的交流和合作。②组建多学科团队:配齐安宁疗护服务团队,组建包括医学、护理、心理、营养及社会工作在内的多学科专业人才团队。③加强教育培训:结合本地继续医学教育基地建设规划,遴选有相关工作基础的地市级及以上医院、符合条件的行业组织、高等医学院校等设立安宁疗护教育培训基地,开展安宁疗护专业培训,确保安宁疗护服务质量。④鼓励社会组织和志愿者共同参与安宁疗护服务。

(7)研究制定标准规范。参照《安宁疗护中心基本标准(试行)》《安宁疗护中心管理规范(试行)》和《安宁疗护实践指南(试行)》,开展安宁疗护进入标准研究,制订安宁疗护工作规范,建立安宁疗护监督评估和质量评价体系。

（8）加强宣传教育。开展对医学生、医护人员的安宁疗护理念和知识教育，开展对社会公众尤其是重症疾病患者及其家属的生命教育，为提高疾病终末期患者的生命质量创造良好的社会氛围。

137. 全国安宁疗护试点工作要求是什么

根据《关于开展安宁疗护试点工作的通知》《关于开展第二批安宁疗护试点工作的通知》，安宁疗护试点工作的要求如下。

（1）加强组织领导。各试点地区省级和市级卫生健康行政部门要高度重视，建立完善的工作机制，明确任务目标和职责分工，稳妥有序地推进试点工作开展。省级卫生健康行政部门要加强对试点工作的指导和督导检查，确保试点工作取得实效。各试点地区要结合实际，以需求为导向制订本市（区）试点工作具体实施方案。

（2）抓好试点示范。试点地区要积极探索促进安宁疗护服务发展的有效形式，积累工作经验；要充分发挥试点地区先行先试的特点和优势，找准制约发展的关键点，集中力量，争取有所突破；要全面掌握试点工作进展，及时发现并解决试点过程中出现的新情况、新问题，及时推广好的经验和做法，完善相关政策措施。

（3）建立效果评价和报告制度。各试点地区要对安宁疗护试点工作进行客观的质量和效果评价，总结取得的成绩和经验，研究分析存在的问题，提出解决办法和建议。加强信息报告，定期通过省级卫生健康行政部门向国家卫生健康委员会人口家庭司报告试点工作进展情况。国家卫生健康委员会将组织工作培训和交流，总结推广好的经验和做法。

138. 全国安宁疗护试点工作取得了哪些成效

全国安宁疗护试点工作成效主要有以下方面：①建立有效的安宁疗护医疗保险制度，为终末期患者提供持续稳定的经费保障。②提供政府购买服务，为患者安宁疗护服务提供支持补助政策。③制定安宁疗护地方标准，为规范有序地开展安宁疗护服务奠定重要基础。④以社区为基础，打造区域一体化安宁疗护服务体系，提供医养护居送整合型的连续服务。⑤各地根据实际情况探索了安宁疗护试点工作创新发展。⑥积极开展生死教育宣传文化培训，满足安宁疗护服务的人文关怀需求。

139. 哪些试点地区出台了安宁疗护服务规范的地方标准

标准是指为了在一定范围内获得最佳秩序，经协商一致制定并由公认机构批准,共同使用的和重复使用的一种规范性文件。《中华人民共和国标准化法实施条例》规定,对没有国家标准和行业标准而又需要在省、自治区、直辖市范围内统一的工业产品的安全、卫生要求,可以制定地方标准。制定地方标准的项目,由省、自治区、直辖市人民政府标准化行政主管部门确定。地方标准在相应的国家标准或行业标准实施后,自行废止。地方标准的编号由地方标准代号、地方标准发布顺序号及地方标准发布年号构成。汉语拼音字母"DB"加上省、自治区、直辖市行政区划代码前两位数,组成地方标准代号。安宁疗护服务规范地方标准的制定,有利于促进安宁疗护服务的科学化、规范化、专业化和制度化。在开展全国安宁疗护试点过程中,河北省发布了《养老机构安宁疗护服务规范》(DB13/T 2573-2017)、安徽省发布了《社会福利机构安宁疗护服务规范》(DB34/T 3513-2019)、山西省太原市发布了《安宁疗护机构服务规范》(DB1401/T 11-2021)和《居家安宁疗护服务规范》(DB1401/T 12-2021)、江苏省南京市发布了《安宁疗护服务规范》(DB3201/T 1708-2022)等。

140. 南京市地方标准《安宁疗护服务规范》的主要内容有哪些

南京市地方标准《安宁疗护服务规范》(DB 3201/T 1708-2022)规定了安宁疗护服务的术语和定义、服务原则、机构要求、服务对象、服务模式、服务流程、服务评价等内容,适用于医疗卫生机构提供的安宁疗护服务。其他提供安宁疗护服务的机构可参照执行。

(1)术语和定义:①安宁疗护。临终患者和家属为中心,以多学科协作模式进行,通过控制痛苦和不适症状,提供身体、心理、精神等方面的照护和人文关怀,以提高生命质量,帮助患者舒适、安详、有尊严离世的服务。②安宁疗护机构。提供安宁疗护服务的医疗机构。

(2)服务原则:①遵循不以治愈性治疗为目的,以控制症状、减轻痛苦、提高生命质量为目标的原则;②遵循尊重、有利、不伤害、公平的医学伦理原则;③遵循尽可能地满足患者需求,提供安全、有效、舒适的人文服务的原则。

(3)机构要求:①设施和人员应符合安宁疗护机构设置要求;②依据《安宁疗护中心基本标准(试行)》的规定建设安宁疗护中心;③团队人员及分工应符合安宁疗护服务团队人员职责;④安宁疗护服务人员应经过安宁疗护岗位培训,具备从事安宁疗护服务的知识和技能,遵守服务伦理。

（4）服务对象：处于疾病终末期或临终期，预期生存期在 6 个月以内，有安宁疗护服务需求并自愿接受服务协议的患者及其家属。

（5）服务模式：①住院服务；②居家服务。

（6）服务流程：①接诊；②识别；③告知；④评估；⑤计划；⑥实施。

（7）服务评价：①可采用医疗机构自评或患方评价两种方式；②评价内容包括但不限于服务内容与要求的执行程度、患者生存质量与患方满意度等。

141. 安宁疗护试点地区如何部署试点工作

根据《关于开展安宁疗护试点工作的通知》《关于开展第二批安宁疗护试点工作的通知》，各试点地区、医疗机构结合实际制订试点工作实施方案、细化任务措施，扎实推进具体工作任务，确保试点工作取得实效。做好组织体系建设，在试点过程中，组织领导将组织开展基线调查、强化学习培训和业务指导、广泛开展宣传教育。同时要求做好示范工作，对试点工作推进有力且取得显著成效的试点地区和单位工作经验进行总结提炼，培育示范基地，形成可复制、可推广的试点经验。要求及时地进行客观的质量和效果评价。

142. 上海市开展安宁疗护试点工作的目标、任务和要求是什么

《上海市卫生健康委员会关于推进 2020 年本市安宁疗护试点工作的通知》提出了上海安宁疗护试点工作的目标、任务和要求。

（1）目标：①全面推进安宁疗护试点，年内实现所有社区卫生服务中心均提供安宁疗护服务。各区推进建设安宁疗护中心，安宁疗护理念与服务向综合性医院、专科医院、护理院及社会办医疗机构等延伸。②制订安宁疗护服务规范，完善安宁疗护质控制度，促进建立社区卫生服务机构与其他从事安宁疗护服务机构间分工明确、协作紧密、流程清晰及转介顺畅的运行机制。③加强安宁疗护支撑体系建设，研究建立与安宁疗护特点相匹配的补偿、价格及薪酬制度。广泛传播安宁疗护服务理念，营造全社会广泛关注和支持安宁疗护服务的氛围。

（2）任务：①社区卫生服务中心全面开展安宁疗护服务；②推进区级安宁疗护中心建设；③加强安宁疗护服务规范开展与质控管理；④探索多种形式安宁疗护服务延伸；⑤广泛加强安宁疗护教育与传播。

（3）要求：①各区卫生健康委员会、各办医主体、各级医疗机构应按照试点工作要求，积极推进安宁疗护各项工作，落实年度试点任务，确保按时完成既定目标。②各区卫生健康委员会、各办医主体应加强对各级医疗机

构开展安宁疗护服务试点的支撑,健全基本建设、硬件配置、运行补偿、绩效激励等配套支撑,鼓励医疗机构主动探索、主动试点,形成合力,推进安宁疗护试点工作有效开展。③市卫生健康委员会将会同相关部门建立安宁疗护试点工作评价体系,委托第三方开展试点评价,及时跟踪试点经验,全面评估试点效果,不断优化试点举措,确保试点达到预期效果。

143. 广东省试点地区安宁疗护服务有什么特色?

广东省试点地市着力加强组织领导,扎实推进试点工作落实。深圳市积极推进"9＋10"试点模式,全市 15 家区级试点单位已经完成了多学科团队的组建、安宁疗护专业培训、家庭病床设置及居家护理等,并试着将安宁疗护纳入居民全程健康管理。汕头市按照"3＋7"的总体布局进行安宁疗护试点建设,在市中心医院等 3 家大型医疗机构进行引领示范试点,各区县各有1 家医疗机构进行试点摸索经验。东莞市将推进试点工作纳入政府十件民生实事,通过以市级安宁疗护中心为引领、镇街医院安宁疗护病区为支撑、医养结合机构和社区卫生服务中心开展安宁疗护服务为主体、居家上门服务为基础,构建东莞市二甲以上医疗机构、社区卫生服务中心和医养结合的养老机构的"三角支撑模式和服务体系",实行对象明确、分类收治、差异化服务的运营模式。中山市海滨社区卫生服务中心积极探索基于"互联网＋健康照护"的安宁疗护服务新模式,依托稳定且专业的长期照护服务团队、完善的服务流程及自行研发养老监护 IT 系统,将安宁疗护融入医养结合,实现患者全方位、全生命周期维护。

144. 河北省是怎样推进安宁疗护试点工作的

2020 年,河北省卫生健康委员会出台了《关于开展安宁疗护试点工作的通知》,并在全省确定了 51 个安宁疗护试点单位;2021 年 8 月 26 日,河北省卫生健康委员会印发了《河北省卫生健康委员会关于进一步做好安宁疗护试点工作的通知》,要求各市要组织本地省级安宁疗护试点单位,对试点开展情况进行总结。每个试点单位要按照"安宁疗护组织机构建设、专家队伍组成、病区和病床的设置情况,取得成效,经验做法,存在问题,意见建议,试点成果"等内容形成专题报告,同时要统筹做好新增试点的申报工作。通知要求各试点单位要高度重视试点工作,切实加强领导,成立专家团队,合理配备安宁疗护队伍,科学设置安宁疗护病区、病房,关心安宁疗护医护人员;要在本单位医护人员中广泛宣传安宁疗护理念,使所有医护人员都懂安宁疗护,人人都成为安宁疗护的宣传员。安宁疗护团队要积极参加安宁疗护学习培训,主动走出去,请进来,向名师请教,向先进单位学习。在具体实践中,要按照国家《安宁疗护中心基本标准(试行)》《安宁疗护中心管理规范(试行)》和《安宁疗护实践指南(试行)》创造性地做好安宁疗护工作,详细做好每个病例日记,真实反映安宁疗护的现状、过程和结果;注重完善充实安宁疗护档案,总结安宁疗护试点工作和安宁疗护经验;探索完善居家和机构安宁疗护的路径、方法;探索安宁疗护保障制度、收费办法和政策体系等,为推进全省安宁疗护工作,健全完善老年健康服务体系作出积极贡献。

145. 甘肃省是怎样开展安宁疗护试点工作的

2019 年 8 月 5 日出台的《甘肃省开展安宁疗护省级试点工作的实施方案》指出,省级试点工作的主要任务主要是:①开展基线调查;②建设服务体系;③明确服务内容;④建立工作机制;⑤加强信息化支撑;⑥加强队伍建设;⑦加强宣传教育。工作开展划分为以下 5 个阶段:①确定试点;②专题培训;③试点实践;④阶段总结;⑤完善提升。

146. 浙江省温州市安宁疗护试点工作提出了哪些任务

2019 年 8 月,温州市卫生健康委员会等多部门联合印发《温州市安宁疗护国家级试点工作实施方案》,明确了试点工作的 5 项任务。

(1) 建设服务体系。将安宁疗护工作纳入市、县两级区域卫生规划,着力构建以市级安宁疗护中心为引领、县级医院安宁疗护病区为支撑、医养结合机构和社区卫生服务中心(乡镇卫生院)开展安宁疗护服务为主体、居家上门服务为基础、社会力量广泛参与的安宁疗护服务体系,以满足不同层次的社会需求。

(2) 明确服务内容。以"提高终末期患者生命质量"为目标,为生命终末期或老年患者提供切实有效地减轻身体、心理方面痛苦的诊疗、护理服务,并对患者及其家属提供相应的人文关怀。

(3) 建立工作机制。建立多部门联动的安宁疗护工作机制、健全科学的安宁疗护评估和质量评价体系以及安宁疗护机构审批监管机制,为安宁疗护工作推进提供坚强保障。

(4) 探索制度保障。构建安宁疗护项目体系、衔接医保相关政策、保障药品供应、加大资金支持、支持社会力量参与、理清法律责任,确保安宁疗护服务水平与质量不断提升。

（5）加强队伍建设。建立市级安宁疗护专家库,组建包括医学、护理、心理、营养、社会工作在内的多学科专业人才团队,支持在温州高校开设安宁疗护专业,在医学继续教育培训中增加安宁疗护服务相关知识和技能的内容及比重,探索推进安宁疗护人员职业技术专业资质认证鉴定工作,鼓励社会组织和志愿者共同参与安宁疗护服务。

147. 温州市安宁疗护国家级试点工作行动方案(2022—2025 年)提出的工作目标是什么

2022 年 5 月 11 日,浙江省温州市卫生健康委员会 4 部门联合发出《关于印发温州市安宁疗护国家级试点工作行动方案(2022—2025 年)的通知》。行动方案提出的工作目标是:到 2025 年,安宁疗护科室(机构)数量显著增加、服务质量明显提升、服务队伍更加壮大。①全市建成200～300 张安宁疗护床位,医联(共)体龙头医院均开设安宁疗护病区(房),力争所有设置住院床位的社区卫生服务中心(含乡镇卫生院)至少开设 1 个安宁疗护病房,力争所有社区卫生服务中心能够提供安宁疗护服务;②成立市、县两级安宁疗护指导(管理)中心和质控组织。根据安宁疗护服务财政补助政策,开展安宁疗护示范病区(房)创建活动,出台温州市安宁疗护服务规范;③建立全市安宁疗护专家(师资)库,建立市安宁疗护培训(教学)基地、市安宁疗护(生命)教育基地,实施社区安宁疗护服务卫技人员轮训计划和安宁疗护"生命关怀师"培养计划。

148. 温州市是怎样对安宁疗护服务机构给予财政补助的

根据《温州市安宁疗护国家级试点工作行动方案(2022—2025 年)》,各地卫生健康行政部门应于每年 3 月 31 日前,将上一年度安宁疗护住院、居家服务数上报市卫生健康委员会老龄处备案。对温州市医保局发文规定的安宁疗护病组住院病例给予安宁疗护服务机构 2 000 元/例的财政补助,对各县(市、区)卫生健康行政部门确定提供居家安宁疗护服务的社区安宁疗护服务机构给予居家安宁疗护病例 1 000 元/例的财政补助。对接受过住院和居家服务的同一安宁疗护病例,按照就高不就低原则给予安宁疗护服务机构 2 000 元的一次性财政补助,先给予开展居家安宁疗护服务机构 1 000 元财政补助,剩余 1 000 元补助再按照住院天数占比情况给予不同(同一)医疗机构相应比例财政补助。所有安宁疗护病例只享受一次财政补助。医疗机构开展居家安宁疗护服务的财政补助视作"为老年人开展居家医疗服务"的收入,其收入分配按照温州市卫生健康委员会有关文件执行。

149. 温州市是怎样开展安宁疗护示范病区(房)创建活动的

根据《温州市安宁疗护国家级试点工作行动方案(2022—2025年)》,各地卫生健康行政部门对照温州市安宁疗护示范病区(房)评价标准(试行),联合财政部门开展审核验收,并于每年3月31日前上报市卫生健康委员会老龄处备案。对创成安宁疗护示范病区(房)的机构,各地应分两年给予建设补助;验收后第一年给予50%的建设补助,剩余的建设补助应在该机构安宁疗护病床使用率达到全市安宁疗护病床平均使用率90%的首个年份给予发放。创成安宁疗护示范病区(房)的病床5年内不得挪作他用,挪作他用的医疗机构应退回安宁疗护示范病区(房)财政建设补助。

150.《温州市安宁疗护示范病区(房)评价标准(二级以上医院)(试行)》的主要内容是什么

温州市安宁疗护示范病区(房)评价标准(二级以上医院)(试行)的主要内容如表3-1。

表3-1 温州市安宁疗护示范病区(房)评价标准(二级以上医院)(试行)

序号	评分项目	评分标准	分值	得分	备注
1	病区(房)设置	(1) 设置独立病区应当配备病房、护士站、治疗室、处置室、谈心室(评估室)、家属陪伴室、关怀室、医务人员办公室、配膳室、沐浴室和日常活动场所等三大功能区(即服务区、管理区、生活辅助区);设置非独立安宁疗护病区,除病房常规设置外,每病区应至少配备一间关怀室和一间家属陪伴室(可合用)。同时,利用病区现有场所、设备提供安宁疗护病房三大功能区服务。超过10张病床应设置独立的安宁疗护病区。	—		必备
		(2) 未设置病区而单独设置病房的,应至少配备一间关怀室和一间家属陪伴室(可合用)。	—		必备
		(3) 病房原则上要有≥1间单人病房,可设双人间。	—		必备
		(4) 取得市安宁疗护培训(教学)基地培训结业证书。	—		必备

续表

序号	评分项目	评分标准	分值	得分	备注
		(5) 应设有独立洗澡间,充分考虑临终患者的特殊性,配备相适应的洗澡设施、移动患者设施和防滑倒等安全防护措施,配备扶手、紧急呼叫装置;病房应当设置卫生间,卫生间地面应当满足无障碍和防滑的要求。	10		包括独立洗澡间和卫生间共2项,缺1项扣5分。
		(6) 病房装修及整体装饰应明显区别于普通病房,须突显家庭式布局,融入居家元素。	10		根据现场情况,按照10、8、6、4、2分五档给分。
2	人员配置	(7) 执业(助理)医师与床位之比应≥0.2∶1,至少配备一名副主任医师以上专业技术职务的医师。	10		未达标不得分
		(8) 护士与床位之比应≥0.4∶1,至少配备一名具有主管护师以上专业技术职务任职资格的护士。	10		未达标不得分
3	设施设备	(9) 病房有中心供氧装置、中心负压系统、监护系统、气垫床或具有防治压疮功能的床垫,心电图机、简易呼吸器、快速血糖仪;	5		缺1项扣1分
		(10) 医院有移动式X线机、无创呼吸机、床旁超声仪、康复设备、综合评估设备、轮椅、转运床。	5		缺1项扣1分
4	管理制度	(11) 依据国家相关的法律、法规文件制定相应的管理规章制度、岗位职责,并成册可用。	4		缺1项扣1分
		(12) 有符合国家的感染管理规范和消毒技术规范,并成册可用。	4		缺1项扣1分
		(13) 有跌倒、坠床、误吸等各项安全工作的应急预案,经演练可操作。	4		缺1项扣1分
		(14) 严格按照安宁疗护实践指南开展相关工作,建立合理、规范的诊疗护理服务流程,施行患者实名制管理。	4		缺1项扣1分
		(15) 建立患者登记及医疗文书管理制度,医疗文书书写及管理应当符合国家有关规定。	4		
5	质量管理	(16) 成立院级安宁疗护领导小组,并有相关制度和工作计划。	10		
		(17) 最低享受不低于本院平均绩效工资。	10		未落实不得分

续表

序号	评分项目	评分标准	分值	得分	备注
6	加分项	(18) 建立安宁疗护人员岗位培训制度,参加和开展各类安宁疗护培训;建立与基层医疗机构协作关系,每半年开展一次不少于半天的培训学习。	10		未开展不得分
		(19) 医院设有疼痛科、营养科、心理科、康复科等科室。	4		有一项加1分
		(20) 有医务社会工作者、志愿者参与。	2		
		(21) 建立机构内转介流程及转诊、会诊制度,及时把符合安宁疗护条件患者转诊到安宁疗护病房。	4		
7	总分				90分以上达标

151.《温州市安宁疗护示范病区(房)评价标准(基层医疗卫生机构)(试行)》的主要内容是什么

温州市安宁疗护示范病区(房)评价标准(基层医疗卫生机构)(试行)主要内容如表3-2。

表3-2 温州市安宁疗护示范病区(房)评价标准(基层医疗卫生机构)(试行)

序号	评分项目	评分标准	分值	得分	备注
1	病区(房)设置	(1) 设置独立病区应当配备病房、护士站、治疗室、处置室、谈心室(评估室)、家属陪伴室、关怀室、医务人员办公室、配膳室、沐浴室和日常活动场所等三大功能区(即服务区、管理区、生活辅助区);设置非独立安宁疗护病区,除病房常规设置外,每病区应至少配备一间关怀室和一间家属陪伴室(可合用)。同时,利用病区现有场所、设备提供安宁疗护病房三大功能区服务。超过10张病床应设置独立的安宁疗护病区。	—		必备
		(2) 未设置病区而单独设置病房的,应至少配备一间关怀室和一间家属陪伴室(可合用)。	—		必备

续表

序号	评分项目	评分标准	分值	得分	备注
		(3) 病房原则上要有≥1间单人病房,可设双人间。	—		必备
		(4) 取得市安宁疗护培训(教学)基地培训结业证书。	—		必备
		(5) 应设有独立洗澡间,充分考虑临终患者的特殊性,配备相适应的洗澡设施、移动患者设施和防滑倒等安全防护措施,配备扶手、紧急呼叫装置;病房应当设置卫生间,卫生间地面应当满足无障碍和防滑的要求。	10		包括独立洗澡间和卫生间共2项,缺1项扣5分。
		(6) 病房装修及整体装饰应明显区别于普通病房,须突显家庭式布局,融入居家元素。	10		根据现场情况,按照10、8、6、4、2分五档给分。
2	人员配置	(7) 执业(助理)医师与床位之比应≥0.2∶1,至少配备一名具有中级职称以上资质的执业医师;	10		未达标不得分
		(8) 护士与床位之比应≥0.4∶1,至少配备一名具有主管护师以上专业技术职务任职资格的护士。	10		未达标不得分
3	设施设备	(9) 供氧、负压装置、心电图机、简易呼吸器、快速血糖仪、气垫床或具有防治压疮功能的床垫、轮椅、转运床等。	10		缺1项扣1分
4	管理制度	(10) 依据国家相关的法律、法规文件制订相应的管理规章制度、岗位职责,并成册可用。	4		缺1项扣1分
		(11) 有符合国家的感染管理规范和消毒技术规范,并成册可用。	4		缺1项扣1分
		(12) 有跌倒、坠床、误吸等各项安全工作的应急预案,经演练可操作。	4		缺1项扣1分
		(13) 严格按照安宁疗护实践指南开展相关工作,建立合理、规范的诊疗护理服务流程,施行患者实名制管理。	4		缺1项扣1分
		(14) 建立患者登记及医疗文书管理制度,医疗文书书写及管理应当符合国家有关规定。	4		

续表

序号	评分项目	评分标准	分值	得分	备注
5	质量管理	(15) 成立院级安宁疗护领导小组,并有相关制度和工作计划。			
		(16) 最低享受不低于本院平均绩效工资。	10		未落实不得分
		(17) 建立安宁疗护人员岗位培训制度,参加和开展各类安宁疗护培训;建立与基层医疗机构协作关系,每半年开展一次不少于半天的培训学习。	10		未开展不得分
6	加分项	(18) 医院具有疼痛、营养、心理、康复等相关执业资质的医师。	4		
		(19) 有医务社会工作者、志愿者参与。	2		
		(20) 建立机构内转介流程、会诊制度,及时根据 KPS 评估得分情况,开展居家、住院转介服务。	4		
7	总分				90 分以上达标

第二篇

安宁疗护管理

第四章

安宁疗护机构管理

一、概述

152. 什么是医疗卫生机构

医疗卫生机构是指依法定程序和条件设立的从事疾病诊断、治疗活动和疾病预防、控制活动以及其他与卫生工作密切相关机构的总称。

153. 医疗卫生机构包括哪些

2019年12月28日,第十三届全国人民代表大会常务委员会第十五次会议通过的《中华人民共和国基本医疗卫生与健康促进法》规定,我国医疗卫生机构包括基层医疗卫生机构、医院及专业公共卫生机构。

(1) 基层医疗卫生机构。主要提供预防、保健、健康教育、疾病管理,为居民建立健康档案,常见病、多发病的诊疗以及部分疾病的康复、护理,接收医院转诊患者,向医院转诊超出自身服务能力的患者等基本医疗卫生服务。

(2) 医院。主要提供疾病诊治,特别是急危重症和疑难病症的诊疗,突发事件医疗处置和救援以及健康教育等医疗卫生服务,并开展医学教育、医疗卫生人员培训、医学科学研究和对基层医疗卫生机构的业务指导等工作。

(3) 专业公共卫生机构。主要提供传染病、慢性非传染性疾病、职业病、地方病等疾病预防控制和健康教育、妇幼保健、精神卫生、院前急救、采供血、食品安全风险监测评估、出生缺陷防治等公共卫生服务。

154. 各级各类医疗卫生机构提供哪些医疗卫生服务

《中华人民共和国基本医疗卫生与健康促进法》规定,各级各类医疗卫生机构应当分工合作,为公民提供预防、保健、治疗、护理、康复及安宁疗护等全方位全周期的医疗卫生服务。

155. 我国医疗机构是如何分类的

根据 2017 年 2 月 21 日《国家卫生计生委关于修改〈医疗机构管理条例实施细则〉的决定》,我国医疗机构按其功能、任务及规模,可分为:①综合医院、中医医院、中西医结合医院、民族医医院、专科医院及康复医院;②妇幼保健院、妇幼保健计划生育服务中心;③社区卫生服务中心、社区卫生服务站;④中心卫生院、乡(镇)卫生院、街道卫生院;⑤疗养院;⑥综合门诊部、专科门诊部、中医门诊部、中西医结合门诊部及民族医门诊部;⑦诊所、中医诊所、民族医诊所、卫生所、医务室、卫生保健所及卫生站;⑧村卫生室(所);⑨急救中心、急救站;⑩临床检验中心;⑪专科疾病防治院、专科疾病防治所及专科疾病防治站;⑫护理院、护理站;⑬医学检验实验室、病理诊断中心、医学影像诊断中心、血液透析中心及安宁疗护中心;⑭其他诊疗机构。

156. 什么是安宁疗护中心

《安宁疗护中心基本标准(试行)》指出,安宁疗护中心是为疾病终末期患者在临终前通过控制痛苦和不适症状,提供身体、心理、精神等方面的照护和人文关怀等服务,以提高生命质量,帮助患者舒适、安详、有尊严地离世的医疗机构。

二、安宁疗护中心管理

(一) 床位、科室设置

157. 安宁疗护中心床位设置的基本标准是什么

根据《安宁疗护中心基本标准(试行)》,安宁疗护中心床位设置应根据当地实际需求和资金情况,并兼顾发展等设置床位数,床位总数应在 50 张以上。

158. 安宁疗护中心科室设置的标准是什么

根据《安宁疗护中心基本标准(试行)》,安宁疗护中心科室的设置标准如下。

（1）临床科室：至少设内科、疼痛科及临终关怀科。安宁疗护住院病区应当划分病房、护士站、治疗室、处置室、谈心室（评估室）、关怀室（告别室）、医务人员办公室、配膳室、沐浴室和日常活动场所等功能区域。

（2）医技和相关职能科室：至少设药剂科、医疗质量管理、护理管理、医院感染管理及病案管理部门。提供医学影像、临床检验及消毒供应服务等，也可以由签订协议的其他具备合法资质机构提供。

（二）人员配备

159. 安宁疗护中心医护人员配备的基本标准是什么

根据《安宁疗护中心基本标准（试行）》，安宁疗护中心应当配备专业技术职务任职资格的医师、专业技术职务任职资格的注册护士。安宁疗护中心医护人员配备标准是：①至少有1名具有副主任医师以上专业技术职务任职资格的医师。每10张床位至少配备1名执业医师。根据收治对象的疾病情况，可以聘请相关专科的兼职医师进行定期巡诊，处理各专科医疗问题。②至少配备1名具有主管护师以上专业技术职务任职资格的注册护士。每10张床至少配备4名护士。

160. 安宁疗护中心根据实际需要可以配备哪些人员

根据《安宁疗护中心基本标准（试行）》，安宁疗护中心可以根据实际需要配备药师、技师、临床营养师、心理咨询（治疗）师、康复治疗师、中医药、行政管理、后勤、医务社会工作者及志愿服务等人员。

161. 安宁疗护中心护理员配置的基本标准是什么

根据《安宁疗护中心基本标准（试行）》，安宁疗护中心按照与护士1∶3的比例配备护理员。

162. 安宁疗护中心专家组组成的基本要求是什么

安宁疗护专家是指在学术、技艺等方面有专门技能或专业知识全面，特别精通安宁疗护相关学科，有较高造诣的专业人士。安宁疗护中心专家组成员配备的基本要求包括：①牵头人：发起多学科诊疗申请的安宁疗护病区主任。②支持专家团队：各相关临床、医技科室的专家（科主任、副主任或高年资中级以上职称医师）。③管理专家：医务、护理、质量管理中心及医院感染等专家。

（三）建筑要求

163. 安宁疗护中心建筑设计布局有哪些要求

根据《安宁疗护中心基本标准（试行）》，安宁疗护中心的建筑设计布局应当满足消防安全、环境卫生学和无障碍要求。安宁疗护中心应科学设计人流和物流通道，合理确定进口和出口路线，病室以及卫浴室至少应各有一扇门，且宽度至少 100 厘米以上。病区走廊净宽至少 1 米。有推车（床）通过的门和墙面，应采取防碰撞措施。病区应设有电梯（仅使用地面一楼除外）。病房走道应当符合消防法及其有关法律法规的规定，设有扶手、栏杆。无障碍设施设置应符合国家建筑物无障碍设计规范，在走道台阶处，应有推车或轮椅的主用斜坡道并采用防滑材料。

164. 安宁疗护中心病房布局有哪些要求

根据《安宁疗护中心基本标准（试行）》，安宁疗护中心病房布局应满足以下标准：①病房每床净使用面积不少于 5 平方米，每床间距不少于 1.5 米。两人以上房间，每床间应当设有帷幕或隔帘，以利于保护患者隐私。每床应配备床旁柜及呼叫装置，并配备床档和调节高度的装置。②每个病房应当设置卫生间，卫生间地面应当满足无障碍、易清洗、不渗水和防滑的要求。

165. 安宁疗护中心病区设施有哪些要求

根据《安宁疗护中心基本标准（试行）》，病区设有独立洗澡间，配备扶手、紧急呼叫装置。充分考虑临终患者的特殊性，配备相适应的洗澡设施、移动患者设施和防滑倒等安全防护措施。病区应考虑满足对临终患者特殊需要设置无性别卫生间。使用防滑地板，应采用牢固、耐用及易清洁材料排水通畅，不出现渗漏。沐浴室宜配置全自动升降沐浴推床装置，并有专业性洗澡机设备。沐浴室建筑装修和环境设计，应符合适用、经济及美观的原则，有利于临终患者生命质量的改善，体现人性、温馨、清新及自然的行业特点和民俗特点。

166. 安宁疗护中心室内、室外活动区域有哪些要求

根据《安宁疗护中心基本标准（试行）》，安宁疗护中心应当设有室内、室外活动等区域，且应当符合无障碍设计要求。患者活动区域和走廊两侧应当设扶手，房门应当方便轮椅、平车进出；功能检查用房、理疗用房应当设无

障碍通道。

167. 安宁疗护中心设置关怀室有哪些要求

根据《安宁疗护中心基本标准（试行）》，安宁疗护中心应当设有关怀室（告别室），要考虑民俗、宗教及传统文化需要，尊重民族习惯，体现人性、人道及关爱的特点，配备满足家属告别亡者需要的设施。一般不设急救仪器设备，并应采取防虫、蝇、蚤及鼠等动物侵入的措施。让逝者有尊严地离去，让生者有心灵的慰藉。关怀室（告别室）应充分体现家庭的氛围，室内宽敞明亮，摆放一张病床和床头柜、沙发等。

（四）设施设备要求

168. 安宁疗护中心基本设备配备有哪些要求

根据《安宁疗护中心基本标准（试行）》，安宁疗护中心至少配备听诊器、血压计、温度计、身高体重测量设备、呼叫装置、给氧装置、电动吸引器或吸痰装置、气垫床或具有防治压疮功能的床垫、治疗车、晨晚间护理车、病历车、药品柜、心电图机、血氧饱和度监测仪、超声雾化机、血糖检测仪及患者转运车等。临床检验、消毒供应与其他合法机构签订相关服务合同，由其他机构提供服务的，可不配备检验和消毒供应设备。

169. 安宁疗护中心每床单位基本装备有哪些要求

根据《安宁疗护中心基本标准（试行）》，安宁疗护中心每床单位基本装备应当与二级综合医院相同，病床应设有床档。按照 2017 年原国家卫生计生委印发的《医疗机构基本标准（试行）》，二级综合医院每床单位基本装备是：床 1 张、床垫 1～2 条、被子 1～2 条、褥子 1～2 条、被套 2 条、床单 2 条、枕芯 2 个、枕套 4 个、床头柜 1 个、暖水瓶 1 个、面盆 2 个、病员服 2 套及床头信号灯 1 台。

170. 安宁疗护中心其他设备有哪些要求

根据《安宁疗护中心基本标准（试行）》，安宁疗护中心应当有与开展的诊疗业务相应的其他设备，如 B 超机、床边 X 线机等。

（五）质量管理

171. 安宁疗护中心加强质量管理体系建设的目的是什么

根据 2016 年原国家卫生计生委印发的《医疗质量管理办法》，加强安宁疗护中心质量管理体系建设是为了加强医疗质量管理,规范医疗服务行为,保障医疗安全,体现人文关怀。

172. 安宁疗护中心怎样开展医疗质量管理工作

根据《安宁疗护中心管理规范(试行)》,安宁疗护中心应当按照以下要求开展医疗质量管理工作。

(1)建立质量管理体系,保证质量管理体系运行有效,健全并执行各项规章制度,遵守相关技术规范和标准,落实质量控制措施、诊疗护理相关指南和技术操作规程,体现人文关怀。

(2)严格按照诊疗护理操作规范开展相关工作,建立合理、规范的诊疗护理服务流程,实行患者实名制管理。

(3)建立日常工作中发现质量问题逐级报告的机制,出现较多或明显的质量问题时,应当及时组织集体分析研究、协调解决。

(4)科室负责人直接负责质量管理和控制,定期组织质量评价,及时发现问题,提出改进意见,对评价结果进行分析并提出持续改进措施。

(5)按照规定使用和管理医疗设备、医疗耗材、消毒药械和医疗用品等。对医疗设备进行日常维护,保证设备正常运行。

(6)建立患者登记及医疗文书管理制度,医疗文书书写及管理应当符合国家有关规定。

(7)建立良好的与患者沟通机制,按照规定对患者及家属进行告知,加强沟通,维护患者合法权益,保护患者隐私。

173. 安宁疗护服务怎样实行实名制管理

为保证医疗安全,对就诊的每位患者应当要求如实提供身份信息。导医护士要引导患者持有效身份证件建卡挂号;对已建卡复诊的患者,要协助挂号室补全患者实名信息。挂号及出入院处在输入患者身份信息时应当加以核对,并对有疑问的患者信息加以核实,确保社会医疗保险卡、社会保障卡、自费卡等使用"人证相符"。在各种诊疗活动中严格执行查对制度,正确识别患者身份。核对时让患者或家属陈述患者姓名和出生年月,禁止仅以房间或床号作为识别的唯一依据。

174. 为什么要建立健全医疗质量事件报告制度

2011年,原国家卫生部印发的《医疗质量安全事件报告暂行规定》指出,建立健全医疗质量事件报告制度是为了提高医疗质量安全事件信息报告的质量和效率,指导医疗机构妥善处置医疗质量安全事件,推动持续医疗质量改进,切实保障医疗安全。

175. 医疗机构科室医疗质量管理工作小组的职责是什么

根据《医疗质量管理办法》,医疗机构医疗质量管理实行院、科两级责任制。临床科室以及药学、护理、医技等部门主要负责人是本科室医疗质量管理的第一责任人。二级以上医院各业务科室应当成立本科室医疗质量管理工作小组,组长由科室主要负责人担任,指定专人负责日常具体工作。医疗质量管理工作小组主要职责是:①贯彻执行医疗质量管理相关的法律、法规、规章、规范性文件和本科室医疗质量管理制度;②制订本科室年度质量控制实施方案,组织开展科室医疗质量管理与控制工作;③制订本科室医疗质量持续改进计划和具体落实措施;④定期对科室医疗质量进行分析和评估,对医疗质量薄弱环节提出整改措施并组织实施;⑤对本科室医务人员进行医疗质量管理相关法律、法规、规章制度、技术规范、标准、诊疗常规及指南的培训和宣传教育;⑥按照有关要求报送本科室医疗质量管理相关信息。

176. 医疗机构怎样报告医疗质量安全事件

根据《医疗质量安全事件报告暂行规定》,医疗机构应当向核发其《医疗机构执业许可证》的卫生行政部门网络直报医疗质量安全事件或者疑似医疗质量安全事件。尚不具备网络直报条件的医疗机构应当通过电话、传真等形式,向有关卫生行政部门报告医疗质量安全事件。

三、安宁疗护(临终关怀)科管理

(一)科室设置

177. 什么是安宁疗护(临终关怀)科

安宁疗护(临终关怀)科是指为疾病终末期或老年患者在临终前通过控制痛苦和不适症状,提供身体、心理、精神等方面的照料和人文关怀等服务,以提高生命质量,帮助患者舒适、安详、有尊严地离世的临床科室。

178. 医疗机构怎样增设临终关怀诊疗科目

根据 2016 年国务院印发的《医疗机构管理条例》(2016 修订),增设《设置医疗机构批准书》中核准的医疗机构的诊疗科目,包括增设临终关怀科目,必须向原登记机关办理变更登记。医疗机构应携带《医疗机构申请变更登记注册书》《医疗机构执业许可证》正本、副本原件、拟增设诊疗科目医师、护士资格证书、执业证书、人员名录(人员姓名、性别、年龄、身份证号码、专业技术职称、医师资格证书或护士资格证书编号)、拟增设诊疗科目相应的医疗设备名录及购买发票、合格证及复印件、拟增设诊疗科目医疗用房平面图、拟增设诊疗科目各项规章制度、人员岗位职责、医疗护理技术操作规程等资料至当地卫生行政部门办理相关手续。

179. 社区卫生服务中心安宁疗护(临终关怀)科的设置标准是什么

根据2021年12月上海市卫生健康委员会印发的《上海市社区卫生服务中心安宁疗护(临终关怀)科设置标准》:①社区卫生服务中心开展安宁疗护服务的,应到本区卫生健康行政部门申请开设临终关怀科注册登记。②安宁疗护服务形式包括门诊、住院与居家,社区卫生服务中心应结合患者需求与实际开展适宜服务。③开展住院服务的社区卫生服务中心,应在病房床位功能中融合安宁疗护服务理念,根据床位患者的需求,提供适宜的安宁疗护服务。有条件的社区卫生服务中心,可设置相对独立的安宁疗护病区与病房。④开展居家安宁疗护服务需向所在地的区卫生健康行政部门申请开展家庭病床服务登记,以所在社区为主要服务范围,通过家庭病床服务形式将安宁疗护服务向养老机构、家庭等延伸。鼓励探索"互联网+安宁疗护服务"。⑤为体现人文关怀,安宁疗护(临终关怀)科标识标牌名称为安宁疗护。

180. 浙江省杭州市安宁疗护机构设置的基本标准是什么

浙江省《杭州市安宁疗护机构设置基本标准(试行)》要求:①临终关怀科至少设门诊室或住院病区,有条件增设安宁疗护日间照护室。②临终关怀门诊应当划分候诊区、诊室、检查室、治疗室(处置室或换药室)等功能区域。③临终关怀住院病区应当划分病房、护士站、医务人员办公室、治疗室、处置室、谈心室、评估室、家属陪伴室、配膳室、关怀室、多功能活动室、沐浴室、音乐室(静修室)等服务管理和生活辅助等功能区域。④承担安宁疗护教学和实习的临终关怀科应有实训室、图书室。

181. 基层医疗机构设置临终关怀科的要求是什么

根据浙江省《杭州市安宁疗护机构设置基本标准(试行)》,基层医疗机构包括一级医院、社区卫生服务中心(乡镇卫生院)、护理院等。基层医疗机构临床科室至少设内科、临终关怀科;应与二级及以上医院建立安宁疗护联合体,并有相关医疗专家支持团队。

182. 护理院开设临终关怀科的规定是什么

根据2011年原国家卫生部印发的《护理院基本标准》,护理院科室设置中临床科室:至少设内科、康复医学科、临终关怀科。临床科室应当根据收治对象疾病和自理能力等实际情况,划分若干病区。病区包括病室、护士站、治疗室、处置室,必要时设康复治疗室。临终关怀科应增设家属陪伴室。

183. 安宁疗护(临终关怀)科建设标准有哪些要求

根据《上海市社区卫生服务中心安宁疗护(临终关怀)科设置标准》,①安宁疗护门诊。设置门诊诊室,布局合理、能满足保护患者隐私,无障碍设计要求,体现人文关怀理念,并符合国家卫生学标准。②安宁疗护病区。设有独立安宁疗护病区的社区卫生服务中心,环境布局应体现人文关怀理念,至少设置:病房、护士站、治疗室、处置室、谈心室(评估室)、家属陪伴室、关怀室、医务人员办公室、配膳室、沐浴室和日常活动场所等三大功能区(即服务区、管理区、生活辅助区)。开展病房安宁疗护服务,但非独立设置安宁疗护病区的社区卫生服务中心,除病房常规设置外,每病区应至少配备一间关怀室和一间家属陪伴室(可合用)。同时,利用病区现有场所、设备提供安宁疗护病房三大功能区服务。③安宁疗护教学。承担安宁疗护教学和实习任务的社区卫生服务中心,需配备相应的教学场所与设施。

(二) 人员配备

184. 安宁疗护(临终关怀)科人员配备有什么要求

根据《上海市社区卫生服务中心安宁疗护(临终关怀)科设置标准》,安宁疗护(临终关怀)科要配备执业医师和注册护士、护理员、医务社工、社会志愿者,配备与开展的诊疗业务相应的药师、技师、临床营养师等医技人员。上述从事安宁疗护服务的人员在上岗前需参加区级及以上安宁疗护相关培训,且每年参加安宁疗护继续教育。

185. 安宁疗护(临终关怀)科医护人员配备的基本要求是什么

根据《上海市社区卫生服务中心安宁疗护(临终关怀)科设置标准》,安宁疗护(临终关怀)科至少有2名临床类别或中医类别执业医师和4名注册护士。

186. 安宁疗护(临终关怀)科护理员的配置有什么要求

根据《上海市社区卫生服务中心安宁疗护(临终关怀)科设置标准》及2004年原上海市卫生局印发的《关于加强上海市医疗机构护理员、护工管理的通知》,开展住院安宁疗护服务需按规定配备护理员。护理员是指临终关怀机构聘用为患者提供生活护理及简单的基础护理的社会人员。其工作范围除日常生活护理外,还可辅助护士从事清洗消毒、协助患者康复训练等简单的基础护理活动。

187. 安宁疗护(临终关怀)科根据实际需要配备哪些人员

根据《上海市社区卫生服务中心安宁疗护(临终关怀)科设置标准》,安宁疗护(临终关怀)科应当根据实际需要配备适宜的药师、技师、临床营养师、心理咨询(治疗)师、康复治疗师、中医药师、行政管理、后勤、医务社会工作者及志愿者等人员。药师是保障临床安全用药、促进合理用药的重要医务人员,是参与临床治疗与管理、改善医疗质量和安全不可或缺的成员。临床营养师需要有医学、护理学、公共卫生等医学相关背景,从事医疗、预防、慢性病亚健康等营养指导相关工作,主要研究疾病、亚健康状态下的膳食,是临床治疗中不可缺少的组成成分。技师属于卫生职业技术人员一种,指按照国家有关法律、法规和规章的规定取得卫生技术人员资格或者职称的人员。

(三) 建筑要求

188. 安宁疗护(临终关怀)科门诊与病区选址有什么要求

社区卫生服务中心安宁疗护(临终关怀)科门诊与病区选址应当满足安宁疗护(临终关怀)科功能与环境要求,门诊与病区选择服务方便、相对独立、环境安静、条件较好的位置。应充分考虑临终关怀工作的特殊性质,协调好与周边环境的要求,安宁疗护(临终关怀)病区与其他病区相对独立。门诊和病区应开设在同一执业地点,便于对患者的连续性服务和安宁疗护(临终关怀)科医务人员的沟通交流与资源共享。

189. 安宁疗护(临终关怀)科病区布局规则与平面布置有哪些要求

安宁疗护(临终关怀)科病区总体布局规则与平面布置应符合下列要求:

（1）建筑布局紧凑,合理确定临终关怀服务区、管理区和生活辅助区,室内采光、色彩设计符合临终关怀特点和卫生学要求,在满足临终关怀病区基本功能需要的同时,适当考虑未来发展。

（2）病房装修应符合实用、经济、美观的原则,宜选用经济、耐久、功能性好并符合卫生学要求的材料,不应使用开裂、易燃、易腐蚀的材料。注重环境形象建设,应通过内部装饰,传播临终关怀知识,介绍临终关怀方法,体现朴素、温馨、幽静的服务特点,营造良好的临终关怀教育文化氛围。

（3）科学设计人流和物流通道,合理确定进口和出口路线,病室以及卫浴室至少应各有一扇门,且宽度至少100厘米以上。病区走廊净宽至少1米。有推车(床)通过的门和墙面,应采取防碰撞措施。病区应设有电梯(仅使用地面一楼除外)。病房走道应当符合消防法及其有关法律法规的规定,设有扶手、栏杆。楼梯、走道及浴厕使用防滑地板,并有防滑措施。无障碍设施设置应符合国家建筑物无障碍设计规范,在走道台阶处,应有推车或轮椅的主用斜坡道并采用防滑材料。

190. 安宁疗护(临终关怀)科病房规划和设置有哪些要求

安宁疗护(临终关怀)科病房规划和设置应符合下列要求:①临终关怀病房宜设朝南向,充分利用自然通风与自然采光,不宜设阳台。②宜设2人或4人床的病房应配备床头柜与护理站的紧急呼叫器,每床应有床栏及调节高度的装置,应设置储物柜(壁橱)。③床边与邻床之间的距离至少80厘米,床边与墙壁之间距离至少80厘米。④病室高度建议地板至天花板净高至少2.7米。

191. 安宁疗护(临终关怀)科病区功能区域用房的建筑装修有哪些要求

安宁疗护(临终关怀)科病区功能区域用房的建筑装修应符合下列要求:

（1）配餐室、厕所、浴室等蒸汽溢出和结露房间,应采用牢固、耐用、难沾污、易清洁材料;并采取有效措施使蒸汽排放顺利,楼地面排水通畅,不出现渗漏。应考虑满足对临终患者特殊需要设置无性别卫生间。

（2）沐浴室宜配置全自动升降沐浴推床装置,并有专业性洗澡机设备。应设有扶手,并配备紧急呼叫系统和配置清晰、醒目的标识系统。沐浴室建筑装修和环境设计,应符合适用、经济、美观的原则,有利于临终患者生命质量的改善,体现人性、温馨、清新、自然的行业特点和民俗特点,地面有防滑、易清洗的材料,排水通畅,不出现渗漏。

（3）告别室应建设满足告别亡者需要的设施,充分体现人性、人道、关爱的特点,至少配置一张病床、床头柜和沙发,提供家属慰藉心灵的服务设施与环境。一般不设急救仪器设备,并应采取防虫、蝇、蚤、鼠等动物侵入的措施。

（4）如设太平间,应设于较隐蔽的位置,与主要建筑适当隔离,并宜单独设置出口,同时应配备遗体冷藏设备。

（四）设施设备要求

192. 安宁疗护(临终关怀)科门诊设备配置的要求是什么

根据《上海市社区卫生服务中心安宁疗护(临终关怀)科设置标准》,安宁疗护(临终关怀)科门诊设备配置的要求是:办公设备(电脑、打印机、诊疗桌椅等)、一般诊查设备(体温计、听诊器、血压计、简易血氧饱和仪、血糖仪、读片灯、手电筒、皮尺、诊察床、叩诊锤等)、洗手池、空气消毒设备等。应设有隐私保护装置。

193. 安宁疗护(临终关怀)科出诊设备配置的要求是什么

根据《上海市社区卫生服务中心安宁疗护(临终关怀)科设置标准》,安宁疗护(临终关怀)科出诊设备配置的要求是:开展居家安宁疗护服务应当配置适应工作需要的小型、便于携带的诊断、检查、治疗的器材,其中出诊包括但不限于听诊器、血压计、体温表、手电筒、压舌板、注射换药器材及与所开展服务项目相关的器材,以及必要的通讯设备。有条件的,可提供整合式的移动检查检测设备。

194. 安宁疗护(临终关怀)科病区设备配置的要求是什么

根据《上海市社区卫生服务中心安宁疗护(临终关怀)科设置标准》,安宁疗护(临终关怀)科病区设备配置的要求是:开展住院安宁疗护服务的社区卫生服务中心,应配备与安宁疗护(临终关怀)科工作流程、开展的业务项目及服务量相适应的设施设备,包括病床、床单元被单被褥、移动紫外线灯、治疗车、病历车、担架车、换药车、床旁洗头器具、心电图机、电脑及打印机、淋浴设备、桌椅、家具等。

195. 怎样营造人文、温暖、友善的机构环境

根据《上海市社区卫生服务中心安宁疗护(临终关怀)科设置标准》,开展安宁疗护服务的社区卫生服务中心,应将安宁疗护理念、宣传、服务等充分融合在社区卫生服务中心的各个环节,营造人文、温暖、友善的机构环境。

(五) 质量管理

196. 安宁疗护(临终关怀)科的管理要求是什么

根据《上海市社区卫生服务中心安宁疗护(临终关怀)科设置标准》,安宁疗护(临终关怀)科的管理要求是:①应制订安宁疗护管理规章制度、岗位职责和操作规程,明确工作人员岗位职责,落实各项安全管理和医院感染防控措施,保障医疗质量和患者安全。②应建立安宁疗护质量管理体系,依托市、区安宁疗护服务管理相关职能部门,落实质量控制措施、诊疗护理相关指南和技术操作规程,体现人文关怀。③应建立安宁疗护患者登记及医疗文书管理制度,留存符合有关规定的医疗文书。

197. 什么是安宁疗护(临终关怀)质量管理

安宁疗护(临终关怀)质量管理是在临终关怀全面质量观体系和规范与效果相联系的基础上,对临终关怀质量进行计划控制,以达到预定质量目标和以质量管理为核心的管理过程。

198. 安宁疗护(临终关怀)科如何实施质量管理

安宁疗护(临终关怀)科应按以下要求进行质量管理:①确保质量管理体系所需的过程并确保这些过程在临终关怀科得到实施;②确定这些过程的顺序和相互关系;③确定所需的标准和方法以确保这些过程得到有效运行和控制;④确保具备所需资源的信息以及支持过程的运行和监控;⑤实施必要措施以达到这些过程的预期结果并持续改进。

199. 安宁疗护(临终关怀)科确保质量的方针是什么

安宁疗护(临终关怀)科管理层应确保质量方针:①与组织的宗旨相适应;②达到提高生命质量,并符合规范要求及安宁疗护(临终关怀)科服务质量持续改进的目的;③提供建立和评审质量目标的框架;④在组织内传达并得到理解;⑤持续适用性得到评审。

200. 安宁疗护(临终关怀)科如何进行持续质量改进

安宁疗护(临终关怀)科应通过实施管理评审,将安宁疗护(临终关怀)科在提供医疗护理和人文关怀评估活动、纠正措施和预防措施中显示出的实际表现与其质量方针和质量目标中规定的预期进行比较,以持续改进质量管理体系的有效性。改进活动应优先针对医疗、护理评估中得出的高风险事项,制定并实施相应的改进措施,内容重点包括基础质量管理、环节质量管理和终末质量管理三方面,其中抓好环节管理是实现优质质量管理的关键。

201. 安宁疗护(临终关怀)科服务质量的指标是什么

安宁疗护(临终关怀)科应建立安宁疗护服务质量指标以监控和评估基础质量、环节质量和终末质量全过程中的关键环节,以改进安宁疗护(临终关怀)科的服务质量。选择的质量指标包括识别评估、镇痛及控制其不适症状,缓解身体、心理、精神及社会痛苦,提高生命质量的服务指标。同时还包括计划-实施-检查-改进环节中各个环节的管理信息指标,包括对医疗护理和人文关怀服务过程指标。质量指标还包括对安宁疗护科及团队成员有显著影响的管理过程中的关键指标和支持性指标。

四、居家安宁疗护管理

202. 什么是居家安宁疗护

根据 2020 年国家卫生健康委员会、国家中医药管理局联合印发的《关于加强老年人居家医疗服务工作的通知》,居家医疗服务是指医疗机构医务人员按照有关要求为特定人群,重点是老年患者提供诊疗服务、医疗护理、康复治疗、药学服务、安宁疗护及中医服务等上门医疗服务。居家安宁疗护是居家医疗服务的组成部分,是由社区医护人员、社会工作者及社会志愿者等组合的服务团队为居住在自己家里的临终患者及其家属提供的缓和性和支持性照顾。

203. 什么是居家安宁疗护服务机构

根据太原市《居家安宁疗护服务规范》,居家安宁疗护服务机构是指具有安宁疗护居家服务能力的所有医疗机构。包括但不限于医院、社区卫生服务中心(站)、卫生院、卫生室及安宁疗护中心等。

204. 居家安宁疗护服务机构的基本要求是什么

根据《居家安宁疗护服务规范》,居家安宁疗护服务机构的基本要求是:①机构资质要求。符合国家对医疗卫生机构的基本标准,具备基本医疗卫生服务机构资质要求。②人员资质要求。执业医师、执业护师、健康照护师、评估师、药剂师、心理咨询师、营养师、社会工作者及志愿者应当持有相关部门颁发的执业资格证书，并符合国家相关规定和行业规范对执业资质与条件的要求；并经过与安宁疗护服务相关的专业培训。

205. 居家安宁疗护服务的医师和护士基本要求是什么

根据《上海市社区卫生服务中心安宁疗护(临终关怀)科设置标准》，从事居家安宁疗护服务的医师和护士等人员，应具有2年以上临床工作经历，能独立开展工作；在上岗前需参加区级及以上安宁疗护相关培训，且每年参加安宁疗护继续教育。

206. 居家安宁疗护服务机构的管理要求是什么

根据太原市《居家安宁疗护服务规范》，居家安宁疗护服务机构的管理要求是：①建立管理组织架构，制订与居家安宁疗护服务相配套的各项规章制度，人员岗位职责、服务规范、服务流程及管理要求等文件，形成居家安宁疗护服务制度体系。②居家安宁疗护服务机构应与需安宁疗护患者的监护人签订服务协议。③居家安宁疗护服务机构应公开服务项目和收费标准。④设立服务质量控制的责任部门或专(兼)职工作人员，制订服务质量控制规范、质量控制指标，明确不合格服务的预防措施，制订服务质量的评价及改进办法。⑤制订安全管理与风险防范制度，包括医疗安全、消防安全、食品安全、设施设备安全及服务安全等。建立健全应对常态危机和突发危机的应急体系和工作机制。

207. 居家安宁疗护服务内容有哪些

根据《居家安宁疗护服务规范》，居家安宁疗护服务内容包括：①医疗服务，症状控制、营养支持、中医服务、会诊服务、转诊服务；②舒适照顾，生活护理、基础护理、技术护理；③康复服务；④人文关怀，心理、社会评估、医患沟通、应对情绪反应；⑤社会支持。

208. 居家安宁疗护服务评价内容有哪些

根据《居家安宁疗护服务规范》，居家安宁疗护服务评价内容：①包括但不限于服务项目、服务质量、服务人员、服务满意度、工作记录及归档情况等，应对制订的标准运行的有效性和效率进行评价。②建立内部患者及家属安宁疗护服务满意度测评、机构内部服务质量自我监督与考核等工作机制，完善服务质量的自我评价。

209. 居家安宁疗护服务持续改进的要求是什么

根据《居家安宁疗护服务规范》,居家安宁疗护服务持续改进要求是:对评价效果、问题、不合格项产生的根源进行分析研究,制订纠正和预防措施。应按照 PDCA 管理模式进行,即从策划—实施—检查—改进,周而复始地顺序运作。应根据评价结果,对不符合标准要求的项目制订纠正和预防措施,并跟踪实施和改进。

五、安宁疗护机构执业管理

（一）执业登记和校验

210. 举办安宁疗护机构应当具备哪些条件

《中华人民共和国基本医疗卫生与健康促进法》规定,举办医疗机构应当具备下列条件,按照国家有关规定办理审批或者备案手续:①有符合规定的名称、组织机构和场所;②有与其开展的业务相适应的经费、设施、设备和医疗卫生人员;③有相应的规章制度;④能够独立承担民事责任;⑤法律、行政法规规定的其他条件。

211. 安宁疗护机构申请执业登记应当具备哪些条件

《医疗机构管理条例》规定,医疗机构执业必须进行登记,领取医疗机构执业许可证;诊所按照国务院卫生行政部门的规定向所在地的县级人民政府卫生行政部门备案后,可以执业。申请医疗机构执业登记,应当具备下列条件:①按照规定应当办理设置医疗机构批准书的,已取得设置医疗机构批准书;②符合医疗机构的基本标准;③有适合的名称、组织机构和场所;④有与其开展的业务相适应的经费、设施、设备和专业卫生技术人员;⑤有相应的规章制度;⑥能够独立承担民事责任。

212. 申请安宁疗护机构执业登记要提交哪些材料

根据《医疗机构管理条例实施细则》,申请医疗机构执业登记必须填写《医疗机构申请执业登记注册书》,并向登记机关提交下列材料:①《设置医疗机构批准书》或者《设置医疗机构备案回执》;②医疗机构用房产权证明或者使用证明;③医疗机构建筑设计平面图;④验资证明、资产评估报告;⑤医疗机构规章制度;⑥医疗机构法定代表人或者主要负责人以及各科室负责人名录和有关资格证书、执业证书复印件;⑦省、自治区、直辖市卫生健康行政部门规定提交的其他材料。

213. 申请医疗机构执业登记时不予登记的情形有哪些

根据《医疗机构管理条例实施细则》,申请医疗机构执业登记有下列情形之一的,不予登记:①不符合《设置医疗机构批准书》核准的事项;②不符合《医疗机构基本标准》;③投资不到位;④医疗机构用房不能满足诊疗服务功能;⑤通信、供电、上下水道等公共设施不能满足医疗机构正常运转;⑥医疗机构规章制度不符合要求;⑦消毒、隔离和无菌操作等基本知识和技能的现场抽查考核不合格;⑧省、自治区、直辖市卫生健康行政部门规定的其他情形。

214. 对安宁疗护机构校验期限有什么规定

根据2009年原国家卫生部印发的《医疗机构校验管理办法(试行)》,对安宁疗护机构校验期限的规定如下:①床位在100张以上的综合医院、中医医院、中西医结合医院、民族医医院以及专科医院、疗养院、康复医院、妇幼保健院、急救中心、临床检验中心和专科疾病防治机构的校验期为3年;②其他医疗机构的校验期为1年;③中外合资合作医疗机构校验期为1年;④暂缓校验后再次校验合格医疗机构的校验期为1年。

215. 安宁疗护机构申请校验需要提供哪些材料

根据《医疗机构校验管理办法(试行)》,医疗机构应当于校验期满前3个月向登记机关申请办理校验手续,并提交下列材料:①《医疗机构校验申请书》;②《医疗机构执业许可证》及其副本;③各年度工作总结;④诊疗科目、床位(牙椅)等执业登记项目以及卫生技术人员、业务科室和大型医用设备变更情况;⑤校验期内接受卫生行政部门检查、指导结果及整改情况;⑥校验期内发生的医疗民事赔偿(补偿)情况(包括医疗事故)以及卫生技术人员违法违规执业及其处理情况;⑦特殊医疗技术项目开展情况;⑧省、自治区、直辖市人民政府卫生行政部门规定提交的其他材料。

216. 安宁疗护机构校验审查内容有哪些

根据《医疗机构校验管理办法(试行)》,医疗机构校验审查包括书面审查和现场审查两部分。

(1) 书面审查的内容和项目。包括:①校验申请材料;②日常监督管理和不良执业行为记分情况;③省、自治区、直辖市人民政府卫生行政部门规定的其他校验内容和项目。

（2）现场审查的主要内容。包括：①医疗机构基本标准符合情况；②与医药卫生相关法律、法规及规章执行情况；③医疗质量和医疗安全保障措施的落实情况；④省、自治区、直辖市人民政府卫生行政部门规定的其他内容。现场审查由登记机关组织有关专家或者委托有关机构进行。有下列情形之一的，必须进行现场审查：①2 个校验期内未曾进行现场审查的；②医疗机构在执业登记后首次校验的；③暂缓校验后再次校验的；④省、自治区、直辖市人民政府卫生行政部门规定的其他情形。

217. 安宁疗护机构校验结论有几种

根据《医疗机构校验管理办法（试行）》，校验结论包括"校验合格"和"暂缓校验"，暂缓校验应当确定暂缓校验期。登记机关作出"校验合格"结论时，应当在医疗机构执业许可证副本上加盖校验合格章。

218. 允许暂缓校验的情形有哪些

根据《医疗机构校验管理办法（试行）》，医疗机构有下列情形之一的，登记机关应当作出"暂缓校验"结论，下达整改通知书，并根据情况，给予 1～6 个月的暂缓校验期：①校验审查所涉及的有关文件、病案和材料存在隐瞒、弄虚作假情况；②不符合医疗机构基本标准；③限期整改期间；④停业整顿期间；⑤省、自治区、直辖市人民政府卫生行政部门规定的其他情形。医疗机构在暂缓校验期内应当对存在的问题进行整改，并于暂缓校验期满后 5 日内向卫生行政部门提出再次校验申请，由卫生行政部门再次进行校验。再次校验合格的，允许继续执业；再次校验不合格的，由登记机关注销其《医疗机构执业许可证》。医疗机构暂缓校验期满后规定时间内未提出再次校验申请的，由卫生行政部门注销其《医疗机构执业许可证》。对经校验认定不具备相应医疗服务能力的医疗机构诊疗科目，登记机关予以注销。

（二）执业规则

219. 医疗卫生机构应当怎样开展执业活动

《中华人民共和国基本医疗卫生与健康促进法》规定，医疗卫生机构应当遵守法律、法规、规章，建立健全内部质量管理和控制制度，对医疗卫生服务质量负责。医疗卫生机构应当按照临床诊疗指南、临床技术操作规范和行业标准以及医学伦理规范等有关要求，合理进行检查、用药及诊疗，加强医疗卫生安全风险防范，优化服务流程，持续改进医疗卫生服务质量。

220. 安宁疗护机构执业应当遵守哪些规则？

根据《医疗机构管理条例》，安宁疗护机构执业应当遵守以下规则。

（1）任何单位或者个人，未取得"医疗机构执业许可证"或者未经备案，不得开展诊疗活动。

（2）必须遵守有关法律、法规和医疗技术规范。

（3）必须将"医疗机构执业许可证"、诊疗科目、诊疗时间和收费标准悬挂于明显处所。

（4）必须按照核准登记或者备案的诊疗科目开展诊疗活动。

（5）不得使用非卫生技术人员从事医疗卫生技术工作。

（6）应当加强对医务人员的医德教育。

（7）工作人员上岗工作，必须佩戴载有本人姓名、职务或者职称的标牌。

（8）对危重患者应当立即抢救，对限于设备或者技术条件不能诊治的患者，应当及时转诊。

（9）未经医师（士）亲自诊查患者，医疗机构不得出具疾病诊断书、健康证明书或者死亡证明书等证明文件；未经医师（士）、助产人员亲自接产，医疗机构不得出具出生证明书或者死产报告书。

（10）医务人员在诊疗活动中应当向患者说明病情和医疗措施。需要实施手术、特殊检查、特殊治疗的，医务人员应当及时向患者具体说明医疗风险、替代医疗方案等情况，并取得其明确同意；不能或者不宜向患者说明的，应当向患者的近亲属说明，并取得其明确同意。因抢救生命垂危的患者等紧急情况，不能取得患者或者其近亲属意见的，经医疗机构负责人或者授权的负责人批准，可以立即实施相应的医疗措施。

（11）发生医疗事故，按照国家有关规定处理。

（12）对传染病、精神病、职业病等患者的特殊诊治和处理，应当按照国家有关法律、法规的规定办理。

（13）必须按照有关药品管理的法律、法规，加强药品管理。

（14）必须按照人民政府或者物价部门的有关规定收取医疗费用，详列细项，并出具收据。

（15）必须承担相应的预防保健工作，承担县级以上人民政府卫生行政部门委托的支援农村、指导基层医疗卫生工作等任务。

（16）发生重大灾害、事故、疾病流行或者其他意外情况时，医疗机构及其卫生技术人员必须服从县级以上人民政府卫生行政部门的调遣。

(三) 病历和病案管理

221. 什么是病历

根据 2010 年原卫生部印发的《病历书写基本规范》,病历是指医务人员在医疗活动过程中形成的文字、符号、图表、影像及病理切片等资料的总和,包括门(急)诊病历和住院病历。

222. 什么是病历书写

根据《病历书写基本规范》,病历书写是指医务人员通过问诊、查体、辅助检查、诊断、治疗及护理等医疗活动获得有关资料,并进行归纳、分析、整理形成医疗活动记录的行为。

223. 病历书写的基本要求是什么

根据《病历书写基本规范》,病历书写的基本要求如下:①病历书写应当客观、真实、准确、及时、完整及规范。②病历书写应当使用蓝黑墨水、碳素墨水,需复写的病历资料可以使用蓝色或黑色油水的圆珠笔。计算机打印的病历应当符合病历保存的要求。③病历书写应当使用中文,通用的外文缩写和无正式中文译名的症状、体征及疾病名称等可以使用外文。④病历书写应规范使用医学术语,文字工整,字迹清晰,表述准确,语句通顺,标点正确。⑤病历书写过程中出现错字时,应当用双线划在错字上,保留原记录清楚、可辨,并注明修改时间,修改人签名。不得采用刮、粘、涂等方法掩盖或去除原来的字迹。上级医务人员有审查修改下级医务人员书写的病历的责任。⑥病历应当按照规定的内容书写,并由相应医务人员签名。实习医务人员、试用期医务人员书写的病历,应当经过本医疗机构注册的医务人员审阅、修改并签名。进修医务人员由医疗机构根据其胜任本专业工作实际情况认定后书写病历。⑦病历书写一律使用阿拉伯数字书写日期和时间,采用 24 小时制记录。⑧对需取得患者书面同意方可进行的医疗活动,应当由患者本人签署知情同意书。患者不具备完全民事行为能力时,应当由其法定代理人签字;患者因病无法签字时,应当由其授权的人员签字;为抢救患者,在法定代理人或被授权人无法及时签字的情况下,可由医疗机构负责人或者授权的负责人签字。因实施保护性医疗措施不宜向患者说明情况的,应当将有关情况告知患者近亲属,由患者近亲属签署知情同意书,并及时记录。患者无近亲属的或者患者近亲属无法签署同意书的,由患者的法定代理人或者关系人签署同意书。

224. 安宁疗护机构应用电子病历应当具备哪些条件

2017年,原国家卫生计生委印发的《电子病历应用管理规范(试行)》规定,医疗机构应用电子病历应当具备以下条件:①具有专门的技术支持部门和人员,负责电子病历相关信息系统建设、运行和维护等工作;②具有专门的管理部门和人员,负责电子病历的业务监管等工作;③建立、健全电子病历使用的相关制度和规程;④具备电子病历的安全管理体系和安全保障机制;⑤具备对电子病历创建、修改及归档等操作的追溯能力;⑥其他有关法律、法规、规范性文件及省级卫生计生行政部门规定的条件。

225. 病历保管的规定是什么

根据《医疗机构病历管理规定(2013年版)》,门(急)诊病历原则上由患者负责保管。医疗机构建有门(急)诊病历档案室或者已建立门(急)诊电子病历的,经患者或者其法定代理人同意,其门(急)诊病历可以由医疗机构负责保管。住院病历由医疗机构负责保管。

226. 病历保存的规定是什么

根据《医疗机构病历管理规定(2013年版)》,医疗机构可以采用符合档案管理要求的微缩技术等对纸质病历进行处理后保存。门(急)诊病历由医疗机构保管的,保存时间自患者最后一次就诊之日起不少于15年;住院病历保存时间自患者最后一次住院出院之日起不少于30年。

227. 什么是病案

病案是病历归档后全部医疗资料的总称,即患者在门诊、急诊、留观及住院期间全部医疗资料的总称。病案是患者病情及医务人员进行医疗过程的如实反映,是医务人员进行医疗工作的依据,是医教研的重要医学信息资源,也是具有法律效力的正式医疗文件。

228. 安宁疗护病案管理的要求是什么

根据《医疗机构病历管理规定(2013年版)》,医疗机构应当建立健全病历管理制度,设置病案管理部门或者配备专(兼)职人员,负责病历和病案管理工作。医疗机构应当建立病历质量定期检查、评估与反馈制度。医疗机构医务部门负责病历的质量管理。医疗机构及其医务人员应当严格保护患者隐私,禁止以非医疗、教学及研究目的泄露患者的病历资料。

（四）处方管理

229. 什么是处方

根据 2007 年原卫生部印发的《处方管理办法》，处方是指由注册的执业医师和执业助理医师在诊疗活动中为患者开具的、由取得药学专业技术职务任职资格的药学专业技术人员审核、调配及核对，并作为患者用药凭证的医疗文书。处方包括医疗机构病区用药医嘱单。

230. 处方书写必须符合哪些规则

《处方管理办法》规定，处方书写必须符合下列规则：①患者一般情况、临床诊断填写清晰、完整，并与病历记载相一致。②每张处方限于一名患者的用药。③字迹清楚，不得涂改；如需修改，应当在修改处签名并注明修改日期。④药品名称应当使用规范的中文名称书写，没有中文名称的可以使用规范的英文名称书写；医疗机构或者医师、药师不得自行编制药品缩写名称或者使用代号；书写药品名称、剂量、规格、用法及用量要准确规范，药品用法可用规范的中文、英文、拉丁文或者缩写体书写，但不得使用"遵医嘱""自用"等含糊不清字句。⑤患者年龄应当填写实足年龄，新生儿、婴幼儿写日、月龄，必要时要注明体重。⑥西药和中成药可以分别开具处方，也可以开具一张处方，中药饮片应当单独开具处方。⑦开具西药、中成药处方，每一种药品应当另起一行，每张处方不得超过 5 种药品。⑧中药饮片处方的书写，一般应当按照"君、臣、佐、使"的顺序排列；调剂、煎煮的特殊要求注明在药品右上方，并加括号，如布包、先煎、后下等；对饮片的产地、炮制有特殊要求的，应当在药品名称之前写明。⑨药品用法用量应当按照药品说明书规定的常规用法用量使用，特殊情况需要超剂量使用时，应当注明原因并再次签名。⑩除特殊情况外，应当注明临床诊断。开具处方后的空白处划一斜线以示处方完毕。处方医师的签名式样和专用签章应当与院内药学部门留样备查的式样相一致，不得任意改动，否则应当重新登记留样备案。

231. 怎样为长期使用麻醉药品和第一类精神药品的患者开具处方

根据《处方管理办法》，门（急）诊癌症疼痛患者和中、重度慢性疼痛患者需长期使用麻醉药品和第一类精神药品的，首诊医师应当亲自诊查患者，建立相应的病历，要求其签署《知情同意书》。病历中应当留存下列材料复印件：二级以上医院开具的诊断证明；患者户籍簿、身份证或者其他相关有效身份证明文件;为患者代办人员身份证明文件。

232. 开具麻醉药品和第一类精神药品处方有哪些规定

根据《处方管理办法》,医师取得麻醉药品和第一类精神药品处方权后,方可在本机构开具麻醉药品和第一类精神药品处方,但不得为自己开具该类药品处方。

(1)为门(急)诊患者开具的麻醉药品注射剂,每张处方为一次常用量;控缓释制剂,每张处方不得超过 7 日常用量;其他剂型,每张处方不得超过 3 日常用量。

(2)第一类精神药品注射剂,每张处方为一次常用量;控缓释制剂,每张处方不得超过 7 日常用量;其他剂型,每张处方不得超过 3 日常用量。哌醋甲酯用于治疗儿童多动症时,每张处方不得超过 15 日常用量。第二类精神药品一般每张处方不得超过 7 日常用量;对于慢性病或某些特殊情况的患者,处方用量可以适当延长,医师应当注明理由。

(3)为门(急)诊癌症疼痛患者和中、重度慢性疼痛患者开具的麻醉药品、第一类精神药品注射剂,每张处方不得超过 3 日常用量;控缓释制剂,每张处方不得超过 15 日常用量;其他剂型,每张处方不得超过 7 日常用量。为住院患者开具的麻醉药品和第一类精神药品处方应当逐日开具,每张处方为 1 日常用量。

(4)对于需要特别加强管制的麻醉药品,盐酸二氢埃托啡处方为一次常用量,仅限于二级以上医院内使用;盐酸哌替啶处方为一次常用量,仅限于医疗机构内使用。

(5)医疗机构应当要求长期使用麻醉药品和第一类精神药品的门(急)诊癌症患者和中、重度慢性疼痛患者,每 3 个月复诊或者随诊一次。

233. 麻醉药品、精神药品的处方格式有什么要求

根据 2005 年原卫生部印发的《麻醉药品、精神药品处方管理规定》,开具麻醉药品、精神药品使用专用处方。麻醉药品、精神药品处方格式由三部分组成:

(1)前记:医疗机构名称、处方编号、患者姓名、性别、年龄、身份证明编号、门诊病历号、代办人姓名、性别、年龄、身份证明编号、科别、开具日期等,并可添列专科要求的项目。

(2)正文:病情及诊断;以 R_p 或者 R 标示,分列药品名称、规格、数量及

用法用量。

（3）后记：医师签章、药品金额以及审核、调配、核对及发药的药学专业技术人员签名。

234. 安宁疗护机构对麻醉药品和精神药品处方怎样进行保管

根据《处方管理办法》，处方由调剂处方药品的医疗机构妥善保存。第二类精神药品处方保存期限为 2 年,麻醉药品和第一类精神药品处方保存期限为 3 年。处方保存期满后,经医疗机构主要负责人批准、登记备案,方可销毁。

235. 安宁疗护机构对麻醉药品和精神药品处方怎样进行专册登记

根据《处方管理办法》，医疗机构应当根据麻醉药品和精神药品处方开具情况,按照麻醉药品和精神药品品种、规格对其消耗量进行注册登记,登记内容包括发药日期、患者姓名及用药数量。专册保存期限为 3 年。

六、药事管理

（一）含义

236. 什么是药事管理

根据 2004 年原卫生部、国家中医药管理局联合印发的《医疗机构药事管理暂行规定》，医疗机构药事管理是指医疗机构以患者为中心,以临床药学为基础,对临床用药全过程进行有效的组织实施与管理,促进临床科学、合理用药的药学技术服务和相关的药品管理工作。

237. 什么是国家基本药物制度

根据 2009 年原卫生部印发的《关于建立国家基本药物制度的实施意见》，基本药物是适应基本医疗卫生需求、剂型适宜、价格合理、能够保障供应、公众可公平获得的药品。国家基本药物制度,是指对基本药物的遴选、生产、流通、使用、定价、报销及监测评价等环节实施有效管理的制度,与公共卫生、医疗服务及医疗保障体系相衔接。

（二）抗菌药物管理

238. 什么是抗菌药物

抗菌药物是指治疗细菌、支原体、衣原体、立克次体、螺旋体及真菌等病原微生物所致感染性疾病病原的药物,不包括治疗结核病、寄生虫病和各种病毒所致感染性疾病的药物以及具有抗菌作用的中药制剂。

239. 安宁疗护机构怎样进行抗菌药物管理

根据 2012 年原卫生部印发的《抗菌药物临床应用管理办法》,医疗机构应当建立本机构抗菌药物管理工作制度;应当设立抗菌药物管理工作机构或者配备专(兼)职人员负责本机构的抗菌药物管理工作。

240. 抗菌药物临床应用有哪些规定

根据《抗菌药物临床应用管理办法》,抗菌药物临床应用应执行以下规定:①医疗机构和医务人员应当严格掌握使用抗菌药物预防感染的指征。预防感染、治疗轻度或者局部感染应当首选非限制使用级抗菌药物;严重感染、免疫功能低下合并感染或者病原菌只对限制使用级抗菌药物敏感时,方可选用限制使用级抗菌药物。②严格控制特殊使用级抗菌药物使用。特殊使用级抗菌药物不得在门诊使用。③因抢救生命垂危的患者等紧急情况,医师可以越级使用抗菌药物。越级使用抗菌药物应当详细记录用药指征,并应当于 24 小时内补办越级使用抗菌药物的必要手续。

(三) 麻醉药品和精神药品管理

241. 什么是麻醉药品和精神药品

麻醉药品和精神药品,是指列入麻醉药品目录、精神药品目录的药品和其他物质。精神药品分为第一类精神药品和第二类精神药品。

242. 安宁疗护机构如何对麻醉药品和精神药品进行管理

根据 2005 年原国家卫生部印发的《医疗机构麻醉药品、第一类精神药品管理规定》,医疗机构应当:①建立由分管负责人负责,医疗管理、药学、护理、保卫等部门参加的麻醉、精神药品管理机构,指定专职人员负责麻醉药品、第一类精神药品日常管理工作。②要把麻醉药品、第一类精神药品管理列入本单位年度目标责任制考核,建立麻醉药品、第一类精神药品使用专项检查制度,并定期组织检查,做好检查记录,及时纠正存在的问题和隐患。③建立并严格执行麻醉药品、第一类精神药品的采购、验收、储存、保管、发放、调配、使用、报残损、销毁、丢失及被盗案件报告、值班巡查等制度,制订各岗位人员职责。日常工作由药学部门承担。④麻醉药品、第一类精神药品管理人员应当掌握与麻醉、精神药品相关的法律、法规及规定,熟悉麻醉药品、第一类精神药品使用和安全管理工作。⑤配备工作责任心强、业务熟悉的药学专业技术人员负责麻醉药品、第一类精神药品的采购、储存保管、调配使用及管理工作,人员应当保持相对稳定。⑥定期对涉及麻醉药品、第一类精神药品的管理、药学及医护人员进行有关法律、法规、专业知识及职业道德的教育和培训。

243. 怎样使用麻醉药品、第一类精神药品

根据2005年国务院发布的《麻醉药品和精神药品管理条例》,具有麻醉药品和第一类精神药品处方资格的执业医师,根据临床应用指导原则,对确需使用麻醉药品或者第一类精神药品的患者,应当满足其合理用药需求。在医疗机构就诊的癌症疼痛患者和其他危重患者得不到麻醉药品或者第一类精神药品时,患者或者其亲属可以向执业医师提出申请。具有麻醉药品和第一类精神药品处方资格的执业医师认为要求合理的,应当及时为患者提供所需麻醉药品或者第一类精神药品。

(四) 药品不良反应监测与报告

244. 什么是药品不良反应监测与报告

药品不良反应,是指合格药品在正常用法用量下出现的与用药目的无关的有害反应。药品不良反应报告和监测,是指药品不良反应的发现、报告、评价和控制的过程。

245. 安宁疗护机构怎样监测药品不良反应

根据2011年原国家卫生部印发的《药品不良反应报告和监测管理办法》,监测药品不良反应应包括:①设立或者指定机构并配备专(兼)职人员,承担本单位的药品不良反应报告和监测工作;②从事药品不良反应报告和监测的工作人员应当具有医学、药学、流行病学或者统计学等相关专业知识,具备科学分析评价药品不良反应的能力;③应当配合药品监督管理部门、卫生行政部门和药品不良反应监测机构对药品不良反应或者群体不良事件的调查,并提供调查所需的资料;④应当建立并保存药品不良反应报告和监测档案。

246. 安宁疗护机构如何报告药品不良反应

根据《药品不良反应报告和监测管理办法》,药物不良反应报告的具体要求如下:①获知或者发现可能与用药有关的不良反应,应当通过国家药品

不良反应监测信息网络报告;不具备在线报告条件的,应当通过纸质报表报告所在地药品不良反应监测机构,由所在地药品不良反应监测机构代为在线报告。②报告内容应当真实、完整及准确。③应当主动收集药品不良反应,获知或者发现药品不良反应后应当详细记录、分析和处理,填写《药品不良反应/事件报告表》。④发现或者获知新的、严重的药品不良反应应当在15日内报告,其中死亡病例须立即报告;其他药品不良反应应当在30日内报告。有随访信息的,应当及时报告。⑤医疗机构获知或者发现药品群体不良事件后,应当立即通过电话或者传真等方式报所在地的县级药品监督管理部门、卫生行政部门和药品不良反应监测机构,必要时可以越级报告;同时填写《药品群体不良事件基本信息表》,对每一病例还应当及时填写《药品不良反应/事件报告表》,通过国家药品不良反应监测信息网络报告。

七、安宁疗护机构管理制度

247. 安宁疗护机构需要遵循哪些规章制度

根据《安宁疗护中心管理规范(试行)》,安宁疗护机构需要遵循《医师法》《护士条例》《医疗机构管理条例》《病历书写基本规范》《医院感染管理办法》及《医疗废物管理条例》等有关法律、法规,以加强对安宁疗护中心的管理工作,保证医疗质量和安全。

248. 安宁疗护机构怎样加强人员培训

根据《安宁疗护中心管理规范(试行)》,安宁疗护机构应当:①制订并落实工作人员岗前培训和在岗培训计划,使工作人员具备与本职工作相关的专业知识,落实相关管理制度和工作规范;②定期组织工作人员参加培训,及时掌握和更新专业知识,不断提高服务质量。

249. 安宁疗护机构如何落实护理技术服务规范和操作规程

根据2020年国家卫生健康委员会印发的《医养结合机构管理指南(试行)》,安宁疗护机构应当按照《基础护理服务工作规范》《常用临床护理技术服务规范》及《中医护理常规技术操作规程》等国家发布或认可的诊疗技术规范和操作规程的有关要求开展相关工作,建立分级护理管理制度,制订合理、规范的诊疗护理服务流程,建立护理目标管理责任制,制订护理管理目标。

250. 安宁疗护中心医疗质量安全管理部门人员的要求是什么

根据《安宁疗护中心管理规范（试行）》，安宁疗护中心应当设置独立医疗质量安全管理部门或配备专职人员，负责质量管理与控制工作。医疗质量安全管理人员应当由具有中级以上职称的卫生专业技术人员担任，具备相关专业知识和工作经验。

251. 安宁疗护中心质量管理与控制人员的职责是什么

根据《安宁疗护中心管理规范（试行）》，安宁疗护中心质量管理与控制人员应当履行的职责是：①对规章制度、技术规范及操作规程的落实情况进行检查；②对医疗质量、医院感染管理、器械和设备管理、一次性医疗器具管理等方面进行检查；③对重点环节和影响患者安全的高危因素进行监测、分析和反馈，提出控制措施；④监督、指导安宁疗护中心的医院感染预防与控制，包括手卫生、消毒、一次性使用物品的管理和医疗废物的管理等，并提出质量控制改进意见和措施。

252. 安宁疗护中心财务部门的职责是什么

根据《安宁疗护中心管理规范（试行）》，财务部门要对医疗费用结算进行检查，并提出控制措施。按照《会计法》《医院财务制度》和《医院会计制度》对财务实行统一管理，建立相应的财务管理制度、会计管理制度、物价管理制度以及完善财务部门相应的岗位责任制。

253. 安宁疗护中心后勤部门的职责是什么

根据《安宁疗护中心管理规范（试行）》，后勤管理部门负责防火、防盗、医疗纠纷等安全工作。①按照 2012 年原卫生部印发的《关于切实维护医疗机构治安秩序的通知》相关规定，对照 2004 年国务院印发的《企业事业单位内部治安保卫条例》的要求，针对治安防范工作中存在的薄弱环节落实安全保卫措施；要落实 24 小时安全值班制度，特别要对门急诊、病房等重点科室、部位，落实人防及技防，实行 24 小时安全监控；要合理调配保安力量，做到关键岗位有人值守，营造安全、有序的诊疗环境和秩序。②要严格遵守《消防法》《安全生产法》等法律、法规，承担消防安全管理工作，坚持日常巡查，突出巡查重点，并填写巡查记录表。严格规范消防控制室工作，消防控制室实行 24 小时值班制度，每班不少于 2 人等。

第五章

安宁疗护安全管理

一、感染预防与控制

254. 什么是医院感染和医源性感染

医院感染,是指住院患者在医院内获得的感染,包括在住院期间发生的感染和在医院内获得出院后发生的感染;但不包括入院前已开始或入院时已存在的感染。医院工作人员在医院内获得的感染也属医院感染。医源性感染,是指在医学服务中因病原体传播引起的感染。

255. 哪些情况属于医院感染

根据 2001 年原国家卫生部印发的《医院感染诊断标准(试行)》,以下情况属于医院感染:①无明确潜伏期的感染,规定入院 48 小时后发生的感染为医院感染;有明确潜伏期的感染,自入院时起超过平均潜伏期后发生的感染为医院感染。②本次感染直接与上次住院有关。③在原有感染基础上出现其他部位新的感染(除外脓毒血症迁徙灶),或在原感染已知病原体基础上又分离出新的病原体(排除污染和原来的混合感染)的感染。④新生儿在分娩过程中和产后获得的感染。⑤由于诊疗措施激活的潜在性感染,如疱疹病毒、结核杆菌等的感染。⑥医务人员在医院工作期间获得的感染。

256. 安宁疗护机构怎样加强医院感染预防与控制工作

根据《安宁疗护中心管理规范(试行)》,安宁疗护机构应当加强医院感染预防与控制工作:①建立并落实相关规章制度和工作规范,科学设置工作流程,降低医院感染的风险。②建筑布局应当遵循环境卫生学和感染控制的原则,做到布局合理、分区明确、洁污分开及标识清楚等基本要求。③应当按照《医院感染管理办法》,严格执行医疗器械、器具的消毒技术规范,并达到以下要求:进入患者组织、无菌器官的医疗器械、器具和物品必须达到灭菌水平;接触患者皮肤、黏膜的医疗器械、器具和物品必须达到消毒水平;使用的消毒药械、一次性医疗器械和器具应当符合国家有关规定。一次性使用的医疗器械、器具不得重复使用。④医务人员的手卫生应当遵循《医务人员手卫生规范》。⑤应当按照《医疗废物管理条例》及有关规定对医疗废物进行分类和处理。

257. 感染预防与控制基本制度包括哪些内容

根据 2019 年国家卫生健康委员会印发的《医疗机构感染预防与控制基本制度(试行)》,感染预防与控制工作规章制度包括:感控分级管理制度、感控监测及报告管理制度、感控标准预防措施执行管理制度、感控风险评估制度、多重耐药菌感染预防与控制制度、侵入性器械/操作相关感染防控制度、感控培训教育制度、医疗机构内感染暴发报告及处置制度、医务人员感染性病原体职业暴露预防处置及上报制度、医疗机构内传染病相关感染预防与控制制度。

258. 怎样对医院感染预防与控制进行评价

根据 2018 年国家卫生健康委员会印发的《医院感染预防与控制评价规范》,对医院感染预防与控制进行评价的要点是:①成立医院感染管理小组,职责明确并落实。②各部门根据本部门的特点,制订适于本部门的医院感染管理制度并落实。③有落实标准预防的具体措施。④配合医院感染管理部门开展医院感染的监测,并能将监测结果用于临床医院感染的预防与控制。⑤有落实医院感染监测、手卫生、清洁、消毒、隔离、抗菌药物合理使用及医疗废物管理等的具体措施与流程。⑥有医院感染相关知识的培训,医务人员知晓本部门、本岗位医院感染预防与控制的知识与技能。⑦医院感染管理小组有定期(至少每季度)对医院感染预防与控制工作进行自查、总结分析,能体现持续质量改进。

259. 感染预防和控制工作的具体要求是什么

根据《医院感染管理办法》,医疗机构应当按照有关医院感染管理的规章制度和技术规范,加强医院感染的预防与控制工作。

(1) 按照《消毒管理办法》,严格执行医疗器械、器具的消毒工作技术规范。

（2）制订具体措施，保证医务人员的手卫生、诊疗环境条件、无菌操作技术和职业卫生防护工作符合规定要求，对医院感染的危险因素进行控制。

（3）严格执行隔离技术规范，根据病原体传播途径，采取相应的隔离措施。

（4）制定医务人员职业卫生防护工作的具体措施，提供必要的防护物品，保障医务人员的职业健康。

（5）严格按照《抗菌药物临床应用指导原则》，加强抗菌药物临床使用和耐药菌监测管理。

（6）按照医院感染诊断标准及时诊断医院感染病例，建立有效的医院感染监测制度，分析医院感染的危险因素，并针对导致医院感染的风险因素，实施预防与控制措施。医疗机构应当及时发现医院感染病例和医院感染的暴发，分析感染源、感染途径，采取有效的处理和控制措施，积极救治患者。

260. 安宁疗护机构医院感染监测包括哪些内容

根据《医院感染管理办法》，开展安宁疗护的医疗机构应当按照医院感染诊断标准及时诊断医院感染病例，建立有效的医院感染监测制度，分析医院感染的风险因素，并针对导致医院感染的风险因素，实施预防与控制措施。医院感染监测主要包括以下内容：①建立医院感染报告制度。②制定切实可行的医院感染监测计划并付诸实施。③开展目标性监测。④采用前瞻性调查方法收集医院病例资料，尤其是实验室资料和临床资料。⑤监测资料要及时向有关部门报告与反馈。⑥确保医院感染监测的设施和人员。⑦建立医院感染监测质量评价制度，并将医院感染监测质量纳入医疗质量监测范围中。

261. 怎样报告医院感染事件

根据《医院感染管理办法》，①医疗机构经调查证实发生以下情形时：5例以上医院感染暴发；由于医院感染暴发直接导致患者死亡；由于医院感染暴发导致3人以上人身损害后果，应当于12小时内向所在地的县级地方人民政府卫生行政部门报告，并同时向所在地疾病预防控制机构报告。②医疗机构发生以下情形时，应当按照《国家突发公共卫生事件相关信息报告管理工作规范（试行）》的要求进行报告：10例以上的医院感染暴发事件；发生特殊病原体或者新发病原体的医院感染；可能造成重大公共影响或者严重后果的医院感染。③医疗机构发生的医院感染属于法定传染病的,应当按照《中华人民共和国传染病防治法》和《国家突发公共卫生事件应急预案》的规定进行报告和处理。

262. 医护人员手卫生管理的要求是什么

根据 2019 年国家卫生健康委员会印发的《医务人员手卫生规范》,具体是:①医疗机构应明确医院感染管理、医疗管理、护理管理以及后勤保障等部门在手卫生管理工作中的职责,加强对手卫生行为的指导与管理,将手卫生纳入医疗质量考核,提高医务人员手卫生的依从性。②医疗机构应制订并落实手卫生管理制度,配备有效、便捷、适宜的手卫生设施。③医疗机构应定期开展手卫生的全员培训,医务人员应掌握手卫生知识和正确的手卫生方法。④手消毒剂应符合国家有关规定和 GB27950(中华人民共和国国家标准手消毒剂通用要求)的要求,在有效期内使用。

二、消毒技术规范

263. 安宁疗护机构消毒管理要求有哪些规定

根据 2012 年原国家卫生部印发的《医疗机构消毒技术规范》,安宁疗护机构消毒管理的要求如下。

(1)根据本规范的要求,结合本单位实际情况,制订科学、可操作的消毒、灭菌制度与标准操作程序,并具体落实。

(2)加强对医务人员及消毒、灭菌工作人员的培训。培训内容应包括消毒、灭菌工作对预防和控制医院感染的意义、相关法律法规的要求、消毒与灭菌的基本原则与知识、消毒与灭菌工作中的职业防护等。

(3)使用的诊疗器械、器具与物品,应符合以下要求:进入人体无菌组织、器官、腔隙或接触人体破损皮肤破损黏膜组织的诊疗器械、器具和物品应进行灭菌;接触完整皮肤、完整黏膜的诊疗器械器具和物品应进行消毒。

(4)使用的消毒产品应符合国家有关规定,并应对消毒产品的相关证明进行审核,存档备案。

(5)保持诊疗环境表面的清洁与干燥,遇污染应及时进行有效的消毒;对感染高风险的部门应定期进行消毒。

(6)结合本单位消毒灭菌工作实际,为从事诊疗器械、器具和物品清洗、消毒与灭菌的工作人员提供相应的防护用品,保障医务人员的职业安全。

(7)定期对消毒工作进行检查与监测,及时总结分析与反馈,如发现问题应及时纠正。

(8)医务人员应掌握消毒与灭菌的基本知识和职业防护技能。

(9)从事清洁、消毒、灭菌效果监测的人员应经过专业培训,掌握相关消毒灭菌知识,熟悉消毒产品性能,具备熟练的检验技能;按标准和规范规定的方法进行采样、检测和评价。

264. 安宁疗护机构怎样使用消毒器械和一次性医疗器械

2021年,国家卫生健康委员会印发的《医疗器械临床使用管理办法》规定,医疗机构应当严格执行医院感染管理有关法律法规的规定,使用符合国家规定的消毒器械和一次性医疗器械。按规定可以重复使用的医疗器械,应当严格按照规定清洗、消毒或者灭菌,并进行效果监测;一次性使用的医疗器械不得重复使用,使用过的应当按照国家有关规定销毁并记录。使用无菌医疗器械前,应当对直接接触医疗器械的包装及其有效期进行常规检查,认真核对其规格、型号、消毒或者灭菌有效日期等。包装破损、标示不清、超过有效期或者可能影响使用安全的,不得使用。

265. 安宁疗护机构怎样执行医疗器械、器具消毒工作技术规范

根据《医院感染管理办法》,应当按照有关医院感染管理的规章制度和技术规范,加强医院感染的预防;应当按照《消毒管理办法》规定,严格执行医疗器械、器具的消毒工作技术规范,并达到以下要求:①进入人体组织、无菌器官的医疗器械、器具和物品必须达到灭菌水平。②接触皮肤、黏膜的医疗器械、器具和物品必须达到消毒水平。③各种用于注射、穿刺及采血等有创操作的医疗器具必须一用一灭菌。医疗机构使用的消毒药械、一次性医疗器械和器具应当符合国家有关规定。一次性使用的医疗器械、器具不得重复使用。

266. 医疗器械、器具、物品的消毒灭菌应达到什么要求

根据《医院感染管理办法》,消毒灭菌应达到的要求是:①进入人体组织、无菌器官的医疗器械、器具和物品必须灭菌;耐热、耐湿的手术器械,应首选压力蒸汽灭菌,不应采用化学消毒剂浸泡灭菌。②接触皮肤、黏膜的医疗器械、器具和物品必须消毒。③各种用于注射、穿刺及采血等有创操作的

医疗器具必须一用一灭菌。④医疗机构使用的消毒药械、一次性医疗器械和器具应当符合国家有关规定。一次性使用的医疗器械、器具不得重复使用。⑤被朊病毒、气性坏疽及突发不明原因的传染病病原体污染的诊疗器械、器具和物品,应按照《医疗机构消毒技术规范》(WS/T367－2012)有关规定执行。

三、医疗废物管理

267. 什么是医疗废物

医疗废物,是指医疗卫生机构在医疗、预防、保健以及其他相关活动中产生的具有直接或者间接感染性、毒性以及其他危害性的废物。

268. 安宁疗护机构对医疗废物进行登记包括哪些内容

根据2003年原国家卫生部印发的《医疗卫生机构医疗废物管理办法》,医疗卫生机构应当对医疗废物进行登记,登记内容包括医疗废物的来源、种类、重量或者数量、交接时间、处置方法、最终去向以及经办人签名等项目。登记资料至少保存3年。

269. 安宁疗护机构怎样进行医疗废物的分类收集

根据《医疗卫生机构医疗废物管理办法》,医疗机构应当根据《医疗废物分类目录》,对医疗废物实施分类管理。按照以下要求,及时分类收集医疗废物:①根据医疗废物的类别,将医疗废物分置于符合《医疗废物专用包装物、容器的标准和警示标识的规定》的包装物或者容器内。②在盛装医疗废物前,应当对医疗废物包装物或者容器进行认真检查,确保无破损、渗漏和其他缺陷。③感染性废物、病理性废物、损伤性废物、药物性废物及化学性废物不能混合收集。少量的药物性废物可以混入感染性废物,但应当在标签上注明。④废弃的麻醉、精神、放射性、毒性等药品及其相关的废物的管理,依照有关法律、行政法规和国家有关规定、标准执行。⑤化学性废物中批量的废化学试剂、废消毒剂应当交由专门机构处置。⑥批量的含有汞的体温计、血压计等医疗器具报废时,应当交由专门机构处置。⑦医疗废物中病原体的培养基、标本和菌种、毒种保存液等高危险废物,应当首先在产生地点进行压力蒸汽灭菌或者化学消毒处理,然后按感染性废物收集处理。⑧隔离的传染病患者或者疑似传染病患者产生的具有传染性的排泄物,应当按照国家规定严格消毒,达到国家规定的排放标准后方可排入污水处理系统。⑨隔离的传染病患者或者疑似传染病患者产生的医疗废物应当使用双层包装物,并及时密封。⑩放入包装物或者容器内的感染性废物、病理性废物及损伤性废物不得取出。

270. 安宁疗护机构怎样暂时贮存医疗废物

根据2003年国务院印发的《医疗废物管理条例》,应当建立医疗废物的暂时贮存设施、设备,不得露天存放医疗废物;医疗废物暂时贮存的时间不得超过2天。医疗废物的暂时贮存设施、设备应当远离医疗区、食品加工区和人员活动区以及生活垃圾存放场所,并设置明显的警示标识和防渗漏、防鼠、防蚊蝇、防蟑螂、防盗以及预防儿童接触等安全措施。医疗废物的暂时贮存设施、设备应当定期消毒和清洁。

271. 安宁疗护机构怎样运送和处置医疗废物

根据《医疗废物管理条例》,应当使用防渗漏、防遗撒的专用运送工具,按照本单位确定的内部医疗废物运送时间、路线,将医疗废物收集、运送至暂时贮存地点。运送工具使用后应当在医疗卫生机构内指定的地点及时消毒和清洁。应当根据就近集中处置的原则,及时将医疗废物交由医疗废物集中处置单位处置。医疗废物中病原体的培养基、标本和菌种、毒种保存液等高危险废物,在交医疗废物集中处置单位处置前应当就地消毒。

272. 自行处置医疗废物的基本要求是什么

根据《医疗废物管理条例》,不具备集中处置医疗废物条件的农村,医疗卫生机构应当按照县级人民政府卫生行政主管部门、环境保护行政主管部门的要求,自行就地处置其产生的医疗废物。自行处置医疗废物的,应当符合下列基本要求:①使用后的一次性医疗器具和容易致人损伤的医疗废物,应当消毒并作毁形处理;②能够焚烧的,应当及时焚烧;③不能焚烧的,消毒后集中填埋。

273. 安宁疗护机构发生医疗废物流失、泄露及扩散时如何处理

根据《医疗卫生机构医疗废物管理办法》,安宁疗护机构发生医疗废物流失、泄露、扩散和意外事故时,应当按照以下要求及时采取紧急处理措施:①确定流失、泄漏及扩散的医疗废物的类别、数量、发生时间、影响范围及严重程度;②组织有关人员尽快按照应急方案,对发生医疗废物泄漏、扩散的现场进行处理;③对被医疗废物污染的区域进行处理时,应当尽可能地减少对患者、医务人员、其他现场人员及环境的影响；④采取适当的安全处置措施，对泄漏物及受污染的区域、物品进行消毒或者其他无害化处置，必要时封锁污染区域，以防扩大污染；⑤对感染性废物污染区域进行消毒时，消毒工作从污染最轻区域向污染最严重区域进行，对可能被污染的所有使用过的工具也应当进行消毒；⑥工作人员应当做好卫生安全防护后进行工作。处理工作结束后，医疗卫生机构应当对事件的起因进行调查，并采取有效的防范措施预防类似事件的发生。

274. 对从事医疗废物收集等工作人员怎样采取职业卫生防护措施

根据《医疗卫生机构医疗废物管理办法》，医疗机构应当根据接触医疗废物种类及风险大小的不同，采取适宜、有效的职业卫生防护措施，为机构内从事医疗废物分类收集、运送、暂时贮存和处置等工作的人员和管理人员配备必要的防护用品，定期进行健康检查，必要时，对有关人员进行免疫接种，防止其受到健康损害。

四、查对制度

275. 安宁疗护机构患者安全管理包括哪些内容

根据《安宁疗护中心管理规范（试行）》，加强患者安全管理包括以下内容：①制订各类突发事件应急预案和处理流程，并定期进行应急处理能力培训和演练，提高防范风险能力。②严格执行查对制度，正确识别患者身份。③严格执行麻醉药品、精神药品等特殊管理药品的使用与管理规定，保障用药安全。④加强对有跌倒、坠床、自杀及压疮等风险的高危患者的评估，建立跌倒、坠床、自杀及压疮等报告制度、处理预案等，防范并减少患者意外伤害。⑤按照国家有关法规加强消防安全管理。

276. 执行查对制度的基本方法是什么

执行查对制度的基本方法是：①护士在执行任何一项护理、治疗工作时都必须思想集中，全神贯注，认真执行操作规范和查对制度。②执行任何操作、治疗都必须严格执行"三查八对一注意"。即操作前、中、后各查对一次。对床号、姓名、药名、剂量、浓度、用法、时间及有效期，并注意用药前的过敏史、配伍禁忌和用药后的反应。③使用药品前要检查药品有否变质、混浊、沉淀及絮状物等，查看标签、有效期和批号，如不符合要求，不得使用。

277. 准确识别疾病终末期患者身份应注意哪些问题

准确识别疾病终末期患者身份应当注意：①严格执行查对制度，准确识别患者身份。护士在进行标本采集、给药、输血（或血制品）及其他护理操作活动时，应至少同时使用两种患者身份识别方式，禁止仅以房间或床号作为识别的唯一依据。②对能有效沟通的患者，实行双向核对法，即要求患者或近亲属陈述患者姓名、出生日期或住院号，确认无误后方可执行。③对无法有效沟通的患者，在各诊疗操作前除了核对床头卡、医嘱执行单及核对腕带外，还要和监护人核对患者身份。④护士长对患者腕带使用情况进行监督和检查。⑤实施任何有创诊疗活动前，实施者应亲自与患者（或家属）沟通，作为最后确定的手段，以确保对正确的患者实施正确的操作。⑥患者转科交接时，至少同时使用两种患者身份识别方式，做好转科交接登记。

278. 医嘱"五不执行"是什么

安宁疗护护士在执行医嘱时要做到"五不执行"：医师的口头医嘱不执行（抢救除外）；医嘱不全不执行；医嘱不清不执行；医嘱下达的时候，用药时间、剂量不准不执行；患者自备药物医嘱不执行。

279. 医嘱核对处理制度及流程是什么

医嘱核对处理制度及流程是：①医生下达医嘱后，护理班护士认真仔细核对医生录入的电子医嘱（包括药品、剂量、浓度、时间及给药方法）等。②按医嘱处理原则：先临时、后长期（先打印或抄写后）执行的原则处理医嘱。③将医嘱治疗部分如肌内注射、静脉注射等，打印执行卡给治疗班护士，治疗班护士必须与当班护士共同查对医嘱无误后备药，请帮班护士再次核对后方可执行。④将护理部分如吸氧或停止、灌肠、使用或停止心电监护等，写到护理执行本上，责任护士与办公班护士共同查对后方可执行。⑤打印医技执行单交给责任护士，由治疗班护士准备相应的标本容器，向患者告知留取标本及各项检查的注意事项。⑥对可疑的医嘱，必须查清后方可执行。⑦凡需下一班执行的医嘱，应在交接班时口头和书面均交代清楚。⑧所有医嘱处理完成后，由治疗班护士与帮班护士再次进行总查对并记录签名。⑨医嘱执行后，应认真观察疗效与不良反应，必要时进行记录并及时向医生反馈。⑩紧急抢救的情况下，医师下达的口头医嘱，按"口头医嘱制度与执行制度"中的规定执行。

五、医疗器械临床使用安全管理

280. 安宁疗护机构临床使用医疗机械有什么规定

根据 2021 年国家卫生健康委员会印发的《医疗器械临床使用管理办法》，安宁疗护机构及其医务人员临床使用医疗机械的规定是：①应当遵循安全、有效、经济的原则，采用与患者疾病相适应的医疗器械进行诊疗活动。需要向患者说明医疗器械临床使用相关事项的，应当如实告知，不得隐瞒或者虚假宣传，误导患者。②应当按照诊疗规范、操作指南、医疗器械使用说明书等，遵守医疗器械适用范围、禁忌证及注意事项，注意主要风险和关键性能指标。

281. 怎样开展医疗器械临床使用安全管理

根据《医疗器械临床使用管理办法》，医疗机构应当开展医疗器械临床使用安全管理：①对生命支持类、急救类、植入类、辐射类、灭菌类和大型医疗器械实行使用安全监测与报告制度。②应当制订与其规模、功能相匹配的生命支持医疗器械和相关重要医疗器械故障紧急替代流程，配备必要的替代设备设施，并对急救的医疗器械实行专管专用，保证临床急救工作正常开展。③发现使用的医疗器械存在安全隐患的，医疗机构应当立即停止使用，并通知医疗器械注册人、备案人或者其他负责产品质量的机构进行检修；经检修仍不能达到使用安全标准的医疗器械，不得继续使用。

六、用药安全

282. 药师如何处理用药不适宜处方

药师经处方审核后，认为存在用药不适宜时，应当告知处方医师，请其确认或者重新开具处方。药师发现严重不合理用药或者用药错误时，应当拒绝调剂，及时告知处方医师，做好记录，按照有关规定报告。

283. 安宁疗护机构怎样取得麻醉药品、第一类精神药品购用印鉴卡

根据《麻醉药品和精神药品管理条例》，安宁疗护机构需要使用麻醉药品和第一类精神药品的，应当经所在地设区的市级人民政府卫生主管部门批准，取得麻醉药品、第一类精神药品购用印鉴卡。安宁疗护机构应当凭印鉴卡向本省、自治区、直辖市行政区域内的定点批发企业购买麻醉药品和第一类精神药品。设区的市级人民政府卫生主管部门发给医疗机构印鉴卡时,应当将取得印鉴卡的医疗机构情况抄送所在地设区的市级药品监督管理部门,并报省、自治区、直辖市人民政府卫生主管部门备案。省、自治区、直辖市人民政府卫生主管部门应当将取得印鉴卡的医疗机构名单向本行政区域内的定点批发企业通报。

284. 安宁疗护机构取得麻醉药品、第一类精神药品购用印鉴卡应当具备哪些条件

根据《麻醉药品和精神药品管理条例》,安宁疗护机构取得印鉴卡应当具备下列条件：①有专职的麻醉药品和第一类精神药品管理人员;②有获得麻醉药品和第一类精神药品处方资格的执业医师;③有保证麻醉药品和第一类精神药品安全储存的设施和管理制度。

285. 安宁疗护机构医师怎样取得麻醉药品和第一类精神药品的处方权

根据《麻醉药品和精神药品管理条例》,安宁疗护机构应当按照国务院卫生主管部门的规定,对本单位执业医师进行有关麻醉药品和精神药品使用知识的培训、考核,经考核合格的,授予麻醉药品和第一类精神药品处方资格。执业医师取得麻醉药品和第一类精神药品的处方资格后,方可在本医疗机构开具麻醉药品和第一类精神药品处方,但不得为自己开具该种处方。安宁疗护机构应当将具有麻醉药品和第一类精神药品处方资格的执业医师名单及其变更情况,定期报送所在地设区的市级人民政府卫生主管部门,并抄送同级药品监督管理部门。

286. 医师怎样取得抗菌药物处方权

根据《抗菌药物临床应用管理办法》,具有高级专业技术职务任职资格的医师,可授予特殊使用级抗菌药物处方权;具有中级以上专业技术职务任职资格的医师,可授予限制使用级抗菌药物处方权;具有初级专业技术职务任职资格的医师,在乡、民族乡、镇、村的医疗机构独立从事一般执业活动的执业助理医师以及乡村医生,可授予非限制使用级抗菌药物处方权。二级以上医院医师经本机构抗菌药物临床应用知识和规范化管理的培训,并考核合格后,方可获得相应的处方权。其他医疗机构依法享有处方权的医师、乡村医生等,由县级以上地方卫生行政部门组织相关培训、考核,经考核合格的,授予相应的抗菌药物处方权。

七、意外伤害防范

287. 怎样加强患者跌倒/坠床风险评估与报告

加强患者跌倒/坠床风险评估与报告的要求是：①护理人员应本着预防为主的原则，对临终患者进行跌倒/坠床风险评估，高危患者悬挂警示标志。②对存在上述危险因素的患者，要及时制订防范计划与措施，做好交接班。③及时告知患者及家属，使其充分了解预防跌倒/坠床的重要意义，并积极配合。④加强巡视，随时了解患者情况并做好护理记录，根据情况安排家属陪伴。⑤如果患者发生跌倒/坠床，应采取以下措施：迅速采取救助措施，避免或减轻对患者身体的损害或将损害降至最低；值班护士要立即向护士长汇报，立即电话报告护理部，24小时内上交书面报告；护士长要组织科室人员认真讨论改进措施，并落实整改；发生患者跌倒/坠床的有意隐瞒不报者，事后发现将按情节轻重给予严肃处理，并纳入科室绩效考核。⑥护理部定期进行分析及预警，采取防范措施，不断改进护理工作。

288. 怎样加强患者自杀风险评估与报告

加强患者自杀风险评估与报告的要求如下。

（1）护士在患者入院时，要甄别以下自杀高危风险的患者：既往有自杀未遂史或抑郁症病史、精神病病史；住院期间出现重大的负性生活事件（如丧失亲人、离异及下岗等）；家庭经济状况差，住院费用压力大，家庭社会支持系统不足等；疾病导致的功能受限或毁形带来的痛苦及疾病导致难以耐受的疼痛等；近1年感到绝望的频率高，亲属有过自杀行为。

（2）入院时进行心理评估：对存在自杀高危风险的患者使用《抑郁自评量表》《焦虑自评量表》评估患者心理状况，评估患者抑郁焦虑情绪的严重程度，针对性进行心理护理。①对伴有抑郁情绪的患者，护士应主动接触，了解患者需求，并予以不断的支持鼓励，建立信赖协调的护患关系，鼓励其倾诉心中的想法。②对伴有焦虑情绪的患者，要耐心倾听其主诉，对不正确的猜测及时以纠正，医护人员的说辞要一致，以免患者产生多疑。及时解决患者的躯体疼痛，属"特殊心理支持型"的患者，床边挂"心理支持标识牌"，针对原因，医护、家属共同对患者进行心理疏导。请心理精神专科护士进行会诊跟踪个案，并指导下级护士进行每天的日常心理辅导。与患者亲属沟通，及时获取患者心理变化信息,争取家属配合,让患者最重视、最牵挂的人多陪伴、鼓励和支持患者。③对自杀高危风险患者要求留 2 名陪护(无家属陪伴者,由病区生活助理陪护),进行 24 小时不间断看护,患者在陪护视线范围内活动。患者病房应安排在靠近护士站,灯光明亮、清洁宽敞的房间。每班进行安全检查,对危险物品(刀具、剪刀及绳子等)妥善保管,阳台门、窗开启在安全范围,厕所、病房内无承重挂钩类物品,厕所无反锁装置。服药到口,严防患者积蓄药物。夜间睡眠被服不能盖住头部等。

289. 怎样加强患者压疮风险评估与报告

加强患者压疮风险评估与报告的要求是:①对压疮、难免压疮的风险评估与报告实行三级监控及管理。②对卧床患者、危重患者、低蛋白水肿及手术时间超过 4 小时的患者,必须进行压疮筛查并登记。③对有可能发生难免压疮的高危患者,须申报难免压疮。④对已上报的难免压疮患者,病房要加强管理,床旁悬挂压疮警示标志,加强健康宣教并积极采取有效措施,继续监控和评估,Braden 评分(累积比率评分)≥18 分,可停止监控。护理质量管理组及压疮监控组不定期到各病房进行检查。⑤患者发生压疮或患者入院时带入压疮,须报告护士长,在 24 小时内填写"压疮报告表",经科护士长审核后上报护理部,并在护理记录单上做好记录。⑥发生患者皮肤压疮主动上报,有意隐瞒不报,事后发现将按情节轻重给予严肃处理,并纳入护士长及科室绩效考核。⑦设立压疮、难免压疮登记本,对压疮、难免压疮进行登记,护士长要定期组织科室人员认真讨论,总结经验教训,不断改进护理质量。

八、消防安全管理

290. 什么是消防安全管理

消防安全管理,是指对各类消防事务的管理,即依照消防法律、法规及规章制度,遵循火灾发生、发展的规律及国民经济发展的规律,运用管理科学的原理和方法,通过各种消防管理职能,合理有效地利用各种管理资源,为实现消防安全目标所进行的各种活动的总和。

291. 安宁疗护机构消防安全管理的九项规定是什么

根据 2020 年 1 月国家卫生健康委员会、应急管理部、国家中医药管理局联合发布的《医疗机构消防安全管理九项规定》，主要内容是：①守法遵规，严格执行标准。②落实责任，加强组织领导。③防患未然，坚持日常巡查。④检查整改，及时消除隐患。⑤划定红线，严禁违规行为。⑥群防群治，狠抓培训演练。⑦加大投入，改善设备设施。⑧建章立制，加强队伍建设。⑨强化管理，严格考核奖惩。

292. 安宁疗护机构消防安全的基本要求是什么

医疗机构为人员密集场所，且多为各类病患及其陪护人员，一旦发生火灾，人员疏散逃生困难，容易造成较严重的生命与财产损失。根据 2019 年国家卫生健康委员会印发的《医疗机构消防安全管理》，安宁疗护机构消防安全的基本要求包括以下。

（1）贯彻"预防为主、防消结合"的消防工作方针，落实"政府统一领导、部门依法监管、单位全面负责、公民积极参与"的消防工作原则，提高自防自救能力，保障消防安全。

（2）全面实行"党政同责、一岗双责、齐抓共管、失职追责"制度，建立逐级消防安全责任制，根据机构自身情况设立消防安全管理部门或配备安全管理人员，并研究制订本机构不同层次应对火灾的应急预案。

（3）安宁疗护机构的工作人员应接受消防安全教育培训，了解消防常识、火灾基本知识，提高对火灾的认识，懂得本单位和本岗位工作中的火灾危险性，懂得预防火灾的措施，懂得火灾的扑救方法和火灾时的疏散方法；在火灾时，会报火警（"119"火警电话），会使用消防器材，会扑灭初起火，会组织逃生和疏散病患及陪护人员。

293. 安宁疗护机构哪些地方为消防安全重点部位

根据《医疗机构消防安全管理》，安宁疗护机构应将下列部位确定为消防安全重点部位：①容易发生火灾的部位，包括药品库房、实验室、供氧站、高压氧舱、胶片室、锅炉房、厨房、被装库及变配电室等。②发生火灾时危害较大的部位，包括住院部、门诊部、急诊部、手术部、贵重设备室及病案资料库等。③对消防安全有重大影响的部位，包括消防控制室、固定灭火系统的设备房、消防水泵房及发电机房等。

第六章

安宁疗护人员执业管理

一、医师执业管理

294. 医师的定义是什么

根据 2021 年 8 月 20 日第十三届全国人民代表大会常务委员会第三十次会议通过的《中华人民共和国医师法》，医师是指依法取得医师资格，经注册在医疗卫生机构中执业的专业医务人员，包括执业医师和执业助理医师。

295. 医师的职责是什么

《中华人民共和国医师法》规定，医师应当坚持人民至上、生命至上，发扬人道主义精神，弘扬敬佑生命、救死扶伤、甘于奉献、大爱无疆的崇高职业精神，恪守职业道德，遵守执业规范，提高执业水平，履行防病治病、保护人民健康的神圣职责。

296. 医师在执业活动中享有哪些权利

《中华人民共和国医师法》规定，医师在执业活动中享有下列权利：①在注册的执业范围内，按照有关规范进行医学诊查、疾病调查、医学处置、出具相应的医学证明文件，选择合理的医疗、预防、保健方案。②获取劳动报酬，享受国家规定的福利待遇，按照规定参加社会保险并享受相应待遇。③获得符合国家规定标准的执业基本条件和职业防护装备。④从事医学教育、研究及学术交流。⑤参加专业培训，接受继续医学教育。⑥对所在医疗卫生机构和卫生健康主管部门的工作提出意见和建议，依法参与所在机构的民主管理。⑦法律、法规规定的其他权利。

297. 医师在执业活动中履行哪些义务

《中华人民共和国医师法》规定,医师在执业活动中履行下列义务:①树立敬业精神,恪守职业道德,履行医师职责,尽职尽责救治患者,执行疫情防控等公共卫生措施。②遵循临床诊疗指南,遵守临床技术操作规范和医学伦理规范等。③尊重、关心、爱护患者,依法保护患者隐私和个人信息。④努力钻研业务,更新知识,提高医学专业技术能力和水平,提升医疗卫生服务质量。⑤宣传推广与岗位相适应的健康科普知识,对患者及公众进行健康教育和健康指导。⑥法律、法规规定的其他义务。

298. 医师在执业活动中应该遵守哪些规则

《中华人民共和国医师法》规定,医师在执业活动中应遵守下列规则。

(1) 医师实施医疗、预防、保健措施,签署有关医学证明文件,必须亲自诊查、调查,并按照规定及时填写病历等医学文书,不得隐匿、伪造、篡改或者擅自销毁病历等医学文书及有关资料。医师不得出具虚假医学证明文件以及与自己执业范围无关或者与执业类别不相符的医学证明文件。

(2) 医师在诊疗活动中应当向患者说明病情、医疗措施和其他需要告知的事项。需要实施手术、特殊检查、特殊治疗的,医师应当及时向患者具体说明医疗风险、替代医疗方案等情况,并取得其明确同意;不能或者不宜向患者说明的,应当向患者的近亲属说明,并取得其明确同意。

(3) 医师开展药物、医疗器械临床试验和其他医学临床研究应当符合国家有关规定,遵守医学伦理规范,依法通过伦理审查,取得书面知情同意。

(4) 对需要紧急救治的患者,医师应当采取紧急措施进行诊治,不得拒绝急救处置。因抢救生命垂危的患者等紧急情况,不能取得患者或者其近亲属意见的,经医疗机构负责人或者授权的负责人批准,可以立即实施相应的医疗措施。国家鼓励医师积极参与公共交通工具等公共场所急救服务;医师因自愿实施急救造成受助人损害的,不承担民事责任。

(5) 医师应当使用经依法批准或者备案的药品、消毒药剂、医疗器械,采用合法、合规、科学的诊疗方法。除按照规范用于诊断治疗外,不得使用麻醉药品、医疗用毒性药品、精神药品及放射性药品等。

(6) 医师应当坚持安全有效、经济合理的用药原则,遵循药品临床应用指导原则、《临床诊疗指南》和药品说明书等合理用药。在尚无有效或者更好治疗手段等特殊情况下,医师取得患者明确知情同意后,可以采用药品说明书中未明确但具有循证医学证据的药品用法实施治疗。医疗机构应当建立管理制度，对医师处方、用药医嘱的适宜性进行审核，严格规范医师用药行为。

（7）执业医师按照国家有关规定，经所在医疗卫生机构同意，可以通过互联网等信息技术提供部分常见病、慢性病复诊等适宜的医疗卫生服务。国家支持医疗卫生机构之间利用互联网等信息技术开展远程医疗合作。

（8）医师不得利用职务之便，索要、非法收受财物或者牟取其他不正当利益；不得对患者实施不必要的检查、治疗。

（9）遇有自然灾害、事故灾难、公共卫生事件和社会安全事件等严重威胁人民生命健康的突发事件时，县级以上人民政府卫生健康主管部门根据需要组织医师参与卫生应急处置和医疗救治，医师应当服从调遣。

（10）在执业活动中有下列情形之一的，医师应当按照有关规定及时向所在医疗卫生机构或者有关部门、机构报告：①发现传染病、突发不明原因疾病或者异常健康事件；②发生或者发现医疗事故；③发现可能与药品、医疗器械有关的不良反应或者不良事件；④发现假药或者劣药；⑤发现患者涉嫌伤害事件或者非正常死亡；⑥法律、法规规定的其他情形。

299. 医师在安宁疗护中的职责是什么

根据《上海市安宁疗护服务规范》，医师在安宁疗护服务中的职责是：①负责疾病终末期或老年临终患者的全程诊疗管理。②负责患者上门建床、入院和转诊。③动态评估患者，制订诊疗计划。④控制疼痛等不适症状。⑤提供咨询。⑥对团队成员进行技术指导等。

300. 安宁疗护专科医师日常工作的内容有哪些

安宁疗护专科医师日常工作的内容主要是：①患者入院后应及时热情接待患者，仔细询问病史，详细体格检查。②与患者或患者委托家属签订安宁疗护住院协议书，麻醉药品、第一类精神药品使用知情同意书并在 24 小时内完成安宁疗护疼痛评估，包括各项症状、日常生活能力、饮食、禁忌及过敏等；对病情认知及需求情况；与家属的联系及沟通情况。③及时开具安宁疗护医嘱，24 小时内撰写安宁疗护病史，与安宁疗护护士一同制订安宁疗护工作计划。④担任每天的安宁疗护查房工作，做到每天 2 次深入病房对患者进行安宁疗护的疼痛等不适症状评估、诊断及姑息治疗，必要的心理交流等。

301. 医师在执业活动中哪些情形将承担法律责任

医师在执业活动中违反《中华人民共和国医师法》规定，有下列行为的将承担法律责任。

（1）违反规定,有下列行为之一的,由县级以上人民政府卫生健康主管部门责令改正,给予警告;情节严重的,责令暂停6个月以上1年以下执业活动直至吊销医师执业证书：①在提供医疗卫生服务或者开展医学临床研究中,未按照规定履行告知义务或者取得知情同意。②对需要紧急救治的患者,拒绝急救处置,或者由于不负责任延误诊治。③遇有自然灾害、事故灾难、公共卫生事件和社会安全事件等严重威胁人民生命健康的突发事件时,不服从卫生健康主管部门调遣。④未按照规定报告有关情形。⑤违反法律、法规、规章或者执业规范,造成医疗事故或者其他严重后果。

（2）违反规定,有下列行为之一的,由县级以上人民政府卫生健康主管部门责令改正,给予警告,没收违法所得,并处1万元以上3万元以下的罚款;情节严重的,责令暂停6个月以上1年以下执业活动直至吊销医师执业证书：①泄露患者隐私或者个人信息。②出具虚假医学证明文件,或者未经亲自诊查、调查,签署诊断、治疗、流行病学等证明文件或者有关出生、死亡等证明文件。③隐匿、伪造、篡改或者擅自销毁病历等医学文书及有关资料。④未按照规定使用麻醉药品、医疗用毒性药品、精神药品、放射性药品等。⑤利用职务之便,索要、非法收受财物或者牟取其他不正当利益,或者违反诊疗规范,对患者实施不必要的检查、治疗造成不良后果。⑥开展禁止类医疗技术临床应用。

（3）未按照注册的执业地点、执业类别、执业范围执业的,由县级以上人民政府卫生健康主管部门或者中医药主管部门责令改正,给予警告,没收违法所得,并处1万元以上3万元以下的罚款;情节严重的,责令暂停6个月以上1年以下执业活动直至吊销医师执业证书。

（4）严重违反医师职业道德、医学伦理规范,造成恶劣社会影响的,由省级以上人民政府卫生健康主管部门吊销医师执业证书或者责令停止非法执业活动,5年直至终身禁止从事医疗卫生服务或者医学临床研究。

二、护士执业管理

302. 护士的定义是什么

根据2008年1月31日国务院发布的《护士条例》,护士是指经执业注册取得护士执业证书,依照规定从事护理活动,履行保护生命、减轻痛苦、增进健康职责的卫生技术人员。

303. 护士在执业活动中享有哪些权利

根据《护士条例》,护士在执业活动中享有以下权利:

(1) 有按照国家有关规定获取工资报酬、享受福利待遇、参加社会保险的权利。任何单位或者个人不得克扣护士工资,降低或者取消护士福利等待遇。

(2) 有获得与其所从事的护理工作相适应的卫生防护、医疗保健服务的权利。从事直接接触有毒有害物质、有感染传染病危险工作的护士,有依照有关法律、行政法规的规定接受职业健康监护的权利;患职业病的,有依照有关法律、行政法规的规定获得赔偿的权利。

(3) 有按照国家有关规定获得与本人业务能力和学术水平相应的专业技术职务、职称的权利;有参加专业培训、从事学术研究和交流、参加行业协会和专业学术团体的权利。

(4) 有获得疾病诊疗、护理相关信息的权利和其他与履行护理职责相关的权利,可以对医疗卫生机构和卫生主管部门的工作提出意见和建议。

304. 护士在执业活动中履行哪些义务

根据《护士条例》,护士在执业活动应当履行以下义务。

(1) 应当遵守法律、法规、规章和诊疗技术规范的规定。

(2) 发现患者病情危急,应当立即通知医师;在紧急情况下为抢救垂危患者生命,应当先行实施必要的紧急救护。

(3) 发现医嘱违反法律、法规、规章或者诊疗技术规范规定的,应当及时向开具医嘱的医师提出;必要时,应当向该医师所在科室的负责人或者医疗卫生机构负责医疗服务管理的人员报告。

(4) 应当尊重、关心、爱护患者,保护患者的隐私。

(5) 参与公共卫生和疾病预防控制工作。发生自然灾害、公共卫生事件等严重威胁公众生命健康的突发事件,护士应当服从县级以上人民政府卫生主管部门或者所在医疗卫生机构的安排,参加医疗救护。

305. 护士在安宁疗护服务中的职责是什么

根据《上海市安宁疗护服务规范》,护士在安宁疗护服务中的职责是:①协助执业医师开展疾病终末期或老年临终患者诊疗管理。②提供上门建床、入院、转诊、照护、舒缓治疗咨询。③开展症状控制护理、舒适护理。④动态评估患者，制订照护计划。⑤缓解并支持患者和家属生理、情感问题。⑥开展丧亲护理，包括尸体护理和家属情感支持等。

306. 安宁疗护专科护士应当具备哪些条件

安宁疗护专科护士是专科护士的一种，为患有严重疾病或临终的患者及其家属提供生理、心理、精神、社会的全面护理，从而提高患者的生活质量。安宁疗护专科护士应当具备的条件是：①履行人道主义原则。②具有安宁疗护专业素质。③熟练的操作技能。④安宁疗护专业知识。⑤独立的工作能力。

307. 安宁疗护专科护士需要具备哪些核心能力

安宁疗护专科护士需具备一定的核心能力，才可能为患者及家属提供高质量的安宁疗护服务。这些能力是：①与跨学科团队合作的能力。②遇到复杂问题寻求资深人员支持的能力。③与患者及家属沟通的能力。④对社会大众宣传教育安宁疗护的能力。⑤运用证据解决问题的能力。在具体临床工作中，安宁疗护专科护士需要做到：交流、协调与合作、控制症状、护理的持续性、持续学习、照顾者支持及濒死期照护。

三、多学科协作团队人员管理

308. 什么是安宁疗护多学科协作模式

安宁疗护多学科协作模式是指由医师、护士、医技人员、中医药、社会工作者、心理咨询师、营养师、康复治疗师、护理员及宗教人士等多个学科团队人员，通过协作为终末期患者及其家庭提供生理、心理及社会等全面照护的工作模式。

309. 安宁疗护多学科协作模式团队具有哪些特点

安宁疗护多学科协作模式团队具有以下特点。

(1) 按工作形态划分，属于非正式团队。为安宁疗护服务项目临时组建的工作团队，包括团队成员中的社会志愿者。

(2) 按工作方式划分，安宁疗护团队为适应团队。适应团队的驱动力是合作，团队焦点既关注外在联系，也重视团队成员之间的内在沟通联系，成员为了一个共同的"善"的目标，自觉地努力。因此，团队成员感受是快乐的,长期的结果使团队能维持。

(3) 按存在目的划分,安宁疗护多学科团队为多功能团队。团队成员来自不同工作领域,为了完成一项共同任务来到一起。在成员之间,尤其是那些背景不同和经历不同的成员之间,建立起相互信任并能真正的合作需要有共同信仰目标。

310. 安宁疗护多学科协作模式团队的职责是什么

安宁疗护多学科协作模式团队在安宁疗护服务中的职责是:①激发团队精神。安宁疗护多学科协作模式团队是以团队方式开展的,团队成员之间相互帮助、支持、合作,工作成果能够更大的鼓舞团队成员的积极性。②提升服务品质。确保安宁疗护服务的高效优质实施,满足临终患者及其家属的生理、心理、精神需求。③使安宁疗护管理更科学。采用安宁疗护多学科团队工作形式,使安宁疗护管理更具人性和科学性。

311. 安宁疗护多学科协作模式团队的管理目标是什么

安宁疗护多学科协作模式团队的目标是:①关心临终患者的生活质量。②满足临终患者在生命最后一段时间的需要。③缓解和控制疼痛及其他痛苦症状。④帮助临终患者与家属在临终阶段去除宿怨,增加人世亲情,相互道别,使生死两相安。⑤为临终患者家属提供慰藉的哀伤辅导。

312. 安宁疗护多学科协作模式下医护人员需要具备哪些条件

(1) 志愿从事安宁疗护工作。安宁疗护是一项崇高和具有献身精神的工作,因此,要求从事安宁疗护工作的医护人员具备较强的人道主义精神和奉献精神,要富有同情心。实践表明,只有热爱并志愿从事安宁疗护工作,才能把自己的身心投入到这项伟大的事业之中。

(2) 具有良好的医德素养。从事安宁疗护工作的医护人员必须具有高尚的医德医风,同情和理解临终患者的处境,尊重临终患者的人格和隐私,尊重其风俗习惯和宗教信仰,遵守保护性医疗制度;要把减轻和缓解患者的痛苦作为工作的主要目标,做到热情主动、认真负责、不怕脏累、任劳任怨,与同事默契合作,耐心细致地为临终患者解除病痛,为患者家属解除悲伤。

(3) 掌握多学科知识。从事安宁疗护工作的医护人员,除了掌握本专业的知识以外,还必须熟悉和掌握与安宁疗护工作密切相关的各科知识,包括临终心理学、社会学、死亡学、生命伦理学和教育学等方面的知识,并善于将这些知识与本专业结合,运用于安宁疗护实践,以达到对临终患者和家属实施高质量的全面临终照护的目的。

（4）熟悉并掌握安宁疗护技术。从事安宁疗护工作的医护人员，应当接受过系统、全面的安宁疗护的理论与实践的培训，熟练地掌握必需的医疗护理技术，并将其灵活地运用到安宁疗护操作上来，为临终患者解除躯体和心理上的痛苦，保证他们舒适宁静地度过临终阶段。

313. 安宁疗护专职医务社会工作者需要具备哪些条件

（1）专职医务社会工作者除具备社会工作专业知识外，还应具备心理学、社会学、政治学、管理学、教育学及法学等多学科综合知识，应熟悉与社会工作业务相关的法律、法规及政策知识。

（2）应能熟练运用个案社会工作、小组社会工作、社区社会工作、社会工作行政等社会工作方法，协助服务对象解决问题、克服困难、挖掘潜能、恢复和发展社会功能。

（3）对临终患者有同情心和责任心，能够运用培训有素的关怀技术为临终患者及其家属提供身心关怀与支持。

（4）积极接受死亡教育。安宁疗护专职医务社会工作者积极地、有目的地接受死亡教育和心理辅导，调节心理平衡，使自己对患者的临终过程由不适应到逐渐适应，能够坦然地与患者和家属探讨生命和死亡的意义，为临终患者提供良好的服务。

（5）有良好的沟通能力。医务社会工作者是安宁疗护多学科团队的重要组成部分，在日常活动中要与医疗团队、志愿者、患者及家属等沟通，满足他们的需求，这要求他们要具备良好的沟通能力。

314. 药剂师在安宁疗护中主要负责哪些工作

根据《上海市安宁疗护服务规范》，药剂师在安宁疗护中负责用药管理，提供治疗和控制症状的用药指导。

315. 心理咨询师在安宁疗护中的工作内容有哪些

根据《上海市安宁疗护服务规范》，心理咨询师在安宁疗护中负责评估患者及家属的心理状况，缓解心理问题，舒缓压力，缓解安宁疗护团队人员的心理压力。

316. 营养师在安宁疗护中的职责是什么

根据《上海市安宁疗护服务规范》，营养师在安宁疗护中负责根据患者病情、年龄、身体等情况，制订饮食方案，推荐饮食搭配和营养供给，对患者及家属提供饮食营养知识教育和咨询。

317. 护理员在安宁疗护中的职责是什么

根据《上海市安宁疗护服务规范》，护理员系指在安宁疗护中负责陪伴患者实施各项检查及治疗，协助患者洗头、洗澡、口腔清洁、食物准备与喂食等，协助患者开展简易肢体运动，并实施适宜按摩。

318. 志愿者在安宁疗护中的职责是什么

根据《上海市安宁疗护服务规范》，志愿者负责关怀、倾听及陪伴患者，为患者读报或代写书信，协助患者心愿完成，协助患者洗头、洗澡等；组织患者相互沟通、交流，鼓励患者参与适当的文化娱乐活动。

319. 社会工作者在安宁疗护中的职责是什么

根据《上海市安宁疗护服务规范》，社会工作者主要负责协调患者及家属与医护人员的沟通；参与医护团队的常规查房和病例讨论；为患者及家属提供人文关怀，帮助患者尽可能实现临终愿望；开展对患者及家属的生命教育，协助组织召开家庭会议，协助磋商与疾病相关的家庭问题；协助患者及家属申请其他公共服务，如申请医疗保险、贫困经济补助等；对家属开展哀伤辅导；指导和培训志愿者等。

四、安宁疗护人才队伍培训

320. 安宁疗护机构进行人员培训的要求是什么

根据《安宁疗护中心管理规范（试行）》，安宁疗护中心应当制订并落实工作人员岗前培训和在岗培训计划，使工作人员具备与本职工作相关的专业知识，落实相关管理制度和工作规范；应当定期组织工作人员参加培训，及时掌握和更新专业知识，不断地提高服务质量。

321. 怎样开展安宁疗护人员培训

按照《安宁疗护中心管理规范（试行）》要求，应当定期组织工作人员参加培训，及时掌握和更新专业知识，不断地提高服务质量。因此，各地积极开展安宁疗护专业人才的培养。2018 年，四川省成立了四川省安宁疗护教育培训中心，负责教学管理工作，承担全省安宁疗护人员培训、进修等任务。从 2019 年起，中华护理学会每年举办一期安宁疗护专科护士培训班，参加培训的护士要求有大专以上学历，并有 5 年以上临床护理实践经验，包括 2 年以上急危重症、肿瘤及其他疾病晚期护理工作经验的护理骨干。2020 年,浙江省卫生健康委员会在《关于建立完善老年健康服务体系的实施意见》中提出,建立多学科和专业协作的安宁疗护团队。建立老年健康相关专业培训基地,分级、分类开展在职培训和轮训,支持专业人员参加学习进修和继续教育。完善老年健康相关职业技能人才评价制度和以技术技能价值激励为导向的薪酬分配体系,拓宽职业发展前景。支持高校、医疗卫生机构、养老服务机构和相关专业性社会组织开展培训活动,鼓励退休的医务人员参与培训授课和指导服务。

322. 安宁疗护护理人员培训的形式有哪些

安宁疗护护理人员培训形式可分为专题培训、继续教育、嵌入学校教育(加强医护院校在校生的安宁疗护理论和临床实践教育)、会议研讨与交流等。安宁疗护护理人员培训采取以理论授课及临床实践相结合的培训方法。理论培训包括集中授课、工作坊、分组讨论及小组汇报等综合性多样化的培训形式;临床实践形式采取病房与居家安宁疗护服务的医院-社区-居家临床实践体系。

323. 国内已举办的安宁疗护相关继续医学教育项目有哪些

国家级继续医学教育相关项目有:2018 年 6 月,新乡市中心医院主办的《安宁疗护及舒适护理管理》;2019 年 6 月,华中科技大学同济医学院附属协和医院主办的《癌症患者安宁疗护实践研讨班》;2020 年 9 月,四川大学华西第四医院主办《安宁疗护新进展》;2021 年 4 月,北京大学首钢医院主办的《安宁疗护与癌症康复》;2021 年 6 月,北京大学医学部主办的《安宁疗护能力建设高级研修班》;2021 年,河南省护理学会主办的《河南省安宁疗护新思维新进展经验交流会及专科护士研讨会》;2021 年,河南省人民医院主办的《本土化安宁疗护专科护士规范化培训》等。

省市级继续医学教育项目有:2017 年,大连市普兰店区中心医院主办的《姑息护理与安宁疗护》;2018 年 5 月,常州二院肿瘤中心主办的《安宁疗护新进展》;2018 年 6 月,武汉大学中南医院宁养院主办的《安宁疗护培训班》;2018 年 7 月,河南省郑州市第九人民医院主办的《安宁疗护临床实践技能进阶培训班》;2019 年 5 月,德阳市中西医结合医院主办的《中西医结合技术在安宁疗护患者中的应用》;2020 年 10 月,南京市高淳人民医院主办的《推动安宁疗护在基层医院体系模式构建及实践》等。

第七章

医疗保障管理

一、医疗保障体系

324. 什么是基本医疗保险

根据 2021 年 6 月国家医疗保障局关于《医疗保障法（征求意见稿）》，基本医疗保险包括职工基本医疗保险和城乡居民基本医疗保险。职工基本医疗保险费由用人单位和职工共同缴纳，并实行用人单位统一代扣代缴制。以个人身份参加职工基本医疗保险的灵活就业人员，基本医疗保险费由个人缴纳。城乡居民基本医疗保险费由财政和个人共同承担，享受最低生活保障的人、纳入特困人员救助供养范围的人、丧失劳动能力的残疾人、低收入家庭 60 周岁以上的老年人和未成年人等参加城乡居民基本医疗保险所需个人缴费部分，由政府给予补贴，具备多重身份的人员，按照可享受的最高待遇给予补贴，不得重复补贴。

325. 什么是长期护理保险

根据 2016 年《人力资源社会保障部办公厅关于开展长期护理保险制度试点的指导意见》，长期护理保险是指以社会互助共济方式筹集资金，为长期失能人员的基本生活照料和与基本生活密切相关的医疗护理提供资金或服务保障的社会保险制度。长期护理保险制度以长期处于失能状态的参保人群为保障对象，重点解决重度失能人员基本生活照料和与基本生活密切相关的医疗护理等所需费用。

326. 什么是补充医疗保险

根据国家医疗保障局关于《医疗保障法（征求意见稿）》，补充医疗保险主要包括城乡居民大病保险、职工大额医疗费用补助、公务员医疗补助及企业补充医疗保险等。补充医疗保险保障参保人员经基本医疗保险保障后个人负担的符合规定的医疗费用。

327. 哪些人员可以申请享受安宁疗护机构长期护理保险服务

根据国家医保局办公室、民政部办公厅关于印发《长期护理失能等级评估标准（试行）》和《上海市长期护理保险试点办法》，符合以下条件的人员，可以申请享受安宁疗护机构长期护理保险服务待遇：①经三级定点医院诊断为患恶性肿瘤终末期，无治愈希望、病情不断恶化；功能状态评分标准（KSP）评分 50 分以下，预计生存期不超过 3 个月的患者。②高龄老衰，功能状态评分标准（KSP）评分 50 分以下，预计生存期不超过 3 个月的参保患者。

二、安宁疗护服务支付方式

328. 安宁疗护服务收费有哪些规定

根据《国家卫生健康委办公厅关于开展第二批安宁疗护试点工作的通知》，目前正处于探索制订安宁疗护服务收费项目及标准，推动心理疏导及上门服务等项目纳入收费范围。探索推动将居家和机构安宁疗护服务费用逐步纳入基本医疗保险、长期护理保险以及其他补充医疗保险范畴。探索实施安宁疗护按床日付费制度。目前，各省市制订的安宁疗护收费政策主要有以下内容：安宁疗护营利性医疗机构可自行确定安宁疗护服务内容和收费标准。非营利性医疗机构提供的安宁疗护服务，属于治疗、护理、检查检验等医疗服务的，按现有项目收费；属于关怀慰藉、生活照料等非医疗服务的，不作为医疗服务价格项目管理，收费标准由医疗机构自主确定。

329. 目前，安宁疗护服务支付方式有哪些

根据国务院办公厅《关于进一步深化基本医疗保险支付方式改革的指导意见》，目前，安宁疗护服务的支付方式有按病种付费、按疾病诊断相关分组付费、按床日付费以及多元复合式医保支付方式等。

330. 什么是安宁疗护单病种定额支付方式

安宁疗护单病种定额支付是指对接受安宁疗护服务的患者实行以单病

种定额支付的医保付费形式。凡符合医保安宁疗护收治标准的患者,在住院前一次性缴清个人费用就能全程享受安宁疗护服务的一种前期缴费的付费方式。目前,第一批安宁疗护试点地区中的长春市以此方式进行,符合医保安宁疗护收治标准的患者,以城镇职工医保缴 400 元、城镇居民医保缴 700 元、低保居民缴 100 元的标准全程享受安宁疗护服务。

331. 什么是安宁疗护按床日付费支付方式

安宁疗护按床日支付方式是指对接受安宁疗护服务的患者实行按床日费用结算的医保支付形式。凡符合安宁疗护收治标准的患者,在接受安宁疗护服务时,以一定的床日费用为医保支付方式,不因实际诊疗变化而改变。目前,全国多个安宁疗护试点地区已经实行按床日支付方式。如 2021 年宁波市医疗保障局、宁波市卫生健康委员会《关于基本医疗保险长期住院和安宁疗护费用按床日 DRG 付费的试行通知》规定,符合安宁疗护付费标准的病例,按照安宁疗护床日付费标准 480 元/日进行支付。其适用范围是:①纳入安宁疗护床日管理的病例条件。经三级定点医疗机构诊断为癌症晚期或癌症终末期,无治愈希望、病情不断恶化,KPS 评分 50 分(含)以下,且住院天数不超过 3 个月的病例纳入安宁疗护床日付费管理。参保患者及家属愿意并同意接受安宁疗护,经定点机构安宁疗护病区主治医师、家属及患者确定不再接受手术等创伤性治疗及放疗、化学疗法、靶向药物等治愈性治疗,按照《国家卫生计生委办公厅关于印发安宁疗护实践指南(试行)的通知》规范治疗,签署知情同意书。②纳入安宁疗护床日管理的定点医疗机构条件。符合安宁疗护床日付费管理准入条件的定点医疗机构:取得属地卫生健康行政部门出具的安宁疗护(临终关怀)执业许可资质的定点医疗机构和安宁疗护中心。

第八章

医德医风管理

一、行为规范

332. 什么是医德医风

医德医风是指医务人员应具有的医学道德和风尚。医学道德是职业道德的一种,是指医务人员在医疗卫生服务职业活动中应具备的品德,是以善恶标准评价医务人员品质,依靠社会舆论、内心信念、传统习惯来调整医患之间、医务人员之间、医务人员和社会之间的行为规范总和。

333. 安宁疗护机构从业人员基本行为规范是什么

根据 2012 年原国家卫生部、国家食品药品监督管理总局和国家中医药管理总局制定的《医疗机构从业人员行为规范》,安宁疗护从业人员基本行为规范如下。

(1) 以人为本,践行宗旨。以提高生命质量为服务宗旨,发扬大医精诚理念和人道主义精神,以患者为中心,全心全意为人民健康服务。

(2) 遵纪守法,依法执业。自觉遵守国家法律法规,遵守医疗卫生行业规章和纪律,严格执行所在医疗机构各项制度规定。

(3) 尊重患者,关爱生命。遵守医学伦理道德,尊重患者的知情同意权和隐私权,为患者保守医疗秘密和健康隐私,维护患者合法权益;尊重患者被诊疗的权利,不因种族、宗教、地域、贫富、地位、残疾及疾病等歧视患者。

(4) 优质服务,医患和谐。言语文明,举止端庄,认真践行医疗服务承诺,加强与患者的交流与沟通,积极带头控烟,自觉维护行业形象。

（5）廉洁自律，恪守医德。弘扬高尚医德，严格自律，不索取和非法收受患者财物，不利用职业之便谋取不正当利益；不收受医疗器械、药品、试剂等生产、经营企业或人员以各种名义、形式给予的回扣、提成，不参加其安排、组织或支付费用的营业性娱乐活动；不骗取、套取基本医疗保障资金或为他人骗取、套取提供便利；不违规参与医疗广告宣传和药品医疗器械促销，不倒卖号源。

（6）严谨求实，精益求精。热爱学习，钻研业务，努力提高专业素养，诚实守信，抵制学术不端行为。

（7）爱岗敬业，团结协作。忠诚职业，尽职尽责，正确处理同行、同事间关系，互相尊重，互相配合，和谐共事。

（8）乐于奉献，热心公益。积极参加上级安排的指令性医疗任务和社会公益性的扶贫、义诊、助残、支农及援外等活动，主动开展公众健康教育。

334. 安宁疗护机构管理人员应当遵守哪些行为规范

根据《医疗机构从业人员行为规范》，安宁疗护机构管理人员应当遵守下列行为规范。

（1）牢固树立科学的发展观和正确的业绩观，加强制度建设和文化建设，与时俱进，创新进取，努力提升医疗质量、保障医疗安全、提高服务水平。

（2）认真履行管理职责，努力提高管理能力，依法承担管理责任，不断改进工作作风，切实服务临床一线。

（3）坚持依法、科学、民主决策，正确行使权力，遵守决策程序，充分发挥职工代表大会作用，推进院务公开，自觉接受监督，尊重员工民主权利。

（4）遵循公平、公正、公开原则，严格人事招录、评审、聘任制度，不在人事工作中谋取不正当利益。

（5）严格落实医疗机构各项内控制度，加强财务管理，合理调配资源，遵守国家采购政策，不违反规定干预和插手药品、医疗器械采购和基本建设等工作。

（6）加强医疗、护理质量管理，建立健全医疗风险管理机制。

（7）尊重人才，鼓励公平竞争和学术创新，建立完善科学的人员考核、激励、惩戒制度，不从事或包庇学术造假等违规违纪行为。

（8）恪尽职守，勤勉高效，严格自律，发挥表率作用。

335. 安宁疗护机构医师应当遵守哪些行为规范

根据《医疗机构从业人员行为规范》,安宁疗护机构医师应当遵守下列行为规范。

(1) 遵循医学科学规律,不断更新医学理念和知识,保证医疗技术应用的科学性、合理性。

(2) 规范行医,严格遵循临床诊疗和技术规范,使用适宜诊疗技术和药物,因病施治,合理医疗,不隐瞒、误导或夸大病情,不过度医疗。

(3) 学习掌握人文医学知识,提高人文素质,对患者实行人文关怀,真诚、耐心与患者沟通。

(4) 认真执行医疗文书书写与管理制度,规范书写、妥善保存病历材料,不隐匿、伪造或违规涂改、销毁医学文书及有关资料,不违规签署医学证明文件。

(5) 依法履行医疗质量安全事件、传染病疫情、药品不良反应、食源性疾病和涉嫌伤害事件或非正常死亡等法定报告职责。

(6) 认真履行安宁疗护医师职责,提供姑息治疗,尽职尽责为患者服务,增强责任安全意识,努力防范和控制医疗责任差错事件。

(7) 严格遵守医疗技术临床应用管理规范和单位内部规定的医师执业等级权限,不违规临床应用新的医疗技术。

(8) 严格遵守药物和医疗技术临床试验有关规定,进行实验性临床医疗,应充分保障患者本人或其家属的知情同意权。

336. 安宁疗护机构护士应当遵守哪些行为规范

根据《医疗机构从业人员行为规范》,安宁疗护机构护士应当遵守下列行为规范。

(1) 不断更新知识,提高专业技术能力和综合素质,尊重关心爱护患者,保护患者的隐私,注重沟通,体现人文关怀,维护患者的健康权益。

(2) 严格落实各项规章制度,正确执行临床护理实践和护理技术规范,全面履行舒适照护、病情观察、协助诊疗、心理支持、健康教育和康复指导等护理职责,为患者提供安全优质的护理服务。

(3) 工作严谨、慎独,对执业行为负责。发现患者病情危急,应立即通知医师;在紧急情况下为抢救垂危患者生命,应及时实施必要的紧急救护。

(4) 严格执行医嘱,发现医嘱违反法律、法规、规章或者临床诊疗技术规范,应及时与医师沟通或按规定报告。

(5)按照要求及时准确、完整规范书写病历,认真管理,不伪造、隐匿或违规涂改、销毁病历。

337. 安宁疗护机构药学技术人员应当遵守哪些行为规范

根据《医疗机构从业人员行为规范》,安宁疗护机构药学技术人员应当遵守下列行为规范。

(1)严格执行药品管理法律法规,科学指导合理用药,保障用药安全、有效。

(2)认真履行处方调剂职责,坚持查对制度,按照操作规程调剂处方药品,不对处方所列药品擅自更改或代用。

(3)严格履行处方合法性和用药适宜性审核职责。对用药不适宜的处方,及时告知处方医师确认或者重新开具;对严重不合理用药或者用药错误的,拒绝调剂。

(4)协同医师做好药物使用遴选和患者用药适应证、使用禁忌证、不良反应、注意事项和使用方法的解释说明,详尽地解答用药疑问。

(5)严格执行药品采购、验收、保管、供应等各项制度规定,不私自销售、使用非正常途径采购的药品,不违规为商业目的统方。

(6)加强药品不良反应监测,自觉执行药品不良反应报告制度。

338. 安宁疗护机构其他人员应当遵守哪些行为规范

根据《医疗机构从业人员行为规范》,安宁疗护机构其他人员应遵守下列行为规范。

(1)热爱本职工作,认真履行岗位职责,增强为临床服务的意识,保障医疗机构正常运营。

(2)刻苦学习,钻研技术,熟练掌握本职业务技能,认真执行各项具体工作制度和技术操作常规。

(3)严格执行财务、物资、采购等管理制度,认真做好设备和物资的计划、采购、保管、报废等工作,廉洁奉公,不谋私利。

(4)严格执行临床教学、科研有关管理规定,保证患者医疗安全和合法权益,指导实习及进修人员严格遵守服务范围,不越权越级行医。

(5)严格执行医疗废物处理规定,不随意丢弃、倾倒、堆放、使用及买卖医疗废物。

（6）严格执行信息安全和医疗数据保密制度，加强医院信息系统药品、高值耗材统计功能管理，不随意泄露、买卖医学信息。

（7）勤俭节约，爱护公物，落实安全生产管理措施，保持医疗机构环境卫生，为患者提供安全整洁、舒适便捷、秩序良好的就医环境。

二、医德考评

339. 医务人员医德考评的内容有哪些

根据 2007 年原国家卫生部《关于建立医务人员医德考评制度的指导意见（试行）》，从职业道德素质和医疗服务水平出发对医务人员进行医德评价，具体内容是：①全心全意为人民服务。②尊重患者的权利，为患者保守医疗秘密。③文明礼貌，优质服务，构建和谐医患关系。④遵纪守法，廉洁行医。⑤因病施治，规范医疗服务行为。⑥顾全大局，团结协作，和谐共事。⑦严谨求实，努力提高专业技术水平。

340. 医务人员医德考评的主要方法是什么

根据《关于建立医务人员医德考评制度的指导意见（试行）》，医务人员医德考评要坚持实事求是、客观公正的原则，坚持定性考评与量化考核相结合，与医务人员的年度考核、定期考核等工作相结合，纳入医院管理体系，每年进行一次。医疗机构要为每位医务人员建立医德档案，考评结果要记入医务人员医德档案。考评工作分为三个步骤。

（1）自我评价。医务人员各自根据医德考评的内容和标准，结合自己的实际工作表现，实事求是地进行自我评价。

（2）科室评价。在医务人员自我评价的基础上，以科室为单位，由科室考评小组根据每个人日常的医德行为进行评价。

（3）单位评价。由安宁疗护机构的医德考评机构组织实施，根据自我评价和科室评价的结果，将日常检查、问卷调查、患者反映、投诉举报、表扬奖励等记录反映出来的具体情况作为重要参考依据，对每个医务人员进行评价，作出医德考评结论并填写综合评语。

341. 医务人员医德考评结果分为几个等级

根据《关于建立医务人员医德考评制度的指导意见（试行）》，医务人员医德考评结果分为 4 个等级：优秀、良好、一般及较差。

第九章

安宁疗护绩效管理

342. 什么是医院绩效管理

医院绩效管理是指医院及其管理者在医院的使命、核心价值观的指引下,为达成预定目标而进行的医院绩效计划、医院绩效监控、医院绩效评价以及医院绩效反馈的循环过程。其目的是为了确保医院员工的工作行为和工作结果与医院期望的目标保持一致,通过持续提升员工、科室以及医院的绩效水平,最终实现医院的预期目标。

343. 怎样建立医院绩效评估制度

医院根据内外部的优势、劣势、机会制订出符合自身实际的发展战略后,必须把宏观的战略构想转化为微观的实际行动,再通过有效的绩效管理,将医院的发展目标、经营策略及竞争优势转化为部门或群体的行动,再到员工的个人行动,通过设定合理的计划,对实施过程进行有效监控,并通过设定可以量化的指标进行评价,最后对员工的行为进行反馈,保证绩效管理流程有序进行,确保战略目标的有效实施。

绩效评估制度的建立应与绩效管理过程紧紧相扣。①绩效评估的基本依据是绩效计划阶段签订的绩效协议,并且不能随意修改。②绩效评价不能与绩效监控过程中的绩效沟通相分离。③绩效管理不是为了简单的评价,更为重要的是通过客观、公正的绩效评价得到详尽、有效的绩效信息,从而使管理者能够通过绩效评价结果,向员工反馈绩效优秀或绩效不佳的原因,为绩效改进提供决策依据。

344. 安宁疗护机构实行绩效考核的依据是什么

根据《国务院办公厅关于加强三级公立医院绩效考核工作的意见》,安宁疗护机构实行绩效考核的依据是，以习近平新时代中国特色社会主义思想为指导，全面贯彻党的十九大精神，实施健康中国战略，建立健全基本医疗卫生制度，进一步落实安宁疗护试点工作，坚持公益性，调动积极性，引导安宁疗护机构进一步落实功能定位，提高医疗服务质量和效率，为人民群众提供高质量的安宁疗护，提高人民的生命质量。

345. 安宁疗护机构实施绩效管理的原则是什么

安宁疗护机构实施绩效管理应遵循的原则是：按照社区卫生绩效工资制度的要求，通过制订符合安宁疗护行业特性的绩效考核分配薪酬方式，确定安宁疗护标化工作量项目，对每一项目参照标化工作量指导标准进行标化，建立与标化工作量、服务质量、服务效率相匹配的绩效分配方案，实现安宁疗护管理的规范化和精细化，提高社区安宁疗护服务的质量与效率。

346. 安宁疗护机构绩效评估应遵循哪些原则

安宁疗护机构绩效评估应遵循下列原则。

（1）公平性原则。公平性是安宁疗护机构绩效评估的现实指标。公平性原则是指安宁疗护机构绩效评估系统要让安宁疗护机构内的员工感觉到内部公平、外部公平、个人公平、过程公平和结果公平。

（2）操作性原则。安宁疗护机构绩效评估系统的设计和建立一定要注意实用性和可操作性。

（3）激励性原则。安宁疗护机构绩效评估系统建立的最终目的是激发安宁疗护机构人员的工作热情，在达成个人目标的前提下实现组织目标。

（4）经济性原则。安宁疗护机构绩效评估系统的设计和实施必须考虑经济性原则，是否建立、如何建立绩效评估系统要视其成本和收益之间的对比关系而定，即绩效评估系统的成本投入水平要和组织的经济承受能力相匹配。

（5）合法性原则。任何一套绩效评估系统都会存在一定的缺陷，这是不可避免的，但必须依法依规进行，并不断完善。

347. 安宁疗护机构怎样开展绩效评估工作

（1）成立由安宁疗护机构主要领导和相关职能部门科长组成的绩效考核分配领导小组，负责确定安宁疗护工作量项目、制订安宁疗护质量考核标准和安宁疗护机构的绩效考核分配方案。

（2）设立安宁疗护机构考核分配领导小组办公室，下设工作数量考核小组、工作质量考核小组和医德医风考核小组,分别对安宁疗护团队进行工作数量、质量和医德医风考评,结合绩效考评方案进行分配。

(3)制订安宁疗护绩效考核细则,确定安宁疗护工作量项目,同时对工作量进行标化,并制订安宁疗护质量考核标准,最终依据标化的工作数量以及质量考核结果,确定可分配的工作量绩效,实行绩效发放。

第十章

信息数字化管理

348. 什么是信息数字化

信息数字化是指通过利用互联网、大数据、人工智能、区块链及人工智能等新一代信息技术,来对企业、政府等各类主体的战略、架构、运营、管理、生产及营销等各个层面,进行系统性的、全面的变革,强调的是数字技术对整个组织的重塑,数字技术能力不再只是单纯的解决降本增效问题,而成为赋能模式创新和业务突破的核心力量。

349. 安宁疗护机构信息系统如何分类

安宁疗护机构信息系统是指利用计算机软硬件技术和网络通信技术等现代化手段,对安宁疗护机构及其所属各部门的人流、物流及财流进行综合管理,对在医疗活动各阶段产生的数据进行采集、存储、处理、提取、传输及汇总,加工形成各种信息,从而为机构的整体运行提供全面的自动化管理及各种服务的信息系统。信息系统包括:①满足管理要求的管理信息系统。②满足医疗要求的医疗信息系统。③满足以上两种要求的信息服务系统。各分系统又可划分为若干子系统。此外,安宁疗护机构还承担临床教学、科研、社会保健及医疗保险等任务。因此,在医院信息系统中也应设置相应的信息系统:①行政管理系统。包括人事管理系统,财务管理系统,后勤管理系统,药库管理系统,医疗设备管理系统,门诊、手术及住院预约系统,患者住院管理系统等。②医疗管理系统。包括门诊、急诊管理系统,病案管理系统,医疗统计系统,血库管理系统等。③决策支持系统。包括医疗质量评价系统,医疗质量控制系统等。④各种辅助系统。如医疗情报检索系统,医疗数据库系统等。

350. 移动查房车在安宁疗护机构怎样进行临床应用

移动查房车是以方便、简化工作内容和流程并实现医护之间和各科室之间信息一致和实时共享，最终实现医护活动高效、安全，为患者提供"优质、高效、低耗、满意及放心"的医疗服务。安宁疗护机构医护人员使用移动查房车查房，可在查房同时实现医嘱查询、病例查询及开医嘱等应用。同时应用移动查房系统可实现对患者诊疗过程中的每个环节（办理住院、住院护理与出院等）的跟踪确认，协助和指导护士完成医嘱，从而实现精准、高效地完成安宁疗护查房工作。

351. 互联网＋护理在安宁疗护中有什么作用

根据 2019 年《国家卫生健康委办公厅关于开展"互联网＋护理服务"试点工作的通知》，明确"互联网＋护理服务"的服务对象重点是对高龄或失能老年人、康复期患者和终末期患者等行动不便的人群，提供慢性病管理、康复护理、专项护理、健康教育及安宁疗护等方面的护理服务。互联网＋护理应用于安宁疗护，一方面，有助于拓宽安宁疗护的服务形式，尤其是在居家安宁疗护中，能够扩大安宁疗护舒适护理的服务范围，提高人民群众对于安宁疗护的获得感；另一方面，可以充分促进信息的流通，提高安宁疗护护理人员的分配和工作效率。

352. 居家安宁疗护患者对医疗护理信息化有哪些需求

居家安宁疗护患者因其处于疾病终末期，行动不便，对医疗护理信息化可能存在以下需求：①在线开展终末期常见症状的复诊。安宁疗护医师掌握患者病历资料后，允许在线开具终末期患者常见症状的部分处方。处方经药师审核后，直接配送至患者家中。②通过互联网＋开展远程医疗、健康咨询、健康管理服务，促进安宁疗护机构、医务人员、患者之间的有效沟通。③通过互联网＋护理，开展居家舒适护理指导，如舒适体位，拍背排痰及进食等宣教。

353. 哪些智能化医疗设备能助力居家安宁疗护

居家安宁疗护中智能化医疗设备主要以可穿戴医疗设备为主，根据佩戴部位可分为头部、手部、躯干、下肢及其他 5 类。头部穿戴类医疗设备有智能眼镜和智能头盔，通过传感器采集患者呼吸频率或脑电波。手部穿戴类医疗设备有智能手环和智能手表，可持续地监测采集心率、血压等生理参数，并且穿戴方便，是可穿戴医疗设备中最常见的一种。躯干穿戴类医疗设备主要以衣服、腰带及胸带等织物形式,将传感器置入衣服中,可以检测患者的呼吸频率、心率、心电、体温和血压等人体数据。下肢穿戴类医疗设备多以鞋、袜等形式,特别是智能袜能很好地监测脚部有温度状况,进而更好地监测下肢水肿情况。其他穿戴类医疗设备有电子纹身温度计及智能皮贴等。

354. "互联网十"为什么能够推动安宁疗护医疗资源共享

"互联网十"医疗资源共享,一方面,"互联网十"实现了区域优质医疗资源的共享,创建远程医疗服务体系,实现远程会诊、远程影像、远程心电图、远程超声等应用,提升了安宁疗护机构的临床诊疗能力,同时促进了区域安宁疗护优质资源的纵向流动,助推双向转诊,有助于提高安宁疗护的可及性和整体效率。另一方面,"互联网十"对于患者实现健康档案的区域共享,安宁疗护机构医护人员可直接获取临终患者的详细健康信息,为临床评估提供依据,进一步节约了医疗资源。如浙江省宁波市鄞州区区域影像共享中心以及鄞州区全民健康信息化平台的建立,拓宽了鄞州区安宁疗护机构的综合诊疗能力,促进了鄞州区安宁疗护服务的提升与发展。

355. 北京市是怎样加快安宁疗护服务信息化建设的

根据《关于印发北京市加快推进安宁疗护服务发展实施方案的通知》,利用北京市老龄健康信息协同与决策支持平台,开发建设安宁疗护管理系统,实现服务机构间信息互联互通,服务资源共享,形成分工明确、程序规范、有序高效的转介机制。

第十一章

安宁疗护监督与管理

356. 什么是医疗卫生综合监督管理体系

根据《国务院办公厅关于改革完善医疗卫生行业综合监管制度的指导意见》，医疗卫生综合监督管理体系是指卫生健康行政部门依法负责医疗机构和医疗服务全行业监管，加强医疗服务质量、安全和行为监管，建立完善医疗质量管理与控制体系、医疗安全与风险管理体系，负责职责范围内的公共卫生管理和执法监督，负责医疗卫生机构、医务人员、医疗技术、大型医用设备的行政审批和监管，牵头开展对医疗卫生机构的运行监管和绩效考核。

357. 哪个部门对安宁疗护机构执业实施监督管理

根据《安宁疗护中心管理规范（试行）》，各级卫生健康行政部门应当加强对辖区内安宁疗护中心的监督管理，发现存在质量问题或者安全隐患时，应当责令其立即整改。

358. 安宁疗护执业监督与管理的措施是什么

根据《安宁疗护中心管理规范（试行）》，安宁疗护执业监督与管理的措施是：①对安宁疗护中心进行现场检查，了解情况，调查取证。②查阅或者复制质量和安全管理的有关资料。③责令违反本规范及有关规定的安宁疗护中心停止违法违规行为。④对违反本规范及有关规定的行为进行处理。

359. 卫生行政部门对安宁疗护机构实行从严处理的情节有哪些

根据《安宁疗护中心管理规范（试行）》，卫生行政部门对安宁疗护机构实行从严处理的情节有：①使用不具备合法资质的专业技术人员从事诊疗护理相关活动的。②质量管理和安全管理存在重大纰漏，造成严重后果的。③其他违反有关法律法规的情形。

第三篇

安宁疗护实务

第十二章

服务流程

一、概述

360. 什么是安宁疗护服务流程

安宁疗护服务流程是指安宁疗护为患者和家属提供服务的有关程序、操作方针、组织机制和人员处置的使用规则等，即安宁疗护服务的提供和运作系统，具有明确的目标、宗旨和任务。

361. 安宁疗护服务的流程主要有哪些

根据《上海市安宁疗护服务规范》，安宁疗护服务流程主要包括：登记、识别、收治、评估、照护（症状控制、舒适照护、心理支持及人文关怀）和转归等。

二、登记

362. 哪些患者符合安宁疗护服务登记的条件

根据《上海市安宁疗护服务规范》，安宁疗护服务对象的登记条件是：①经医疗机构执业医师明确诊断的疾病终末期或老年患者，经评估患者预期生存期在 6 个月以内。②有安宁疗护服务需求，患者或家属同意接受服务约定或协议。

363. 登记要经过哪些流程

根据《上海市安宁疗护服务规范》，安宁疗护服务登记的流程是：疾病终末期、老年患者或其家属提出申请，或医护人员结合临床症状提出建议，经相关医疗机构的执业医师、患者及家属协商确定,由患者及家属选择安宁疗护服务机构和服务方式,并预约登记。

三、识别

364. 安宁疗护对象的症状识别由谁负责

根据《上海市安宁疗护服务规范》,安宁疗护对象的症状识别是由执业医师依据病史和收治条件对患者进行判断。

365. 识别的常用工具及方法有哪些

根据《上海市安宁疗护服务规范》,安宁疗护对象症状识别的常用工具及方法是:运用卡氏功能评分量表(KPS)初步评估患者功能状态,运用姑息功能量表(PPS)评估预期生存期(表 12-1、表 12-2)。

表 12-1　Karnofsky(卡氏,KPS,百分法)功能状态评分标准

体力状况	评分(分)
正常,无症状和体征	100
能进行正常活动,有轻微症状和体征	90
勉强进行正常活动,有一些症状或体征	80
生活能自理,但不能维持正常生活和工作	70
生活能大部分自理,但偶尔需要别人帮助	60
常需要人照料	50
生活不能自理,需要特别照顾和帮助	40
生活严重不能自理	30
病重,需要住院和积极的支持治疗	20
重危,临近死亡	10
死亡	0

注:得分越低,健康状况越差,若低于 60 分,许多有效的抗肿瘤治疗就无法实施。

表 12-2　姑息功能量表(PPS)

PPS	移动	活动能力和疾病情况	自理能力	进食情况	意识水平
100%	正常	正常活动无疾病征象	完全自理	正常	清醒

续表

PPS	移动	活动能力和疾病情况	自理能力	进食情况	意识水平
90%	正常	正常活动有一些疾病	完全自理	正常	清醒
80%	正常	勉强进行正常活动有一些疾病	完全自理	正常或减少	清醒
70%	减低	不能维持正常工作有一些疾病	完全自理	正常或减少	清醒
60%	减低	不能维持日常生活活动,有明确疾病	大部分自理,但偶尔需要别人帮助	正常或减少	清醒或意识模糊
50%	大部分时间呈坐位或卧位	不能从事任何工作,有多种疾病	需要相当的帮助,常需要人照料	正常或减少	清醒或意识模糊
40%	大部分时间卧床	不能从事任何工作,有多种疾病	需要特别的照顾和帮助	正常或减少	清醒或嗜睡或意识模糊
30%	完全卧床	不能从事任何工作,有多种疾病	需要完全照料	正常或减少	清醒或嗜睡或意识模糊
20%	完全卧床	不能从事任何工作,有多种疾病	需要完全照料	少量啜饮	清醒或嗜睡或意识模糊
10%	完全卧床	不能从事任何工作,有多种疾病	需要完全照料	不能进食	嗜睡或昏迷
0	死亡	X	X	X	X

366. 居家安宁疗护服务的收治标准是什么

根据《上海市安宁疗护服务规范》,居家安宁疗护服务对象的收治标准是:卡氏功能评分量表(KPS)不大于70分,姑息功能量表(PPS)评估预期生存期不大于6个月。

367. 住院安宁疗护服务的收治标准是什么

根据《上海市安宁疗护服务规范》,住院安宁疗护服务对象的收治标准是:卡氏功能评分量表(KPS)不大于50分,姑息功能量表(PPS)评估预期生存期不大于3个月。

368. 识别要经过哪些流程

识别的流程如图12-1。

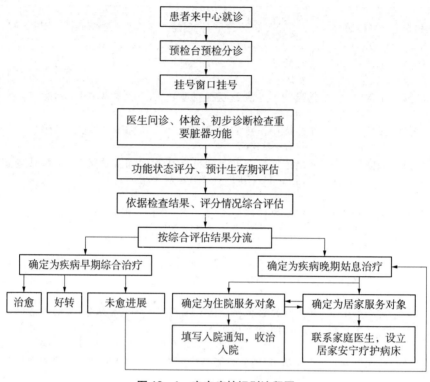

图 12-1　安宁疗护识别流程图

四、收治

369. 收治安宁疗护服务对象时要经过哪些流程

根据《上海市安宁疗护服务规范》,收治流程是:经识别达到收治标准的,执业医师应综合评估患者及其家属的需求、家庭环境、经济状况等,确定安宁疗护服务的形式(居家、门诊或住院)。

370. 收治时需要向安宁疗护服务对象及家属说明哪些注意事项

根据《上海市安宁疗护服务规范》,开展安宁疗护服务的机构收治患者时,应向患者及其家属说明下列事项:①安宁疗护不是针对疾病的积极治愈性治疗,而是强调症状控制和缓和医疗、护理的服务;②医务人员将竭力提供周到、称心、满意的医护照料服务,并真诚地希望得到患者和家属对安宁疗护工作的理解、支持和配合;③医务人员将针对患者的具体情况制订安宁疗护计划,并希望患者及家属能参加安宁照护的服务过程,共同参与患者照料,而且完全尊重患者及家属的宗教信仰,为患者及家属提供好信仰需求的方便尽最大努力,并由患者及其家属签署《安宁疗护告患者(家属)书》《安宁疗护协议书(知情同意书)》(图 12 - 2、12 - 3)。

患者(家属):

　　您(家属)因病接受我院的安宁疗护服务,我们深刻理解您的状况,并将竭力为您提供周到、称心、满意的医护照料服务。在服务期间,真诚地希望得到您和家属对我们工作的理解、支持及配合。

　　安宁疗护不是针对疾病的积极治愈性治疗,而是强调症状控制和缓和医疗、护理的服务。

　　我们将针对您的具体情况制定安宁照护计划,并真诚地希望您(家属)能参加安宁照护服务过程,共同参与患者照料,而且完全尊重您(家属)的宗教信仰,为您(家属)提供信仰需求的方便尽最大努力。

　　如您(家属)同意的话,请签署安宁疗护协议书,谢谢您(家属)的理解和支持!

　　　　　　　　　　　　　　　　　　　　　　　　　　床位医师:

　　　　　　　　　　　　　　　　　　　　　　　　　　安宁护士:

　　　　　　　　　　　　　　　　　　　　　　　　　　年　　月　　日

图 12 - 2　安宁疗护告患者(家属)书

患者/家属(监护人)与患者关系:

您在我们详细解释说明后,已充分了解并同意,承诺执行下列项目:
1. 安宁疗护是缓和医疗措施及护理方法,尽可能缓解患者的身心痛苦,并提高患者的生存质量。
2. 安宁疗护以照护团队,如执业医师、执业护士、社会工作者等,提供患者及家属所需要的照顾。
3. 为避免增加患者临终时的折磨及痛苦,因此您同意放弃:
　　□胸外心脏按压　　　　　□强心药物
　　□呼吸兴奋剂　　　　　　□静脉补液(静脉营养补液)
　　□升血压药物　　　　　　□气管插管
　　□气管切开　　　　　　　□呼吸机辅助通气
4. 为了使安宁疗护团队能够给您及家属提供更完善的医疗和照顾,请您及家属务必做到以下:
　　4.1　患者确定知道:
　　　　诊断:□是□否
　　　　病情严重程度:□是□否
　　4.2　患者接受安宁疗护服务模式□

```
4.3  家属接受安宁疗护服务模式□

                         患者/家属(监护人)签字:＿＿＿＿＿
                         身份证号码:＿＿＿＿＿＿＿＿＿＿＿
                         联系电话:＿＿＿＿＿＿＿＿＿＿＿＿
                         联系地址:＿＿＿＿＿＿＿＿＿＿＿＿
                         医生:＿＿＿＿＿＿＿＿＿＿＿＿＿＿
                                        年  月  日
```

图 12-3　安宁疗护协议书(知情同意书)

五、评估

371. 怎样对患者进行评估

根据《上海市安宁疗护服务规范》,安宁疗护评估由执业医师、注册护士和社会工作者共同完成。评估内容包括临终患者病情(生存期)、疼痛、临终患者及家属的心理与社会需求、社会支持评估等。通过视、听、嗅、味、触等感觉观察,与临终患者及家属交谈,运用望、触、叩、听及嗅等检查技术进行身体评估,查阅患者的病历、既往评估记录,运用功能状态评估、临终患者病情评估等量表进行评估。

372. 怎样进行住院安宁疗护患者的动态评估

根据《上海市安宁疗护服务规范》,入住安宁疗护床位的患者,需在办理入住病房 24 小时内完成入院评估、身体评估,制订诊疗计划。治疗过程中做好动态评估。动态评估包括入院 1 周、半月、1 月、2 月的生存期,心理需求和社会需求,每天开展疼痛及需求的动态评估等。运用功能状态评分标准(KPS 评分)、体力状况评分标准(PS 评分)及预计生存期评估表(毛氏评分)预估患者生存期。心理需求需要为患者建立支持性的护理环境,增加安宁疗护护士礼仪及业务素质能力,进行心理评估及心理护理。社会需求需要根据患者的病情适当陪护,满足患者的归属感,允许亲友、同事等亲密的人探视。根据疼痛数字分级法、面部表情疼痛评分法,主诉疼痛程度分级,视觉模拟法动态评估患者疼痛变化,按照《姑息治疗与安宁疗护基本用药指南》和《疼痛评估量表应用专家共识》规范治疗疼痛,及时解救爆发痛。

373. 怎样对居家安宁疗护患者进行动态评估

根据《上海市安宁疗护服务规范》，开展居家安宁疗护的患者，医疗机构原则上应在患者申请预约后的 2 个工作日内完成上门评估并制订诊疗计划。医疗机构一般每周上门服务 1 次；病情稳定、治疗方法在一段时间内不变的患者，医疗机构可两周上门服务 1 次；当患者病情需要或出现病情变化时，医疗机构可增加上门服务次数。以家庭病床服务形式实施治疗，治疗过程中做好动态评估。动态评估包括居家 2 周、1 月、2 月生存期、心理需求和社会需求，以及在每次上门服务时开展疼痛及需求的动态评估。

374. 安宁疗护常用评估方法有哪些

安宁疗护常用评估方法有：疼痛数字分级法（NRS）、主诉疼痛程度分级法（VRS）、面部表情疼痛评分量表（FPS - R）、简式 McGill 疼痛问卷（SF - MPQ）、简明疼痛评估量表（BPI）、整体疼痛评估量表及癌症疼痛随访记录单，常见非甾体抗炎药（NSAIDs）剂量限制、剂量滴定增加幅度参考标准、阿片类药物剂量换算方法、压力性损伤危险因素评估表、压力性损伤愈合评估表、焦虑自评量表、姑息功能评估量表、姑息预后指数、姑息生存期评估量表及姑息预后评分等。

六、照护

375. 对临终患者照护的内容有哪些

根据《上海市安宁疗护服务规范》，对临终患者的照护内容有：症状控制、舒适照护、心理支持和人文关怀。

376. 安宁疗护怎样帮助患者控制症状

根据《安宁疗护实践指南（试行）》，安宁疗护帮助患者控制症状，主要是在具备常见晚期恶性肿瘤疾病诊疗照护技术及设备基础上，开展支持治疗技术，三阶梯镇痛、镇静、抗惊厥、止呕吐、通便及利尿等服务项目，控制疼痛、呼吸困难、咳嗽、咳痰、咯血、恶心、呕吐、呕血、便血、腹胀、水肿、厌食/恶病质、口干、睡眠/觉醒障碍及谵妄等症状。

377. 安宁疗护服务舒适照护的内容有哪些

根据《安宁疗护实践指南（试行）》，安宁疗护服务舒适照护的内容主要是：病室环境管理、床单位管理、口腔护理、肠内（外）营养护理、静脉导管的维护(包含 PICC、CVC、PORT)、留置导尿管护理、会阴护理、协助沐浴和床上擦浴、床上洗头、协助进食和饮水、排尿异常的护理、排便异常的护理、卧位护理、体位转换和轮椅与平车的使用等。

378. 安宁疗护怎样提供舒适照护

安宁疗护提供具有整体性、连续性的临终护理、临终护理指导与临终护理咨询服务。具体以生理舒适、心理舒适、环境舒适及社会舒适四方面为核心。生理舒适主要是指做好口腔护理、肠内营养护理、肠外营养护理、静脉导管维护(包含 PICC、CVC、PORT)、留置导尿管护理、会阴护理、协助沐浴和床上擦浴、床上洗头、协助进食和饮水、排尿异常护理、排便异常护理以及指导终末期患者及家属床单位管理、卧位护理、体位转换、轮椅与平车使用的操作要点及注意事项等照护措施。心理舒适主要是指做好心理评估和心理护理。环境舒适主要是指做好病室环境管理,为终末期患者提供设施安全的病室和和谐的护理环境。社会舒适主要是指做好指导患者寻求社会支持的工作,并根据病情安排亲友的陪护,满足终末期患者的归属感和心理满足感,从而减少消极情绪的发生。

379. 安宁疗护服务人文关怀的主要内容有哪些

根据《安宁疗护实践指南(试行)》,安宁疗护服务人文关怀的主要内容是:心理社会评估,医患沟通,帮助患者应对情绪反应,尊重患者权利,社会支持系统,死亡教育和哀伤辅导。

380. 安宁疗护怎样进行人文关怀

根据《上海市安宁疗护服务规范》,安宁疗护服务的人文关怀主要是:尊重患者权利,做好死亡教育、生命回顾、哀伤辅导、公共服务链接等服务,鼓励患者和家属参与服务计划,引导患者保持顺应的态度度过生命终末期,促进患者舒适、安详、有尊严离世。

381. 安宁疗护怎样为患者提供心理支持

安宁疗护为患者提供心理支持,主要是指:开展心理、社会等多层面评估,做好医患沟通,帮助患者和家属应对情绪反应。心理支持的目的是恰当应用沟通技巧与患者建立信任关系,引导患者面对和接受疾病状况,帮助患者应对情绪反应,鼓励患者和家属参与,尊重患者的意愿做出决策,让其保持乐观顺应的态度度过生命终末期,从而舒适、安详及有尊严离世。

七、转介

382. 什么是安宁疗护转介

安宁疗护转介,是指依据患者诊疗、康复和保健的多层次需要,通过医院各部门之间、医院与其他机构之间的合作,满足患者多样化的健康需要,促进医疗资源的合理配置,提高诊疗资源使用效率的活动。安宁疗护转介主要发生在以下几个主体之间:医疗机构内部各个科室之间,医疗机构之间,养老机构与安宁疗护机构之间,居家安宁疗护与机构安宁疗护之间,社区卫生服务中心安宁疗护科与安宁疗护中心之间。

383. 怎样建立安宁疗护转介工作机制

根据《安宁疗护试点工作的通知》,建立机构和居家安宁疗护相结合的工作机制,机构与机构间、机构与居家间要形成通畅合理的转介制度。

建立多部门联动的安宁疗护工作机制,协调好发改、财政、医保、市场监督等部门的政策支持,营造良好政策环境。

结合医养结合、家庭医生签约服务等工作,推动安宁疗护发展。结合医联体(医共体)建设,发挥上级医疗机构技术优势,畅通双向转诊,建立基于需求、上下联动、分工协作的安宁疗护服务机制。充分发挥传统医学特色,为终末期患者提供中医药切实有效的护理服务,减轻患者及其家属身体和心理的痛苦。建立安宁疗护质控与监管机制,确保安宁疗护服务水平与质量提升。

384. 医疗机构与机构间怎样落实安宁疗护转介

根据《上海市安宁疗护服务规范》,医疗机构之间落实安宁疗护转介主要是:①KPS 不大于 50 分,且预期生存期不大于 3 个月的临终患者,可由居家安宁疗护转为住院安宁疗护,也可转介至区安宁疗护中心或相关医疗机构。②住院安宁疗护患者急性症状得到控制,经患者及其家属同意,可再次转为居家安宁疗护。

385. 转介要经过哪些流程

转介的流程包括医疗机构内部转介(图 12 - 4)、医疗机构之间转介(图 12 - 5)、养老机构与安宁疗护机构间转介(图 12 - 6)、居家与住院安宁疗护转介(图 12 - 7)及社区卫生服务中心与安宁疗护中心转介(图 12 - 8)。

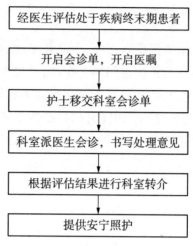

图 12-4   医疗机构内部转介流程图

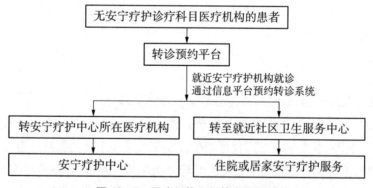

图 12-5   医疗机构之间转介流程图

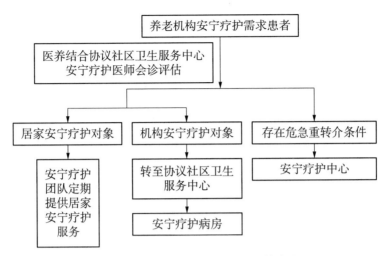

图 12-6　养老机构与安宁疗护机构间转介流程图

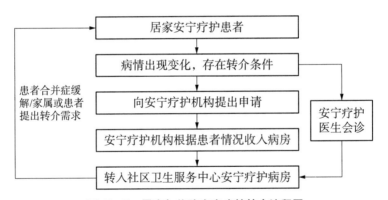

图 12-7　居家与住院安宁疗护转介流程图

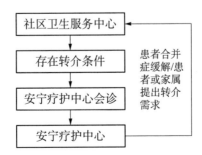

图 12-8　社区卫生服务中心与安宁疗护中心转介流程图

第十三章

症状控制

一、概述

386. 什么是症状

症状是指疾病过程中机体内的一系列功能、代谢和形态结构异常变化所引起的患者主观上的异常感觉或某些客观病态的改变。例如,临床常见的发热、疼痛及呼吸困难等。广义上的症状,还包括一些体征,即变化异常引起的现象能用客观检查(体格检查)的方法检出。例如,心脏杂音、血压升高。

387. 什么是生命末期症状

生命末期症状是指癌症和非癌症等疾病的终末阶段症状。大多数终末期患者需要对一系列的症状进行控制,重点是疼痛、乏力和呼吸困难。其他常见的症状包括厌食、恶心/呕吐、便秘、焦虑、情绪低落/抑郁及谵妄等。某些症状和某些疾病有关,如呼吸困难与慢性阻塞性肺病有关。但是上述症状也会相对少地发生在其他生命末期的疾病。

388. 引起症状的原因是什么

基础疾病(癌症)是引起症状的原因,但并不全是,引起症状的因素还包括:①治疗,如放射治疗、化学治疗或其他的抗癌治疗;②衰弱,癌症和非恶性疾病晚期,患者都会变得衰弱;③并发症,如感染、出血。有的症状是由几个原因引起;而所有的症状都可以由失眠、耗竭/极度衰弱、焦虑、恐惧、无助、无望和抑郁所加重。

389. 症状控制的总体原则是什么

症状控制和处理的总体原则是：①评估。治疗之前对每一种症状的原因都要进行评估和诊断。②解释。治疗之前对患者进行解释，要与患者/家属进行耐心细致和有成效的交流。③处理。个体化的治疗计划，包括对患者躯体的、心理的、社会的和精神的处理和治疗计划。④动态监测。对治疗的效果进行持续的评估和监测，并且要进行记录。⑤注意细节。不做无保障的假定/臆断，密切观察治疗的效果和不良反应，适时调整个体化的治疗方案。

390. 安宁疗护服务症状控制的内容是什么

根据《安宁疗护实践指南（试行）》，安宁疗护症状控制的主要内容是：控制疼痛、呼吸困难、咳嗽、咳痰、咯血、恶心、呕吐、呕血、便血、腹胀、水肿、发热、厌食/恶病质、口干、睡眠/觉醒障碍（失眠）、谵妄等症状。

二、疼痛

（一）评估

391. 什么是疼痛

根据《姑息治疗与安宁疗护基本用药指南》，疼痛是一种与实际或潜在的组织损伤经历相关的不愉快的感觉和情绪情感体验，或与此相似的经历。疼痛是患者的主观体验，所以患者的主诉是疼痛评估的"金标准"，应该得到充分的理解和尊重。疼痛是一种适应性和保护性感受，不同程度地受到生物学、心理学以及社会环境等多方面因素的影响，可对患者的身体功能、心理健康和社会功能产生不良影响。

392. 疼痛分为哪几种类型

（1）疼痛按病理生理学机制分为伤害感受性疼痛与神经病理性疼痛。①伤害感受性疼痛：包括躯体痛和内脏痛。躯体疼痛分为浅表痛与深部痛。浅表痛是指由浅表（皮肤、皮下或黏膜）的痛觉感受器受到伤害性刺激引起的疼痛；深部痛是指由肌肉、肌腱、筋膜、关节或骨骼的伤害性感受器受到伤害性刺激引起疼痛。躯体痛常表现为钝痛、锐痛或者压迫性疼痛，定位准确。内脏痛是指内脏受到打击、压迫、扭转或炎症刺激引起的疼痛，常表现为弥漫性疼痛和绞痛，定位不够准确。②神经病理性疼痛：可以表现为刺痛、烧灼样痛、放电样痛、枪击样疼痛、麻木痛、麻刺痛、幻觉痛及中枢性坠胀痛。其特征包括自发性疼痛、接触诱发痛、痛觉过敏和痛觉超敏；部分癌性疼痛如内脏痛等。虽无明确感觉神经系统受损，但具有神经病理性疼痛的部分特征，治疗时仍应考虑神经病理性疼痛相关方法。

（2）疼痛按发病持续时间分为急性疼痛、慢性疼痛。①急性疼痛，是指持续时间小于1个月的疼痛。其发生机制多为伤害感受性疼痛。②慢性疼痛，是指持续时间超过3个月或超过疾病正常病程的疼痛。癌性疼痛是包含急性疼痛与慢性疼痛的混合性疼痛。

393. 疼痛评估的目的是什么

疼痛评估的目的是制订镇痛治疗方案，了解镇痛治疗效果，及时调整给药剂量和方案，使镇痛治疗能适应患者疼痛的变化和不良反应的耐受程度。

394. 疼痛评估和观察的内容有哪些

根据《安宁疗护实践指南（试行）》，疼痛评估和观察的内容主要是：患者疼痛的部位、性质、程度、发生及持续的时间，疼痛的诱发因素、伴随症状，既往史及患者的心理反应；根据患者的认知能力和疼痛评估的目的，选择合适的疼痛评估工具，对患者进行动态的连续评估并记录疼痛控制情况。

（1）疼痛部位。通过观察或与患者交谈，获得疼痛发生部位的信息。通过患者的口头表达，或在身体上指出具体的疼痛部位（包括范围），也可让患者在人形图上画出疼痛区域以准确定位疼痛发生的部位。另外，还应关注疼痛是局限于某一区域，还是弥散的、全身性疼痛，是否有牵涉痛或者放射痛，疼痛部位是固定的，还是变化的等。

（2）疼痛强度。指疼痛严重程度。疼痛强度受个体体质、耐受力、心理状况、社会、文化和教育背景等因素的影响。不同个体对疼痛强度的感受不同。

（3）疼痛性质。患者对疼痛性质的描述是确定疼痛病因的重要参考。如针刺样疼痛、电击样疼痛、麻木、夜间痉挛或灼烧样痛多提示神经病理性疼痛；波动感或撞击感多提示血管病变；运动时出现锐痛常提示肌肉和骨骼的病变；内脏通常被描述为绞痛、痉挛性痛、尖锐痛及钝痛等；风湿性疼痛常被描述为酸胀痛、冷痛、钝痛或刀割样疼痛。

（4）疼痛发生的时间特点。通过与患者交流，了解疼痛开始发生的时间,持续时长及疼痛发作的时间规律等特征,可为临床诊断提供有价值的线索。如疼痛是持续、长期的,还是间断、短暂瞬时的;是阵发,还是偶发;是定时、规律发生,还是不规律发生;是急剧发生,还是缓慢发生等。疼痛发生的时间特征是进行紧急处理或常规诊治的重要参考因素。

(5)加重或减轻疼痛的因素。了解疼痛发生的诱因和缓解因素可为诊断疼痛提供线索。机械性因素(翻身、弯腰等)或精神性因素(如焦虑、抑郁等)均有可能加重疼痛。

(6)既往疼痛治疗史。在获得患者既往疼痛治疗史时,应重点了解哪些药物可以有效治疗疼痛。

395. 怎样评估疼痛患者的心理反应

评估疼痛患者的心理反应可以采用相关量表,主要有以下几种:①心理问题:采用心理痛苦温度计、医院焦虑抑郁量表。②焦虑:采用 Zung 焦虑自评量表、状态-特质焦虑量表、广泛性焦虑量表。③抑郁:采用《抑郁自评量表》《贝克抑郁量表》(第 2 版)《患者健康问卷调查》。

396. 疼痛评估的工具有哪些

临床常用的疼痛评估工具有数字分级法(NRS)、面部表情疼痛评分法、特殊患者疼痛评估量表(FLACC 评分)、视觉模拟法(VAS、划线法)及主诉疼痛程度分级法(VRS)等。

(1)疼痛的数字评分法(NRS 评分)(图 13-1、表 13-1)。

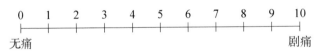

图 13-1 疼痛的数字评分法

表 13-1 疼痛的数字评分法(NRS 评分)

疼痛分值(分)	疼痛程度
0	无痛
1~3	轻微疼痛,不影响睡眠
4~6	中度疼痛,无法入睡
7~10	重度疼痛,剧痛

（2）面部表情疼痛评分量表（图 13 - 2）。

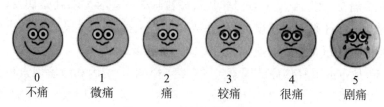

| 0 | 1 | 2 | 3 | 4 | 5 |
| 不痛 | 微痛 | 痛 | 较痛 | 很痛 | 剧痛 |

图 13 - 2　面部表情疼痛评分

（3）特殊患者疼痛评估量表（FLACC 评分）：通过观察患者的面部表情、躯体活动及情绪变化等对疼痛进行评分。评分对象主要为婴幼儿或意识障碍的患者，观察时间至少为 5 分钟（表 13 - 2）。

表 13 - 2　特殊患者疼痛评估量表

项目	0 分	1 分	2 分
面部表情 （F）	无特定表情或笑容	偶尔面部扭曲或皱眉	持续颤抖下巴，紧缩下腭，紧皱眉头
腿部活动 （L）	正常体位或放松状态	不适，无法休息，肌肉或神经紧张，肢体间断弯曲/伸展	踢或拉直腿，高张力，扩大肢体弯曲/伸展，发抖
体位 （A）	安静平躺，正常体位，可顺利移动	急促不安，来回移动，紧张，移动犹豫	卷曲或痉挛，来回摆动，头部左右摇动，揉搓身体某部分
哭闹 （C）	不哭不闹	呻吟或啜泣，偶尔哭泣，叹息	不断哭泣，尖叫或抽泣，呻吟
可安慰程度 （C）	平静的，满足的，放松，不要求安慰	可通过偶尔身体接触消除疑虑、分散注意	安慰有困难

（4）视觉模拟法（VAS、划线法）：划一条横线（一般长为 10 厘米），线上不作标记、数字或词语，以免影响评估结果。一端代表无痛，另一端代表是剧烈疼痛，让患者自己在线上的最能代表其疼痛程度之处划一条交叉线（见图 13 - 3）。

使用划线法评估疼痛程度，常见有两种方式：一是将横线作为疼痛指数。另一种方式是将横线与数字分级法的0～10 数字并列，用与患者划线交

无痛   最剧烈疼痛

图 13-3 视觉模拟法

叉点相应的数字代表疼痛程度。

（5）主诉疼痛程度分级法（VRS）：根据患者对疼痛的主诉，将疼痛程度分为轻度、中度、重度3类。①轻度疼痛：有疼痛但可忍受，生活正常，对睡眠无干扰。②中度疼痛：疼痛明显，不能忍受，要求服用镇痛药物，睡眠受干扰。③重度疼痛：疼痛剧烈，不能忍受，需用镇痛药物，睡眠受严重干扰，可伴自主神经紊乱或被动体位。

397. 怎样对癌痛患者进行动态连续性评估

癌痛动态评估是指持续、动态评估癌痛患者的疼痛症状变化情况，包括评估疼痛程度、性质变化情况，爆发性疼痛发作情况，疼痛减轻及加重因素，以及止痛治疗的不良反应等。动态评估对于药物止痛治疗剂量滴定尤为重要。在止痛治疗期间，应当记录用药种类及剂量滴定、疼痛程度及病情变化。动态评估适合治疗前、治疗中、治疗后以及随访等持续性评估。对疼痛进行评估是一项基本的工作。它应该始于疼痛治疗开始之前，贯穿于整个治疗过程之中，并持续于治疗之后。

（二）治疗原则

398. 疼痛治疗的原则是什么

疼痛治疗的原则如下。

（1）先诊断、后治疗。重视诊断与鉴别诊断，部分疼痛患者的基础病诊断较为困难，常常因疼痛症状掩盖基础疾病，以致漏诊、误诊延误病情。诊断性（或对症治疗）必须目的明确，必须观察患者治疗后疗效判断，有助于明确诊断。

（2）采用综合治疗措施，以有效、安全为主。①合理规范用药。②先简后繁，先无创，后有创。③相辅相成、身心兼顾、标本兼治、局部和全身治疗相辅应用。

（3）保护患者的生理功能，提高患者的生活质量。

399. 疼痛治疗的常用方法有哪些

疼痛治疗的常用方法是：①药物治疗。②多模式镇痛。③超前镇痛。④患者自控镇痛。⑤硬膜外或蛛网膜下腔植入镇痛泵持续镇痛。⑥神经阻滞疗法。⑦物理疗法。⑧微创疗法。⑨手术疗法。⑩中医中药针灸。⑪电刺激疗法。⑫心理治疗。⑬作业疗法。

400. 制订疼痛治疗计划应考虑的因素有哪些

制订疼痛治疗计划，应当考虑疼痛强度、疼痛类型、基础健康状态、合并疾病以及患者对镇痛效果的期望和对生活质量的要求。

401. 控制疼痛的标准是什么

控制疼痛的标准是：数字评估法的疼痛强度小于 3 分，24 小时内的爆发痛次数小于 3 次。疼痛的控制要逐步达到，首先达到睡眠时无痛，继之达到静止时无痛，最后达到活动时无痛的标准。

402. 怎样对镇痛药物的不良反应进行处理

对镇痛药物不良反应的处理，要采取预防为主，绝不能等患者耐受不了时才处理，故镇痛药物与控制不良反应药物应合理配伍，同等考虑。此外，要重视对患者心理、精神问题的识别和处理。

403. 药物止痛的五项基本原则是什么

根据《癌症疼痛管理药学专家共识》，药物止痛的五项基本原则是：①首选口服给药：应尽量选择无创安全简便的给药途径。②按阶梯用药：根据疼痛的程度按阶梯选择镇痛药。轻度疼痛选择非甾体抗炎药和对乙酰氨基酚；中度疼痛选择弱阿片类药物；重度疼痛选择强阿片类镇痛药。③按时用药：按时给药可使体内血药浓度达到稳态。④个体化给药：在选择镇痛药时考虑患者的具体情况。⑤注意具体细节：包括疼痛的全面评估、准确的药物治疗、动态的随访。

404. 世界卫生组织癌痛三阶梯止痛治疗的原则是什么

按照世界卫生组织"癌痛三阶梯镇痛治疗"原则，应根据患者的疼痛程度，有针对性地选用不同强度的镇痛药物。

(1) 第一阶梯，轻度癌痛：疼痛可以忍受，不影响正常生活，基本不影响睡眠。针对轻度癌痛所采用的止痛药物为第一阶梯用药。常用药物是非甾体抗炎药。目前，常用的非甾体抗炎药有布洛芬缓释剂（芬必得）、塞来昔布（西乐葆）、吲哚美辛（消炎痛）及双氯芬酸等。对乙酰氨基酚（扑热息痛）也是第一阶梯药物。

（2）第二阶梯，中度疼痛：癌痛持续存在，并影响睡眠和食欲。常用药物是可待因、曲马多等。目前，多把第二阶梯的药物和第一阶梯的药物制成复合剂型，有利于疼痛的控制，如洛芬待因，但是在使用时应注意剂量，避免长期大量使用而出现毒性反应。

（3）第三阶梯，重度疼痛：癌痛剧烈、难以忍受，致使睡眠和饮食都受到严重干扰，晚间入睡困难或者因疼痛导致患者在睡眠中醒来。此时采用一般的止痛药物已很难控制，应该果断地使用强效阿片类药物。常用药物是盐酸吗啡片（短效吗啡，吗啡即释剂型）、硫酸吗啡控释片（美施康定）、盐酸羟考酮控释片（奥施康定）、芬太尼透皮贴剂（多瑞吉）等。到目前为止，吗啡类药物（包括控缓释剂型）仍是第三阶梯的代表药物。

但是，最近的多中心随机对照研究表明，对于中度癌痛患者而言，应用低剂量强阿片类药物（吗啡）比弱阿片类药物（曲马多、可待因）缓解疼痛更加快速有效，并且低剂量强阿片类药物组和弱阿片类药物组的药物相关不良反应的频率和严重程度无显著性差异。现在已经有越来越多的学者支持将"三阶梯镇痛"简化为"二阶梯镇痛"，即直接应用以吗啡为代表的强阿片类药物缓解中度癌痛，而不再使用弱阿片类药物。

405. 常用的镇痛药物有哪些类型

根据 2019 年北京市疼痛治疗质量控制和改进中心《癌症疼痛管理药学专家共识》，常用的镇痛药物有：

（1）非甾体抗炎药。分为三类：①非选择性环氧化酶（COX）抑制药：布洛芬缓释剂（芬必得）、吲哚美辛（消炎痛）、双氯芬酸等。②选择性环氧化酶-2（OX-2）抑制药：美洛昔康、洛索洛芬及尼美舒利等。③特异性环氧化酶-2抑制药：塞来昔布、罗非昔布及依托考昔等。

（2）常用弱阿片类药物。包括可待因、曲马多等。目前，第二阶梯的药物和第一阶梯的药物制成复合剂型，如洛芬待因。

（3）强效阿片类药物。包括盐酸吗啡片（短效吗啡，吗啡即释剂型）、硫酸吗啡控释片（美施康定）、盐酸羟考酮控释片（奥施康定）及芬太尼透皮贴剂（多瑞吉）等。

（4）辅助镇痛药。包括：①抗抑郁药物：阿米替林、文拉法辛等；②抗惊厥药物：加巴喷丁、普瑞巴林等。

406. 成人口服阿片类药物怎样进行滴定

根据《姑息治疗与安宁疗护基本用药指南》,成人口服阿片类药物剂量的滴定步骤是,当患者疼痛评估 NRS 评分≥4 分,或存在有未得到有效控制的疼痛时,可进行口服阿片类药物的滴定和解救。首次使用阿片类药物的患者,参照滴定原则,给予即释吗啡制剂 5～15 mg 或等效药物,给药 60 分钟后再次评估疗效和不良反应。①若疼痛评分没有降低或者继续增加时,可酌情增加 50%～100% 的药物剂量;②如疼痛有所缓解但仍未达到充分控制时,可重复给予即释吗啡制剂 5～15 mg 或等效药物;③如 2～3 个给药周期后,镇痛效果欠佳,可考虑静脉滴定或进行疼痛的其他处理和治疗。

阿片类药物耐受的患者,参照滴定原则,首先要计算出前 24 小时使用阿片类药物总量的 10%～20%,然后将其转换为等效的阿片类药物口服剂量,与原有的给药剂量相加,得出现有的给药剂量,给药 60 分钟后再次评估疗效和不良反应:①若疼痛评分没有降低或者继续增加时,可酌情增加 50%～100% 的药物剂量。②如疼痛有所缓解但仍未达到充分控制时,可重复给予前 24 小时使用阿片类药物总量的 10%～20% 或等效药物。③如 2～3 个给药周期后,镇痛效果欠佳,可考虑静脉滴定或进行疼痛的其他处理和治疗。以上两类患者分别经过上述处置后,疼痛能够充分控制和缓解时,在接下来的 24 小时内,按需给予当前滴定的有效剂量。疼痛的后续剂量滴定和治疗可参照"轻度疼痛(NRS 评分 1～3 分)"的内容。

407. 成人静脉使用阿片类药物怎样进行滴定

根据《姑息治疗与安宁疗护基本用药指南》,成人静脉使用阿片类药物剂量的滴定步骤是,当患者不能口服镇痛药物或口服药物疗效欠佳时(疼痛评估 NRS 评分≥4 分,或存在未得到有效控制的疼痛),可进行规范的静脉滴定治疗。首次使用阿片类药物的患者,参照滴定原则,静脉给予吗啡制剂 2～5 mg 或等效药物,给药 15 分钟后再次评估疗效和不良反应:①若疼痛评分没有降低或继续增加时,可酌情增加 50%～100% 的药物剂量;②如疼痛有所缓解但仍未达到充分控制时,可重复给予吗啡制剂 2～5 mg 或等效药物;③如 2～3 个给药周期后,镇痛效果欠佳,应考虑采取疼痛的其他处理和治疗方法。

阿片类药物耐受的患者,参照滴定原则,首先要计算出前 24 小时使用阿片类药物总量的 10%～20%,然后将其转换为等效的阿片类药物静脉使用剂量,与原有的给药剂量相加,得出现有的给药剂量,给药 15 分钟后再次评估疗效和不良反应:①若疼痛评分没有降低或者继续增加时,可酌情增加50%～100%的药物剂量。②如疼痛有所缓解,但仍未达到充分控制时,可重复给予前 24 小时使用阿片类药物总量的 10%～20%或等效药物。③如2～3 个给药周期后,镇痛效果欠佳,可考虑采用疼痛的其他处理和治疗方法。以上两类患者分别经过上述处置后,疼痛能够充分控制和缓解时,在接下来的 24 小时内,按需给予当前滴定的有效剂量。疼痛的后续剂量滴定和治疗可参照"轻度疼痛(NRS 评分 1～3 分)"的内容。

408. 阿片类药物的给药方式有哪些

根据《安宁疗护实践指南(试行)》,阿片类药物给药应尽量选择无创、简便、安全的给药途径,长期使用时,口服给药是首选给药途径,患者能口服药物时应首选口服镇痛药。除非急性疼痛,需要尽快采用其他起效更快的给药途径或患者出现口服给药不能耐受的不良反应时才考虑其他给药途径;不能吞咽或存在口服吸收障碍的患者可采用透皮贴剂镇痛,也可临时皮下注射给药,也可持续静脉或皮下输注,自控镇痛泵给药。

409. 不同阿片类药物怎样进行剂量换算

根据《姑息治疗与安宁疗护基本用药指南》,不同阿片类药物剂量的换算如表 13-3。

表 13-3　不同阿片类药物剂量的换算

药物	非胃肠给药	口服	等效剂量
吗啡	10 mg	30 mg	非胃肠道:口服=1:3
可待因		200 mg	吗啡(口服):可待因(口服)=1:6.5
羟考酮		15～20 mg	吗啡(口服):羟考酮(口服)＝1.5～2.0:1
芬太尼透皮贴剂	25 μg/h(透皮吸收)		芬太尼透皮贴剂(μg/h),1 次/72 h 剂量＝1/2×口服吗啡(mg/d)剂量

410. 怎样预防镇痛药物的不良反应

根据《姑息治疗与安宁疗护基本用药指南》,镇痛药物不良反应的预防是:

(1)非甾体抗炎药:最常见胃肠道出血、溃疡和穿孔等胃肠道反应,对于既往有胃肠道病史的患者应谨慎使用。非甾体抗炎药还可能导致严重的心血管不良反应,有心血管病史的患者应慎用,若使用应密切监测血压等指标。同时应注意含非甾体抗炎药的复方制剂发生相互作用和不良反应的潜在风险。

(2) 阿片类药物：不良反应主要包括便秘、恶心、呕吐、嗜睡、瘙痒、头晕、尿潴留、谵妄、认知障碍及呼吸抑制等。除了便秘外,多数不良反应是短暂且可以耐受的。在临床上发现最多的不良反应是便秘,在启动阿片类药物治疗时应同时预防性使用通便类药物,如番泻叶、麻仁丸、酚酞片、乳果糖及聚乙二醇电解质散等;用药期间应多喝水,多吃含纤维的食物。呼吸抑制是阿片类药物最严重的不良反应,阿片类药物过量或与镇静药联合使用也可能出现呼吸抑制。

(3) 辅助镇痛药：加巴喷丁和普瑞巴林的主要不良反应包括头晕、嗜睡和周围性水肿等,度洛西汀的主要不良反应为恶心,一般可通过缓慢增加剂量等方式耐受。在使用辅助镇痛药时,需根据肾功能调整加巴喷丁、普瑞巴林及度洛西汀等药物的剂量,警惕双膦酸盐致下颌骨坏死的风险,注意药物间相互作用。

411. 怎样预防阿片类药物引发的戒断综合征

阿片类药物戒断症状是指由于长期或大剂量应用阿片类药物后,骤然停药或大幅度减量或使用拮抗剂占据受体后所出现的特殊综合征。常见的药物包括吗啡、可待因、羟考酮及美沙酮等。

预防阿片类药物引发的戒断综合征需要对患者教育,应围绕治疗药物展开,包括教育患者及家属正确认识疼痛和疼痛治疗药物、评估药物疗效和不良反应、掌握药物的用法用量、提高用药依从性等。对于过度恐惧不良反应的患者,应与患者积极沟通,解释成瘾性、依赖性与耐受性的关系,消除患者及其家属对阿片类镇痛药的恐惧。了解阿片类药物的成瘾性,以及自行停药及减量的严重后果。

412. 止痛治疗应注意哪些事项

根据《安宁疗护实践指南(试行)》,止痛治疗是安宁疗护治疗的重要部分,患者应在医务人员指导下进行止痛治疗,规律用药,不宜自行调整剂量和方案,应注意：①动态评估,记录病情、用药情况及不良反应。②中重度疼痛及时应用阿片类药物,足量个体滴定剂量,吗啡给药剂量与患者年龄有关,老年人建议从小剂量开始滴定。③注意患者肾功能的损害,如果肾功能受损,阿片类药物的代谢产物会导致患者嗜睡。④阿片类药物在用药期间突发疼痛可以使用解救剂量。⑤重视镇痛药物不良反应的防治。⑥如患者首次服用阿片类药物即出现过分嗜睡而无疼痛,第二次剂量应减少50%,高危患者初始剂量低,滴定幅度要小一些,以免出现剂量过大而引起中毒。⑦长期用量恒定,如突然疼痛显著加剧,应重新评估病情,注意有无新疼痛(新因)的出现,不要因新疼痛的出现或性质改变,在未经详细的检查之前就轻率肯定是疼痛的延续和加重,从而耽误诊断与治疗。⑧长期大剂量使用中,如需减量,应按前述减量原则办理,芬太尼透皮贴,撤药后半衰期达13~22小时,故撤药后仍需观察24小时。⑨控释片不可碾碎服用。⑩初始剂量滴定原则上使用口服速效吗啡,对于特殊情况患者可考虑肌注、皮下注射或静脉给药。⑪当对乙酰氨基酚剂量≥4g/d时,需将阿片类药物与对乙酰氨基酚固定联合制剂换为单一的阿片类药物。⑫按时、按需增加剂量,应根据症状严重程度决定阿片类药物滴定速度和增加速度。⑬当控制慢性持续性疼痛的阿片类药物24小时需要量达到稳定时,可以将短效阿片类药物转化为控释、缓释阿片类药物或芬太尼透皮贴剂等长效制剂。

(三) 护理要点

413. 疼痛的护理要点有哪些

根据《安宁疗护实践指南(试行)》,疼痛的护理要点是:①根据疼痛的部位协助采取舒适体位。②给予安静、舒适环境。③遵医嘱给予止痛药,缓解疼痛症状时应当注意观察药物疗效与不良反应。④有针对性地开展多形式的疼痛教育,鼓励终末期患者,主动讲述疼痛,教会疼痛自评方法,告知原因或诱因以及减轻和避免疼痛的其他方法,包括音乐疗法、注意力分散法、自我暗示法等放松技巧。

414. 对于使用止痛药的终末期患者怎样进行疼痛健康教育

对使用止痛药的终末期患者,疼痛健康教育应根据健康教育对象的特征和健康教育的内容选择适当的形式,主要以个别指导、集体讲座和座谈会3种形式。①个别指导是针对一个疼痛终末期患者进行的健康教育,是最有效的一种健康教育形式。其特点是谈话自由,易于双方的沟通;能根据需要进行,简便而灵活。②集体讲座是将多个疼痛终末期患者组织到一起由护士进行宣教的一种健康教育形式。其特点是开放性的宣教，能够使患者与患者之间可以互相提醒、交流、讨论、提问。因此，也可达到较好的指导效果。③座谈会是将病区的疼痛终末期患者召集在一起，对疼痛常见知识和共性特点的内容进行宣教。

415. 对于使用止痛药的终末期患者应进行哪些护理观察

对于使用止痛药的患者应当进行下列护理观察。

（1）密切观察药物的镇痛效果。

（2）改变给药途径后应密切观察更换药物期间的疼痛控制情况，并及时给予干预。

（3）密切观察用药后的不良反应，包括：①便秘：可伴随阿片类药物治疗的全过程，需积极防治，增加膳食纤维、适当运动等。②恶心、呕吐：是阿片类药物最常见的不良反应之一，大多出现在患者初次使用阿片类药物的前几天，发生呕吐时要预防误吸。③谵妄：注意观察患者的意识水平、注意力、思维、记忆、精神行为、情感和觉醒规律的改变。④尿潴留：密切观察患者的尿量，排尿困难者及时评估膀胱充盈程度。对诱导排尿失败的患者可考虑导尿。⑤嗜睡和过度镇静：注意观察患者有无注意力分散、思维能力下降、表情淡漠，一旦发生及时汇报医生并采取措施，避免呼吸抑制的发生。⑥瘙痒：注意观察患者皮肤完整性。⑦眩晕：多发生在药物治疗的初期，指导患者卧床休息，改变体位时动作缓慢，防止坠床、跌倒等意外发生。⑧药物过量和中毒：注意观察患者的呼吸频率、节律等，保持患者呼吸道通畅。

416. 疼痛教育的主要内容是什么

疼痛教育的内容包括：疼痛管理的理念、疼痛评估方法、止痛治疗手段、止痛药物使用后不良反应的处理、疼痛治疗的认识误区等。

三、呼吸困难

（一）评估和观察

417. 什么是呼吸困难

根据《姑息治疗与安宁疗护基本用药指南》，呼吸困难是指患者感到呼吸不适的主观感受，常表现为不同性质和不同程度的缺氧、胸闷及呼吸费力,是心力衰竭和慢性阻塞性肺疾病终末期患者最常见的症状。

418. 呼吸困难患者评估和观察的内容有哪些

根据《安宁疗护实践指南(试行)》,呼吸困难患者评估的主要内容是:①评估患者病史、发生时间、起病缓急、诱因、伴随症状、活动情况、心理反应和用药情况等。②评估患者神志、面容与表情、口唇、指(趾)端皮肤颜色,呼吸的频率、节律、深浅度、体位、外周血氧饱和度、血压、心率及心律等。

(二) 治疗原则

419. 呼吸困难的治疗原则是什么

根据《安宁疗护实践指南(试行)》,呼吸困难的治疗原则是:①寻找诱因的同时应努力控制症状,无明显低氧血症的终末期患者给氧也会有助于减轻呼吸困难。②呼吸困难最佳的治疗措施为治疗基础疾病,保持气道通畅,保证机体氧气供应。③但在不可能做到的情况下,阿片类药物是使用最为广泛的具有中枢活性的治疗此类呼吸困难的药物,应明确告知呼吸抑制、镇静的作用机制。

420. 呼吸困难的诱因有哪些

呼吸困难的诱因有:①癌症本身引起:肿瘤造成的呼吸道阻塞、支气管感染、肿瘤栓塞、腹水、胸腔/心包积液等;②治疗引起:手术(肺切除)、放射治疗(肺纤维化、放射性肺炎)、化学治疗(肺纤维化、心肌病变);③体力衰竭引起:贫血、肺炎、肺栓塞等;④其他因素:充血性心力衰竭、慢性阻塞性肺疾病恶化、心律失常、肥胖、神经系统障碍及情绪紧张等。

421. 控制呼吸困难的方法有哪些

控制呼吸困难的方法有以下几种。

(1) 病因治疗:终末期患者的呼吸困难多是不可逆,针对可逆性的病因治疗。

(2) 药物治疗:①阿片类药物。低剂量阿片类药物已经证实可以改善呼吸困难,虽然作用机制尚未充分证明,但在患者病情允许,不存在呼吸抑制的情况下,使用阿片类药物可以明显降低呼吸中枢感受性,镇咳作用良好,减少耗氧量,有效改善呼吸困难的症状。阿片类药物包括吗啡、可待因、芬太尼、羟考酮等。因阿片类药物服用过量可引起呼吸中枢的抑制,因此需严格控制用量,并与患者家属做好充分沟通。②苯二氮䓬类药物。有证据表明,呼吸困难与不安和抑郁等精神压力有关系。特别是呼吸困难恐慌发作的患者、焦虑症患者,应用苯二氮䓬类药物可以减轻呼吸困难带来的不适感,尤其是在晚期和濒死期患者中,地西泮、劳拉西泮和咪达唑仑是最常用的药物。但由于该类药物具有肌肉松弛的作用,以及对呼吸困难加剧的潜在影响,尤其是癌症恶病质患者,肌肉减少症患者需谨慎应用。根据患者的症状和药物作用时间(半衰期)选择合适的药物,晚饭后或睡前服用,从少量剂量开始,其常见的不良反应包括困倦。③皮质激素药物。激素类药物,对哮喘和慢性阻塞性肺疾病引发的支气管炎有显著的疗效,也可用于癌性淋巴管炎。上腔静脉综合征、放射性肺炎、癌性气道阻塞而引起的呼吸困难,虽没有标准化的给药方法,但在使用激素类药物时要动态评价用药效果以及预后,其常见的不良反应包括消化道溃疡、感染的恶化等。

(3)非药物性治疗:①氧疗/无创呼吸机。根据患者的病情需求,必要时可辅助氧疗或是进行无创呼吸机通气治疗。氧疗可以改善患者的低氧血症,推荐每天氧疗至少15小时,可以减缓肺动脉高压进展,改善神经心理健康,甚至过早死亡等现象。使用无创呼吸机通气符合缓和医疗原则,既避免了气管插管或气管切开等有创治疗,又可以保留患者在生命终末期的自主性。②肺康复。在呼吸系统慢性病患者中被强烈广泛推荐,终末期患者同样也可以因其受益。③呼吸训练。浅呼吸增加患者的呼吸困难感,指导患者进行缩唇呼吸以及腹式呼吸,告知患者尽量保持安静并充分放松心情与身体。④物理方法。在病情允许的情况下,使用步行辅助器,使患者向前倾身增加换气量,缓解呼吸困难。

422. 呼吸困难最佳治疗措施是什么

呼吸困难最佳的治疗措施为治疗基础疾病,保持气道通畅,保证机体氧气供应。氧气疗法是通过给氧提高动脉血氧分压和动脉血氧饱和度,增加动脉血氧含量,纠正各种原因造成的缺氧状态,促进组织新陈代谢,以维持机体生命活动的一种治疗方法。

423. 阿片类药物缓解呼吸困难的机制是什么

阿片类药物缓解呼吸困难可能与以下有关:抑制中枢呼吸驱动伴随放电的减少,降低中枢和外周神经系统(主要是颈动脉体)对缺氧和高碳酸血症的敏感性,改变呼吸的中枢感知,活化肺部及外周阿片受体,改善睡眠、减轻焦虑症状及镇痛等。

424. 应用阿片类药物缓解终末期患者呼吸困难时要注意哪些问题

根据《姑息治疗与安宁疗护基本用药指南》,使用阿片类药物如吗啡可治疗终末期患者呼吸困难。首次使用阿片类药物的患者,宜从较低剂量开始滴定。必要时,每2小时口服2.5～10 mg或静脉注射1～3 mg;对于已经使用过阿片类药物镇痛的患者,可在原有剂量的基础上酌情增加25%的用量。

425. 呼吸困难患者控制症状时应注意哪些事项

根据《安宁疗护实践指南(试行)》,呼吸困难患者控制症状时应注意:①呼吸困难通常会引发患者及照顾者的烦躁、焦虑及紧张,要注意安抚和鼓励。②呼吸困难时口服给药方式可能会加重患者的症状或呛咳,可考虑静脉、吸入的给药方式。

(三) 护理要点

426. 呼吸困难的护理要点有哪些

根据《安宁疗护实践指南(试行)》,呼吸困难的护理要点是:①为终末期患者提供安静、舒适、洁净及温度和湿度相对适宜的环境。②每日摄入适度的热量,根据营养支持方式做好口腔及穿刺部位护理。③保持呼吸道通畅,痰液不易咳出者采用辅助排痰法,协助患者有效排痰。④根据病情取坐位或半卧位,改善通气,以患者自觉舒适为原则。⑤根据病情的严重程度及患者实际情况选择合理用氧。⑥指导患者进行正确、有效的呼吸肌功能训练。⑦指导患者有计划地进行休息和活动。

427. 氧疗的注意事项有哪些

氧疗的注意事项有:①根据病因与病情选择合适的氧浓度,对于患有慢性阻塞性肺疾病的终末期患者,一定要注意给予低浓度流量持续吸氧,以免加重病情。②密切观察患者氧疗效果,定时测量脉搏、血压、呼吸,观察患者精神状态、皮肤颜色及温度等;也可测定动脉血气分析判断疗效,以便选择适当的用氧浓度。③高浓度吸氧时间不宜过长,一般认为吸氧浓度>60%,持续用氧24小时以上,则可能发生氧中毒。④如用桶装氧气给氧,氧气瓶内氧气不可用尽,压力表指针降至0.5兆帕时,即不可再用,以防灰尘进入,再次充气时发生爆炸。对已用空和未用的氧气筒,应分别挂"空"或"满"的标志,空瓶及时更换,确保患者需要氧气时能及时供氧。⑤定时更换吸氧导管,持续鼻导管给氧的患者,氧流量不可过高,以免损伤鼻腔黏膜。及时清除鼻腔分泌物,以防堵塞鼻导管。⑥氧疗注意加温和湿化,用氧时应通过湿化瓶和必要的加温装置,以防止吸入干冷的氧气刺激损伤气道黏膜,致痰干结和影响纤毛的"清道夫"功能。

428. 怎样协助呼吸困难患者选择合适的体位

协助呼吸困难患者选择合适的卧位,应以患者自觉舒适为原则,如胸腔积液、心包积液、慢性心肺疾病的患者需抬高床头,取半卧位或端坐卧位,提供枕头或床边桌椅等作为支撑物,帮助患者找到舒适的体位,增加舒适感。

429. 怎样指导患者进行有效的呼吸肌功能训练

指导患者进行有效的呼吸肌功能训练时,让患者尽量保持安静并充分放松心情与身体。①缩唇呼吸:锻炼患者用鼻腔吸气,然后缩唇(鼓腮缩唇)利用口腔呼气,呼气过程需缓慢,呼气时间约是吸气时间的 2 倍。②腹式呼吸:患者锻炼腹式呼吸时,将左右手分别放在胸前及肋下上腹部,吸气时右手随腹部膨隆抬起,呼气时随腹部塌陷,右手给予腹部一定的压力以促进膈肌回复。

四、咳嗽、咳痰

(一) 评估和观察

430. 什么是咳嗽、咳痰

根据《姑息治疗与安宁疗护基本用药指南》,咳嗽是指延髓咳嗽中枢受到刺激后产生的防御性神经反射,具有清除呼吸道异物和分泌物的保护性作用。借助咳嗽将痰液排出的过程称为咳痰。咳嗽按性质可分为干咳与湿咳,通常以每天痰量>10 mL 作为湿咳的标准。

431. 咳嗽、咳痰评估和观察的内容有哪些

根据《安宁疗护实践指南(试行)》,咳嗽、咳痰评估和观察的主要内容是:①评估咳嗽的发生时间、诱因、性质、节律、与体位的关系、伴随症状及睡眠等。②评估咳痰的难易程度,观察痰液的颜色、性质、量、气味和有无肉眼可见的异常物质等。③必要时评估生命体征、意识状态及心理状态等,评估有无发绀。

432. 怎样做好终末期患者咳嗽、咳痰的评估和观察

做好终末期患者咳嗽、咳痰的评估和观察,包括以下方面:①既往史:既往检查、治疗经过、用药情况,如血管紧张素转化酶抑制剂可能引起咳嗽、一些化疗药物可引起肺毒性,可能表现为咳嗽。咳嗽类型(有痰/无痰),诱发因素,以及咳嗽对生存质量的影响,咳嗽时间(日间、夜间)、咳嗽开始的时间。自癌症诊断后咳嗽发生任何变化或新发咳嗽提示可能和肿瘤的浸润相关。另一方面,慢性的咳嗽可能和基础呼吸系统疾病相关,如慢性阻塞性肺疾病(COPD)或慢性心力衰竭加重等。②体格检查:包括生命体征、意识形态、胸部情况及营养状况等。③实验室及其他检查:包括痰液检查、外周血常规、X线胸片、CT检查及肺功能测定等。

(二) 治疗原则

433. 终末期患者咳嗽、咳痰的治疗原则是什么

根据《安宁疗护实践指南(试行)》,终末期患者咳嗽、咳痰的治疗原则是:①寻找咳嗽的病因并进行治疗,如激素及支气管扩张剂治疗哮喘,利尿剂治疗心力衰竭,抗生素治疗感染,质子泵抑制剂及促动剂治疗胃食管反流,抗胆碱药物治疗唾液过多误吸,调整血管紧张素转化酶抑制剂等。②在基础病不能控制的情况下,阿片类药物治疗有效,需告知呼吸抑制、恶心、呕吐及便秘等不良反应。③对于局部刺激或肿瘤所致咳嗽患者,可予以雾化麻醉剂治疗。④给予高热量、高蛋白营养支持方式,嘱患者多次少量饮水。

434. 终末期患者咳嗽、咳痰常见的病因有哪些

终末期患者咳嗽、咳痰常见的病因有:①与晚期病程相关如肿瘤浸润或阻塞、胸腔积液或心包积液、感染、胃食管反流、慢性阻塞性肺疾病(COPD)或慢性心力衰竭加重等。多达80%的终末期患者咳嗽为常见症状。在接近生命结束时出现衰弱、肌无力和不能协调有效吞咽,导致无效持续性咳嗽。②基础疾病咳嗽也常见于有某些慢性进展性发病的患者,特别是COPD和其他慢性肺疾病以及心力衰竭等。

435. 终末期患者咳嗽常见的病因治疗有哪些

终末期患者咳嗽常见的病因治疗有:①可能被逆转的病因治疗。终末期患者很多基础疾病病因将不能被逆转。然而,有一些咳嗽病因是可以逆转的,甚至是在非常晚期的疾病患者中(如暴露于吸入性刺激、鼻后滴漏、感

染、炎症和新的药物)，抗组胺药物治疗变态反应性鼻炎、抗胆碱抗炎能减少黏液分泌，以及糖皮质激素治疗炎症。应用预防性抗菌药物以减少 COPD 患者急性发作和慢性排痰性咳嗽。对于接近生命终点的患者，鉴于难以预测其死亡的时间，也可采用氧疗、间歇正压通气呼吸和机械通气。②疾病导向性治疗。对于存在中央气道梗阻的癌症患者，采用姑息性化疗、姑息性放疗。支气管内激光切除术或支架置入，这些治疗也可能改善症状。③症状导向性治疗。当不能确定具体病因，或针对病因的治疗不能进行或不能快速起效时，则适合对咳嗽进行经验性治疗，咳嗽糖浆可能对轻度咳嗽简单有效。

436. 阿片类等中枢性镇咳药的适应证有哪些

阿片类等中枢性镇咳药主要应用于剧烈性刺激性干咳，也可用于中等强度疼痛。只有因胸膜、心包膜等受刺激而引起的咳嗽或痰液不多而频繁发作的刺激性干咳，才短时使用。对于恶性肿瘤相关咳嗽的患者，推荐应用具有中枢作用的阿片类药物治疗。

437. 终末期患者咳嗽、咳痰治疗应注意哪些事项

根据《安宁疗护实践指南(试行)》，终末期患者咳嗽、咳痰治疗应注意：①根据具体情况决定祛痰还是适度镇咳为主，避免因为剧咳引起体力过度消耗影响休息或气胸、咯血等并发症。②教育患者及照护者呼吸运动训练、拍背及深咳。对咯血、气胸、心脏病风险较高的患者应谨慎拍背、吸痰。

(三) 护理要点

438. 咳嗽、咳痰的护理要点是什么

根据《安宁疗护实践指南(试行)》，咳嗽、咳痰的护理要点是：①为终末期患者提供整洁、舒适、温湿度适宜的环境，减少不良刺激。②保持舒适体位，避免诱因，注意保暖。③慢性咳嗽的终末期患者，给予高蛋白、高维生素、足够热量的饮食，多次少量饮水。④促进有效排痰，包括深呼吸和有效咳嗽、湿化和雾化疗法。如无禁忌证，可予以胸部叩击与胸壁震荡、体位引流以及机械吸痰等。⑤记录痰液的颜色、性质、量，正确留取痰液标本并送检。⑥指导终末期患者掌握正确的咳嗽方法，正确配合雾化吸入。

439. 怎样指导终末期患者进行有效咳嗽

指导终末期患者有效咳嗽，协助患者尽可能采取坐位，先深而慢的腹式呼吸 5～6 次，然后吸气到膈肌完全下降，屏气 3～5 秒，身体前倾，从胸腔进

行 2～3 次短促而有力的咳嗽。咳嗽时同时收缩腹肌或用手按压上腹部,帮助痰液咳出。

440. 怎样对咳嗽、咳痰的终末期患者进行辅助排痰

对咳嗽、咳痰的终末期患者进行辅助排痰包括:①气道湿化:包括湿化治疗和雾化治疗两种方法。主要适用于痰液黏稠者。②有效咳嗽:适用于神志清、一般状况良好、能够主动配合的终末期患者。③胸部叩击:该法适用于长期卧床、排痰无力者。禁用于咯血、低血压及肺水肿者。④体位引流:适用于肺脓肿、支气管扩张症等大量痰液排出不畅时。禁用于呼吸困难和发绀者、近 1～2 周内有大咯血史、年老体弱不耐受者和心血管疾病。⑤机械吸痰:适用于痰液黏稠无力咳出、意识不清或建立人工气道者。每次吸痰时间<15 秒,两次时间间隔>3 分钟。⑥气道分泌物的护理:很多终末期患者临终过程晚期可出现气道分泌物。唾液及口咽分泌物的积聚可能导致患者在每次呼吸时发出咕噜声、噼啪声或咯嚓声,称为"死前喘鸣"。停用非必需的静脉补液或肠内营养有助于分泌物排出气道。

441. 怎样正确留取痰液标本

正确留取痰液标本,主要是:①采集标本的最佳时机是在采用抗菌药物前。②应采集清晨的第 2 口痰,清晨痰液量多,含菌量高。采集前用清水漱口以清除口腔内的食物残渣,有假牙者取下假牙。③做深呼吸数次后,收腹用力咳出来自支气管深部的脓样或黏液样痰液,痰液量不少于 3 mL,避免留取唾液或鼻咽部分泌物。④将痰液咳至加盖专用容器内,采集后及时送检,如未能及时送检在 4℃环境下存放不超过 24 小时。⑤痰液黏稠者,采集前可用生理盐水吸入湿化痰液。⑥治疗期间留取痰液标本应在停药 48 小时后留取。

442. 雾化吸入应注意哪些事项

雾化吸入应注意:①雾化前协助终末期患者取舒适体位,雾化后协助叩肺。②教会终末期患者正确的吸入方法,吸入时做深呼吸,使药液达到深部支气管。③雾化前先清洁口腔,清除口腔内分泌物和食物残渣。④吸入时观察病情变化,注意有无恶心、胸闷及心悸等不良反应。⑤每次雾化时间尽量不超过 20 分钟。⑥每次雾化后及时漱口,防止药液在口咽部残留,采用面罩雾化的同时要擦脸。⑦采用氧气雾化的应注意用氧安全。⑧雾化结束及时清洁、消毒雾化用具。

五、咯血

（一）评估和观察

443. 什么是咯血

根据《姑息治疗与安宁疗护基本用药指南》，咯血是指喉及喉以下呼吸道血管、毛细血管破裂或渗透性增高导致出血，经咳嗽动作从口腔排出。

444. 咯血评估和观察的内容有哪些

根据《安宁疗护实践指南（试行）》，咯血评估和观察的主要内容是：①评估患者咯血的颜色、性状及量，伴随症状，治疗情况，心理反应，既往史及个人史。②评估患者生命体征、意识状态、面容与表情等。③了解血常规、出凝血时间等检查结果。

445. 终末期患者咯血的临床表现有哪些

终末期患者咯血的临床表现有：①咯血量。咯血量大小的标准尚无明确的界定，一般认为每日咯血量在 100 mL 以内为小量咯血，100～500 mL 为中等量咯血，500 mL 以上或一次咯血 100～500 mL 为大量咯血。大咯血主要见于空洞型肺结核、支气管扩张和慢性肺脓肿。支气管肺癌少有大咯血，主要表现为痰中带血。慢性支气管炎和支原体肺炎也可出现痰中带血或血性痰，但常伴有剧烈咳嗽。②颜色和性状。因肺结核、支气管扩张、肺脓肿和出血性疾病所致的咯血为鲜红色；铁锈色血痰见于肺炎链球菌性肺炎，也可见于肺吸虫病和肺泡出血；砖红色胶冻样痰见于肺炎克雷伯杆菌肺炎；二尖瓣狭窄所致咯血多为暗红色；左心衰竭所致咯血为浆液性粉红色泡沫痰；肺栓塞所致咯血为黏稠暗红色血痰。

446. 咯血患者需要做哪些辅助检查

咯血患者需要做的辅助检查有：血常规、出凝血时间、血肝肾功能、尿常规、胸部 X 线或胸部 CT 等。

（二）治疗原则

447. 咯血的治疗原则是什么

根据《安宁疗护实践指南（试行）》，终末期患者咯血的治疗原则是：①积极控制少量咯血,预防再次咯血。②尽力缓解大咯血引发的呼吸困难和窒息症状,避免采取刻意延长生命的抢救措施,如输血、气管插管、介入及手术等治疗措施。

448. 终末期患者大咯血时如何处理

终末期患者大咯血时可采取以下处理:①绝对卧床,尽量避免搬动患者。取患侧卧位,需要保持患者呼吸道通畅;利用鼻导管给氧恢复患者气道有效通气;做好病情观察,床旁监测血压、心电图以及血氧饱和度,需要暂时禁食。②药物治疗。垂体后叶素:疗效迅速而显著,使肺循环压力降低,肺小动脉收缩而利于血凝块形成。大咯血时以垂体后叶素 5～10 单位加 25% 葡萄糖液 20～40 mL 缓慢静脉注射(10～15 分钟);咯血持续者可用垂体后叶素 10～20 单位加 5% 葡萄糖液 500 mL,缓慢静滴。酚妥拉明:为 α 肾上腺素受体阻滞剂,能有效扩张血管平滑肌,降低肺循环阻力及心房压、肺毛细血管楔压和左心室充盈压,可起到较好的止血作用。

449. 终末期患者大咯血时应注意哪些事项

根据《安宁疗护实践指南(试行)》,终末期患者大咯血时应注意:①避免用力拍背、频繁吸痰,注意言语及动作安抚,必要时使用镇静类药物。②对有咯血风险的患者应加强预防性宣教及沟通,使其有一定的思想准备。③咯血期间避免口服药物,可予以其他用药方式。

450. 如何预防终末期患者再次咯血

预防终末期患者再次咯血,应当:①积极治疗基础病。②加强疾病知识宣教,向患者及家属讲解咯血的病因、特点及治疗等,讲解药物的作用和不良反应,以及治疗并发症,鼓励患者和家属配合治疗。③保持室内环境通风,避免加重呼吸道感染,便秘时不要过于用力,可用开塞露通便。④教会家属观察患者咯血先兆,及时通知医护人员。

(三) 护理要点

451. 终末期患者咯血的护理要点有哪些

根据《安宁疗护实践指南(试行)》,终末期患者咯血的护理要点是:①大咯血患者绝对卧床,取患侧卧位,出血部位不明患者取平卧位,头偏向一侧。②及时清理患者口鼻腔血液,安慰患者。③吸氧。④观察、记录咯血量和性状。⑤床旁备好吸引器等。⑥保持排便通畅,避免用力。

452. 怎样对咯血的终末期患者进行活动与体位的指导

指导咯血的终末期患者进行活动与体位时,小量咯血者以静卧休息为主,大咯血者应绝对卧床休息,尽量避免搬动患者。取患侧卧位,可减少患侧胸部的活动度,既防止病灶向正常侧肺叶扩散,同时又有利于正常侧肺的通气功能。

453. 如何对咯血的终末期患者进行饮食指导

对咯血的终末期患者进行饮食指导的要点是:大咯血患者应禁食;小量咯血者宜进食少量温、凉流质饮食,因过冷或过热均易诱发或加重咯血。宜多饮水,多食富含纤维素食物,以保持排便通畅,避免排便时腹压增加再度引起咯血,必要时用缓泻剂辅助通便。

454. 终末期患者大咯血抢救护理的要点有哪些

大咯血是一种危及生命的紧急情况,若不进行干预,死亡率高达50%~85%。终末期患者大咯血抢救护理的要点包括:①保持患者呼吸道通畅。安宁疗护护士应熟练掌握抢救技能,协助患者取头低足高俯卧位休息,及时清除患者咽部、口腔及气管内的血块和积血。②氧气吸入,恢复患者气道有效通气。如果患者出现窒息症状,根据情况进行气管内插管或者紧急气管切开,有效清除患者气管积血,酌情考虑使用呼吸机,如家属已签订放弃抢救,则不予考虑。③做好病情观察。持续心电监护,密切监测血压、心率及血氧饱和度,确保患者血氧饱和度>95%。④遵医嘱合理选择止血剂对患者进行治疗,如氨甲环酸、垂体后叶素等。此外,出现大咯血时,应暂禁食。⑤患者由于咯血导致肺水肿、肺不张、肺部感染以及肺功能不全时,及时清除患者气管内积血,合理选择抗生素。⑥发生咯血1~2天之内,需再次评估咯血患者病情变化,根据需要酌情考虑采用支持生命的措施,如输血。

六、恶心、呕吐

(一) 评估和观察

455. 什么是恶心、呕吐

根据《姑息治疗与安宁疗护基本用药指南》,恶心是一种令患者感到上腹部不适和紧迫欲吐的感觉,常为呕吐的前驱症状。呕吐是通过胃的强烈收缩,迫使胃或部分小肠的内容物经食管、口腔强有力地排出体外的症状。

456.　恶心、呕吐评估和观察的内容有哪些

根据《安宁疗护实践指南(试行)》,恶心、呕吐评估和观察主要内容是:①评估患者恶心与呕吐发生的时间、频率、原因或诱因,呕吐的特点及呕吐物的颜色、性质、量、气味,伴随的症状等。②评估患者生命体征、神志、营养状况、有无脱水表现、腹部体征。③了解患者呕吐物或细菌培养等检查结果。④注意有无水电解质紊乱及酸碱平衡失调。

457.　终末期患者恶心、呕吐常见的病因有哪些

引起恶心与呕吐的病因很多,按发病机制可归纳为以下几类:①反射性呕吐:见于咽部受刺激、消化道疾病、腹膜及肠系膜疾病等。②中枢性呕吐:见于神经系统疾病如颅内转移瘤、脑血管疾病、颅脑损伤及癫痫等;全身性疾病如尿毒症、糖尿病酮症酸中毒、甲状腺危象、甲状旁腺危象、肾上腺皮质功能不全、低血糖及低钠血症等;药物、中毒和精神因素。③前庭障碍性呕吐:见于迷路炎、梅尼埃病及晕动病。

458.　终末期患者呕吐的特点有哪些

终末期患者呕吐的特点有:①反射性呕吐。是由内脏末梢神经传来的冲动刺激引起恶心、呕吐。②中枢性呕吐。见于神经系统疾病如颅内转移瘤、脑血管疾病等常为喷射性。③前庭障碍性呕吐。见于迷路炎、梅尼埃病及晕动病,常伴有头晕等不适。

459.　怎样观察呕吐物的性质

主要是观察呕吐物的颜色、性质、量、气味及伴随的症状等。呕吐物的性质带发酵、腐败气味提示胃潴留;带粪臭味提示低位小肠梗阻;不含胆汁说明梗阻平面多在十二指肠乳头以上,含多量胆汁则提示在此平面以下;含有大量酸性液体者多有胃泌素瘤或十二指肠溃疡,而无酸味者可能为贲门狭窄或贲门失弛缓症所致。

460.　恶心、呕吐的辅助检查有哪些

恶心、呕吐的辅助检查有:血常规、肝肾功能、电解质、呕吐物或细菌培养、腹部 X 线检查、腹部 B 超、腹部 CT 扫描等检查。

461.　如何评估呕吐患者的脱水状况

评估呕吐患者脱水状况的要点是:轻度脱水时主要表现为口干舌燥、尿量减少、尿色变深,有轻度疲乏等症状。如果中度脱水或重度脱水时,有明

显的口干、嘴唇干裂、皮肤弹性差、干燥、尿液减少、甚至无尿、尿液颜色发紫褐色。还可出现精神方面的症状,烦躁易怒、难以入睡,还会出现抵抗力差、耐力差、出现精疲力尽的情况。如果脱水进一步加重,会造成身体内环境的巨大变化,出现身体代谢紊乱,甚至严重者可以出现脱水性休克,危及患者生命。

(二) 治疗原则

462. 终末期患者发生恶心、呕吐的治疗原则是什么

根据《安宁疗护实践指南(试行)》,终末期患者发生恶心、呕吐的治疗原则是:①寻找引发症状的诱因及病因,如消化、代谢、中枢神经系统疾病、药物不良反应等。②有针对性的治疗:纠正水电解质紊乱;肠梗阻所致,通过药物较难控制,需禁食、肠减压、灌肠等,同时需要给予充足的补液治疗;颅内疾病颅脑病变诱发的恶心呕吐,应给予降颅内压脱水等治疗,如甘露醇、利尿药;止吐药物多巴胺受体阻滞剂、5 - HT$_3$ 受体阻滞剂、H$_1$ 受体阻滞剂。

463. 恶心、呕吐常用的治疗方法有哪些

恶心、呕吐常用的治疗方法如下。

(1) 寻找引发恶心、呕吐的可能原因并针对原发病进行治疗。①剧咳引起者使用止咳药。②便秘引起者予缓泻剂。③药物引起者可停用或改用其他药物。阿片类药物治疗时,可预防性使用止呕药,若无效可先减少药物用量,从低剂量开始治疗,患者适应后逐渐增加至止痛效果满意的剂量,或改用其他阿片类药物治疗。④由于胃酸过多引起的恶心、烧心及呕吐酸水等,可给予中和胃酸及保护胃黏膜药物,如铝碳酸镁等;质子泵抑制剂,如奥美拉唑或兰索拉唑等。⑤颅内高压引起者,可使用脱水剂(甘露醇),或皮质类固醇(地塞米松、泼尼松及甲泼尼龙等)。⑥高钙血症引起者,可给予低钙饮食,限制牛奶及奶制品,避免服用钙剂及维生素 D;口服大量含氯化钠溶液,必要时给予利尿(但应避免使用噻嗪类利尿药);补磷、降钙素及双膦酸盐。

(2) 对症治疗。①止吐治疗。多巴胺受体阻滞剂:代表药物有甲氧氯普胺。5 - HT$_3$ 受体阻滞剂:代表药物有昂丹司琼、帕洛诺司琼。H$_1$ 受体阻滞剂:代表药物为苯海拉明、异丙嗪等。糖皮质激素:地塞米松为最常用的药物。神经激肽-1(NK-1)受体阻滞剂:安宁疗护患者使用较少,代表药物

为阿瑞匹坦、福沙匹坦。联合止呕治疗,因作用机制不同,剂量不同,较单一用药有效。如甲氧氯普胺＋异丙嗪,对大多数麻醉药品引起的恶心呕吐有效。甲氧氯普胺＋氯丙嗪、甲氧氯普胺＋地塞米松或甲氧氯普胺＋地西泮,适用于单一用药效果不佳者,合并用药时,应注意不宜两种多巴胺受体拮抗剂联合使用,以防加重锥体外系反应。②纠正水、电解质紊乱。持续多日或者严重的呕吐可导致患者的水、电解质紊乱,根据生化指标适当补充液体和电解质。③可以采用中医药适宜技术如针灸和穴位敷贴治疗等。④非药物治疗。放松并慢慢做深呼吸,采取进食清淡的食品,可以吃些富有蛋白的食物,可吃些香味浓郁的柠檬或薄荷糖,喝清淡的饮料或汤水。可在安静的环境中舒服地休息,听听轻音乐、看喜爱的电视节目或与家人朋友谈话以分散对疾病的注意力,每次饭后至少安静地休息 1 小时。不吃过咸油腻辛辣食品或气味浓烈的食品,避免不必要的刺激。

464. 常用的止吐药物有哪几类

常用的止吐药物有:①多巴胺受体阻滞剂:本类药物作用于延髓催吐化疗感受区,具有强大的中枢性镇吐作用。代表药物有甲氧氯普胺。②5-HT_3 受体阻滞剂:本类药物通过拮抗位于周围和中枢神经局部的神经元的 5-HT_3 受体而发挥止吐作用。代表药物有昂丹司琼、帕洛诺司琼。③H_1受体阻滞剂:本类药物通过阻断平滑肌、毛细血管壁组织的 H_1 受体,从而与组胺起竞争性的拮抗作用,还有显著的中枢安定作用。代表药物为苯海拉明、异丙嗪等。④糖皮质激素:镇吐机制尚不明确,可能与稳定化学受体触发区受体膜抑制、前列腺素生成有关。地塞米松为最常用的药物。⑤神经激肽-1(NK-1)受体阻滞剂:本类药物通过中枢机制抑制化学疗法引起的恶心、呕吐,安宁疗护患者使用较少。代表药物为阿瑞匹坦、福沙匹坦。

465. 治疗恶心、呕吐应注意哪些事项

根据《安宁疗护实践指南(试行)》,治疗恶心、呕吐时应注意:适度的言语或非言语安抚,协助清理呕吐物及患者肢体活动,尽早纠正诱因及使用对症处理药物,预防误吸、消化道出血、心脏事件等。同时关注药物的不良反应:①甲氧氯普胺预防治疗恶心、呕吐效果与剂量相关,大剂量易导致发生锥体外系症状。②昂丹司琼用于治疗恶心、呕吐时,若 3 天无明显疗效,应停药或考虑换药。

（三）护理要点

466. 终末期患者发生恶心、呕吐时的护理要点有哪些

根据《安宁疗护实践指南（试行）》，终末期患者发生恶心、呕吐时的护理要点是：①出现前驱症状时协助终末期患者取坐位或侧卧位，预防误吸、呕吐。②清理呕吐物，更换清洁床单。③必要时监测生命体征。④记录每日出入量、尿比重、体重及电解质平衡情况等。⑤剧烈呕吐时暂禁饮食，遵医嘱补充水分和电解质。

467. 怎样预防呕吐的终末期患者发生误吸

预防呕吐的终末期患者发生误吸应当注意：①终末期患者呕吐时应取头低俯卧位或侧卧位，防止呕吐时误吸。②呕吐发生后及时清洁口鼻腔。③恶心、呕吐者，有假牙的应取下假牙。

468. 对呕吐的终末期患者进行饮食指导的要点是什么

呕吐的终末期患者饮食指导要点是：①呕吐停止后，给予清淡、易消化、稍干食物少量多餐，饭前饭后尽量少喝水。切忌过热、过甜及辛辣等食物。②严重呕吐者，暂时禁食，根据医嘱给予静脉补液，以防水、电解质紊乱。

469. 对恶心、呕吐的终末期患者如何进行言语和非言语安抚

对恶心、呕吐的终末期患者进行言语和非言语安抚主要是：①呕吐时协助终末期患者体位安置，轻声安慰患者，消除终末期患者紧张情绪。②呕吐后及时协助家属做好终末期患者身体清洁、更换污染被服，维持其形象与自尊。③对精神性呕吐者应尽量消除不良刺激，同时通过家属、朋友等给予精神支持，从而降低迷走神经兴奋性，抑制大脑中枢敏感性，减轻负性情绪，必要时可用暗示、冥想等心理治疗方法干预。

七、呕血与便血

（一）评估和观察

470. 什么是呕血、便血

根据《姑息治疗与安宁疗护基本用药指南》，呕血是上消化道疾病（指屈氏韧带以上的消化道，包括食管、胃、十二指肠、肝、胆、胰及胃空肠吻合口术后的空肠上段疾病)或全身性疾病所致的上消化道出血,血液经口腔呕出。便血是指消化道出血,血液由肛门排出。

471. 呕血、便血时评估和观察的内容有哪些

根据《安宁疗护实践指南(试行)》,发生呕血、便血时评估和观察的主要内容是:①评估患者呕血、便血的原因、诱因、出血的颜色、量、性状及伴随症状、治疗情况、心理反应、既往史及个人史。②评估患者生命体征、精神和意识状态、周围循环状况、腹部体征等。③了解患者血常规、凝血功能、呕吐物隐血、大便隐血等检查结果。

472. 呕血的病因及临床表现是什么

呕血的病因是:①消化系统疾病:食管疾病、胃及十二指肠疾病、门静脉高压引起的食管胃底静脉破裂出血。②上消化道邻近器官或组织疾病。③全身疾病、血液系统疾病、感染性疾病、结缔组织疾病。临床表现为呕血和黑便、失血性周围循环衰竭、血液学改变。

473. 便血的病因及临床表现是什么

便血的病因是:①下消化道疾病:小肠疾病、结肠疾病、直肠肛管疾病;②上消化道疾病;③全身疾病:白血病、血小板减少、维生素 C 及维生素 K 缺乏性疾病。临床表现多为下消化道出血,血液由肛门排出,颜色可因出血部位不同而不同。

474. 呕血、便血的辅助检查有哪些

呕血便血的辅助检查有血常规、凝血功能、大便隐血试验、血肝肾功能、肝胆脾 B 超、腹部 CT 等。

475. 患者再出血的迹象有哪些

患者再出血的迹象有:①呕血次数及出血增多,颜色转为鲜红色。②便血的次数增多,粪便由软变稀,颜色由黯黑转为暗红。③生命体征不平稳,周围循环恶化,肢端温度较前降低。④血液红细胞计数、血红蛋白降低,血尿素氮升高。

(二) 治疗原则

476. 呕血、便血的治疗原则是什么

根据《安宁疗护实践指南(试行)》,呕血、便血的治疗原则是:①寻找可能的诱因或病因,酌情停止可疑药物,肠内营养,避免误吸及窒息。②避免

大量出血时输血及采取有创抢救措施。③可予以适度镇静处理。

477. 呕血、便血的处理方案是什么

呕血、便血的处理方案如下。

（1）病因治疗。明确诱发呕血、便血的因素，去除病因，减少诱发因素。

（2）止血治疗。①物理疗法：用冷水经胃管反复冲洗胃腔，胃腔降温，血管收缩，胃分泌和消化活动受到抑制，从而达到有效止血目的。②应用止血药物：可以使用血管收缩剂去甲肾上腺素加入冰水或冷水中分次口服；或使用凝血酶冻干粉加入生理盐水，分次口服，可以有效地达到止血目的；也可以使用静脉注射或肌内注射止血药物，如氨甲环酸、垂体后叶素、氨基己酸及白眉蛇毒凝血酶等。③抑制胃酸分泌：H_2 受体阻滞剂及质子泵抑制剂。

（3）其他。①胃黏膜保护剂：包括枸橼酸铋钾、胶体果胶铋及硫糖铝等可有效保护胃黏膜。②终末期患者尽量避免采用有创操作、有创抢救措施。

478. 终末期患者呕血、便血时应注意哪些事项

根据《安宁疗护实践指南（试行）》，终末期患者呕血、便血时应注意：①呕血、便血期间绝对禁止饮食，注意向患者及家属解释及安抚，使其有一定的思想准备和心理预期。②避免采用胃镜、血管造影等有创性措施。

479. 终末期患者呕血时如何避免窒息

终末期患者呕血避免窒息，应注意：①卧床，呕血患者床头抬高 $10°\sim15°$ 或头偏向一侧。②及时清理呕吐物，做好口腔护理。

480. 终末期患者大出血时，医务人员如何与患者家属进行沟通

终末期患者大出血时，若经保守治疗无效，呕血便血症状持续加重时，医务人员应与患者及家属充分沟通，告知有创操作的风险和后果，尊重患者与家属意愿。若患者和家属放弃有创治疗，可以适当给予镇静剂镇静治疗，同时给予舒适护理。

（三）护理要点

481. 呕血、便血的护理要点是什么

根据《安宁疗护实践指南（试行）》，呕血、便血的护理要点是：①卧床的呕血终末期患者床头抬高 $10°\sim15°$ 或头偏向一侧。②及时清理呕吐物，做好口腔护理。③监测终末期患者神志及生命体征变化，记录其出入量。④判断有无再次出血的症状与体征，注意安抚。

482. 如何做好呕血终末期患者的口腔护理

呕血终末期患者的口腔护理主要是：①呕血者常常口腔中残留大量细菌，容易造成感染，应及时清理呕吐物并用温开水漱口。②用棉棒或软毛刷蘸取生理盐水或漱口液每天行口腔护理早、晚各 1 次。③注意舌头的卫生，刷牙必须刷舌头，去除引起异味的细菌。④为保持口腔清新，可含漱柠檬水去除口腔异味。

483. 怎样指导呕血与便血终末期患者的活动与体位

指导呕血与便血终末期患者的活动与体位主要是：①尽量卧床休息，呕血急性期头偏向一侧，保持呼吸道通畅，避免因大量呕血导致窒息。②大出血时应绝对卧床，采取去枕平卧位或者侧卧位，以免呕出的血液被气管吸入，引起窒息和吸入性肺炎。

484. 如何观察呕血与便血终末期患者的病情变化

观察呕血与便血终末期患者的病情变化，主要是：①密切监测终末期患者生命体征，终末期患者急性大出血时，病情极不稳定，应每 15 分钟测量脉搏、呼吸、血压 1 次，直至病情稳定。②密切观察呕血、黑便的量及性状、次数，注意有无畏寒、头晕、乏力、面色苍白、四肢厥冷等急性失血的症状，出现任何不适情况及时报告医生。③观察并准确记录尿量及出血量，为临床补充液体量提供准确依据。若患者的尿量为每小时 20～30 mL，说明其肾功能在正常范围之内。输注液体后，患者每小时尿量在 50 mL 左右，说明血容量补充充足。大量出血时，在征得终末期患者与家属同意的前提下，可给予置入胃管，抽出胃内容物计算出血量。④观察有无再出血迹象：上消化道出血终末期患者病情反复，出血控制后仍应观察有无再出血，如反复呕血、黑便，颜色由黯黑变为暗红，甚至呕吐物转为鲜红色，血压、脉搏不稳定，皆提示再出血。

八、腹胀

（一）评估和观察

485. 什么是腹胀

根据《姑息治疗与安宁疗护基本用药指南》，腹胀是指患者感到腹部内压力增大的感觉，与进食没有直接关系，常伴有嗳气、腹部肠鸣等症状。

486. 腹胀评估和观察的内容有哪些

根据《安宁疗护实践指南(试行)》,腹胀评估和观察的内容主要是:①患者腹胀的程度、持续时间,伴随症状,腹胀的原因,排便、排气情况,治疗情况,心理反应,既往史及个人史。②了解患者相关检查结果。

487. 腹胀的临床表现有哪些

腹胀的临床表现:轻者仅表现为腹部稍饱胀感,重者全腹膨胀可影响呼吸,甚至可影响工作和生活,是消化系统常见的症状之一。按照腹胀的伴随症状,如上腹疼痛、胃灼热、嗳气反酸、恶心及呕吐等症状的发作时间及程度进行分类:①无症状。②轻度:感觉不舒服,但可以忍受。③中度:非常不舒服,但不影响日常活动。④重度:极其不舒服,难以忍受,并影响日常活动。

488. 终末期患者腹胀需做哪些辅助检查

终末期患者腹胀需做的辅助检查有血常规、生化、腹部彩超、腹部 X 线、腹部 CT 检查。

(二) 治疗原则

489. 终末期患者腹胀的治疗原则是什么

根据《安宁疗护实践指南(试行)》,终末期患者腹胀的治疗原则是:①寻找可能的诱因及可实施的干预措施,如调整肠内营养种类、温度及可疑药物。②必要时调整营养支持方式,予以胃肠减压、通便及灌肠处理。

490. 终末期患者腹胀的病因与诱因有哪些

导致终末期患者腹胀的原因与诱因主要有:①消化道器官病变(包括胃肠、肝胆胰等)引起的胃肠道胀气。②肿瘤所致腹腔积液。③腹腔内肿块或脏器包膜牵张。④食物或药物代谢过程中产生过多气体。⑤应激(包括心理、感染等)。⑥其他系统疾病(心、肾、内分泌、神经及血液等)引致的胸腔积液、腹水等。

491. 腹胀的药物治疗方案有哪些

根据《姑息治疗与安宁疗护基本用药指南》,药物治疗终末期患者腹胀时,可使用促胃肠动力药,如甲氧氯普胺,口服 10 mg,3 次/天,必要时可肌内注射或静脉滴注;或使用多潘立酮进行治疗。还可使用排气剂二甲硅油,消除胃肠道中的泡沫,使被泡沫潴留的气体得以排出,缓解腹胀。

492. 腹胀的非药物治疗方案有哪些

腹胀的非药物治疗方案有：胃肠减压、禁食、肛管排气、热敷、针灸、适度按摩、腹部精油按摩、适当吸氧,适当的心理疏导及舒缓情绪等心理治疗改善症状,腹水所致可以行腹腔引流术。

493. 怎样改善终末期患者便秘引起的腹胀

治疗终末期患者的便秘可视患者病情单独或联合使用不同类型的泻药。常用刺激性泻药如番泻叶2～6 g,煎服或开水泡服,也可用比沙可啶片剂或栓剂进行治疗。如单独使用刺激性泻药至最大剂量仍疗效欠佳,可酌情联合使用软化性泻药如多库酯钠。注意肠梗阻患者禁用泻药。如果患者出现粪便嵌塞或持续性便秘时,可酌情使用润滑性泻药,如开塞露、甘油栓剂或者灌肠治疗等。若腹胀明显考虑肠梗阻或肠腔积气给予胃肠减压肛管排气。

494. 终末期患者腹胀的治疗应注意哪些事项

根据《安宁疗护实践指南(试行)》,终末期患者腹胀治疗应注意：①非药物治疗如热敷、针灸、适度按摩,指导患者、家属及照护者观察反馈。②合理饮食,少吃高纤维食物,不要吃不易消化的食物,避免进食过快,吞入过多空气。③调整情绪。④适当运动。

(三) 护理要点

495. 终末期患者腹胀的护理要点有哪些

根据《安宁疗护实践指南(试行)》,终末期患者腹胀的护理要点是：①根据病情协助终末期患者采取舒适体位或行腹部按摩、肛管排气及补充电解质。②遵医嘱给予相应治疗措施,观察疗效和不良反应。③合理饮食,适当活动。④做好相关检查的准备工作。

496. 减轻终末期患者腹胀的护理方法有哪些

减轻终末期患者腹胀的护理方法有以下几种。

(1) 减少肠腔内容物。采用肛管排气、灌肠或软便剂导泻,以减少肠腔内容物,从而缓解腹胀症状。

(2) 腹水引流。终末期患者有大量腹水时可行腹腔穿刺。穿刺中及术后监测生命体征,观察有无不良反应;术后用无菌纱布覆盖穿刺部位;记录腹水的量、性质和颜色,标本及时送检;做好引流管护理,保持引流管通畅,每次放腹水不超过1 000 mL,大量放腹水后患者应卧床休息8～12小时。

（3）腹部精油按摩及腹部热敷。按摩前先评估终末期患者腹腔内有无肿瘤,有肿瘤者禁止按摩,以免造成肿瘤破裂,引起生命危险。可用手掌或大小鱼际紧贴体表,手法柔和,轻重均匀,以终末期患者可耐受为度,自右下腹部开始,两手一前一后顺时针沿升结肠、横结肠、降结肠和乙状结肠方向做单向旋转按摩,可以促使气体移向肛门部,利于气体排出。在精油按摩15分钟后再进行腹部热敷,腹部热敷可改善血液循环,升高皮肤及内脏温度,从而加快肠蠕动,促进排便、排气。热敷最多不超过30分钟,否则会造成相反后果。

（4）中医护理。用艾条灸脐部,上下左右移动灸10～15分钟;指压足三里、天枢穴,或穴位注射新斯的明促进排气,减轻腹胀。

497. 怎样对腹胀的终末期患者进行饮食指导

对腹胀的终末期患者进行饮食指导,主要是:①鼓励终末期患者少食多餐,多食用蔬菜、高纤维食物,限制食用易产气的食物和引起便秘的食物,如碳酸饮料、豆类、洋葱、牛奶、坚果及干果等。进食时不宜过快,以免吞入过量气体引起腹胀。②有腹水的腹胀者应摄入高蛋白、高热量、高维生素及低钠饮食。一般腹水患者不需限制饮水量,而当血钠在130 mmol/L时,应限制每天饮水量约1500 mL。

九、水肿

（一）评估和观察

498. 什么是水肿

根据《姑息治疗与安宁疗护基本用药指南》,水肿是指过多的液体聚积于组织间隙,导致组织肿胀,常见于心力衰竭、肾衰竭、低蛋白血症、静脉阻塞及肿瘤等终末期患者。有研究显示,恶性肿瘤终末期患者水肿的发生率约为11.1%,在非恶性肿瘤的临终期患者中水肿的发生率约为85%。

499. 患者水肿评估和观察的内容有哪些

根据《安宁疗护实践指南（试行）》,患者水肿评估和观察的主要内容是:①评估水肿的部位、时间、范围、程度、发展速度,与饮食、体位及活动的关系,患者的心理状态,伴随症状,治疗情况,既往史及个人史。②观察生命体征、体重、颈静脉充盈程度,有无胸腔积液征、腹水征,患者的营养状况、皮肤血供、张力变化等。③了解相关检查结果。

500. 终末期患者常见水肿的原因是什么

终末期患者常见水肿的原因如下。

(1) 全身性原因：①药物因素：水钠潴留类药物(非类固醇抗炎药、皮质激素等)、血管扩张剂(硝苯地平等)、化疗药物(紫杉烷类等)、机制不明类药物(如加巴喷丁、普瑞巴林等)；②低蛋白血症；③恶性腹水；④贫血；⑤慢性心力衰竭；⑥终末期肾衰竭。

(2) 局部性原因：①静脉功能不全；②静脉梗阻(癌块压迫浅静脉、深静脉血栓形成)；③淋巴管、静脉淤滞(制动与依赖、瘫痪及截瘫等)、淋巴管闭塞/梗阻。

501. 终末期患者水肿时体征有哪些变化

对于终末期患者水肿，要评估水肿发生的程度、范围及皮肤完整性，临床上按照指压恢复程度及水肿发生范围的分级标准，确定水肿程度分为轻、中、重三度。①轻度水肿：水肿仅发生于眼睑、眶下软组织、胫骨前及踝部皮下组织，指压后可出现组织轻度凹陷，平复较快。②中度水肿：全身疏松组织均有可见性水肿，指压后可出现明显的或较深的组织凹陷，平复缓慢。③重度水肿：全身组织严重水肿，身体低垂部皮肤紧张发亮，甚至可有液体渗出，有时可伴胸腔积液、腹水、鞘膜腔积液。

502. 终末期患者水肿需要进行哪些辅助检查

终末期患者水肿需要进行的辅助检查有：血常规、肝肾功能、电解质、血浆脑钠肽、胸部 X 线、静脉超声检查、CT 或 MRI 检查。

(二) 治疗原则

503. 终末期患者水肿的治疗原则是什么

根据《安宁疗护实践指南(试行)》，终末期患者水肿的治疗原则是：①针对诱因及病因，调整药物及液体入量。②避免安宁疗护的终末期肾病患者进行肾脏替代治疗及相关操作。

504. 针对水肿诱因、病因怎样调整药物及液体入量

(1) 药物治疗。在姑息性治疗中，尚无临床数据证实利尿剂治疗水肿的疗效，但其仍是目前临床治疗的主要药物。通常建议使用小剂量噻嗪类利尿药或呋塞米，患者需定期监测血清电解质，根据具体情况补钾或加用小剂

量保钾利尿药物(如螺内酯),同时密切关注电解质和液体消耗的风险。对于可坐起或能走动的患者,密切监测血压,一旦出现低血压,应立即停用利尿药;对于继发性低蛋白血症水肿患者,可输注白蛋白结合利尿治疗;对于利尿药治疗无效且症状严重的顽固性水肿患者,输注少量高渗盐水,加大呋塞米剂量,可显著改善其下肢无力症状和沉重感。虽然这些治疗方法可能有效,但不宜常规使用,仅限于无选择的、有严重症状的难治性水肿患者。

(2)控制液体入量。液体入量包括各种途径的液体输入,如饮食、饮水、服药、输液等以各种形式或途径进入体内的水分。液体入量视水肿程度及尿量而定,结合患者病情遵医嘱进行液体管理。对于临床上严重心力衰竭患者,入液量应限制在 1.5~2.0 L/d,有利于减轻症状及充血;肾源性水肿者,若每天尿量达 1 000 mL 以上,一般不需严格限水,但不可过多饮水;若每天尿量小于 500 mL 或有严重水肿者需限制水的摄入。重者应量出为入,每天液体入量不要超过前一天 24 小时尿量加上不显性失水量(约 500 mL)。

505. 终末期患者水肿治疗应注意哪些事项

根据《安宁疗护实践指南(试行)》,终末期患者水肿治疗应注意:①对患者、照护者进行饮食、活动指导。②准确记录入量、尿量。③注意皮肤护理。

506. 终末期患者应用利尿剂需要注意什么

终末期患者应用利尿剂,需定期监测血清电解质,根据具体情况补钾或加用小剂量保钾利尿药物(如螺内酯),同时密切关注电解质和液体消耗的风险。对于可坐起或能走动的患者,密切监测血压,一旦出现低血压,应立即停用利尿药。

(三) 护理要点

507. 终末期患者出现水肿时怎样进行护理

根据《安宁疗护实践指南(试行)》,终末期患者水肿的护理要点是:①轻度水肿者限制活动,严重水肿者取适宜体位卧床休息。②监测体重和病情变化,必要时记录每日液体出入量。③限制钠盐和水分的摄入,根据病情摄入适当蛋白质。④遵医嘱使用利尿药或其他药物,观察药物疗效及不良反应。⑤预防水肿部位出现压力性损伤,保持皮肤完整性。

508. 水肿终末期患者怎样进行体位护理

水肿终末期患者的体位护理主要是:①水肿局限于下肢且无明显呼吸困

难时,可抬高患者双下肢,以增加静脉回流、减轻水肿。抬高肢体时,可应用绵软的枕头或特制的泡沫橡胶,上肢抬举高度应高于心脏水平,下肢抬举高度以舒适为准,同时可配合使用抗栓(弹力)长袜,注意弹力袜末端肢体肿胀情况,做好受压部位、骨突出处皮肤护理,减少形成淤滞和压迫性溃疡的风险,密切关注终末期患者体位舒适与安全。当终末期患者出现明显呼吸困难或胸腔积液、腹水加重时,可给予高枕卧位或半卧位。②由于长期肢体水肿可导致患肢感觉障碍,因此在进行体位护理时要加用床档,防止坠床。病情允许情况下,嘱终末期患者起床下地适当活动,防止下肢感觉障碍,切忌避免劳累。

509. 水肿终末期患者的饮食护理要点有哪些

水肿终末期患者的饮食护理要点如下。

(1) 限制钠盐摄入。给予低盐或少盐饮食,钠摄入量每天以 $2 \sim 3\,g$ 为宜。告知患者及家属限制含钠量高的食物,如腌制或熏制品、香肠、罐头、海产品及苏打饼干等;烹煮时可用糖、代糖及醋等调味品以增进食欲。

(2) 控制液体入量。包括饮食、饮水、服药、输液等以各种形式或途径进入体内的水分。液体入量视水肿程度及尿量而定,对于临床上严重心力衰竭患者,入液量应限制在 $1.5 \sim 2.0\,L/d$,有利于减轻症状及充血;肾源性水肿者,若每天尿量达 $1\,000\,mL$ 以上,一般不需严格限水,但不可过多饮水;若每天尿量小于 $500\,mL$ 或有严重水肿者需限制水的摄入,重者应量出为入,每天液体入量不要超过前一天 24 小时尿量加上不显性失水量(约 $500\,mL$)。

(3) 补充足够热量、各种微量元素和维生素。根据病情需要提供高热量、高蛋白、高维生素的食物,临床营养师制订适合终末期患者的营养餐食谱,指导终末期患者少量多次进食,尽可能经口进食,保持胃肠道的消化功能而不是选择静脉营养液输入,同时兼顾终末期患者饮食喜好,以提高食欲。

510. 怎样做好水肿患者的皮肤护理

水肿患者的皮肤护理主要是:①保持床褥清洁、柔软、平整、干燥,做好全身皮肤清洁及护理,预防压力性损伤。水肿较重者应注意衣着柔软、宽松,必要时使用气垫床。②对于卧床时间较长者,观察皮肤有无颜色变化,有无红肿、破损和化脓等情况发生。护士应定时协助或指导终末期患者变换体位,膝部及踝部、足跟处可垫软枕以减轻局部压力,预防压力性损伤。③水肿部位皮肤菲薄,清洗时勿过分用力,避免损伤。使用便盆时动作轻巧,勿强行推、拉,防止擦伤皮肤。④使用热敷时,水温不宜太高,防止烫伤。

⑤低蛋白水肿,由于营养供给不足,骶尾部皮肤较易发生压力性损伤,应预防性使用减压敷料,如泡沫敷料、水胶体敷料等,保护局部皮肤。⑥避免接触锐器;避免强光长时间照射;做好会阴部护理,减少大小便的刺激,保持会阴部皮肤清洁和舒适;及时处理破损皮肤,防止感染;避免医源性损伤,避免水肿部位的穿刺、注射和输液等操作及水肿肢体测血压、体温等。

十、发热

(一) 评估和观察

511. 什么是发热

根据《姑息治疗与安宁疗护基本用药指南》,发热是指机体在致热原作用下或各种原因引起的体温调节中枢功能障碍时,体温升高超出正常范围。疾病终末期患者临床意义上的发热通常是指下丘脑体温调定点上移导致的体温升高(>38.5℃)。

512. 发热评估和观察的内容有哪些

根据《安宁疗护实践指南(试行)》,对发热患者进行评估和观察的主要内容是：①评估患者发热的时间、程度及诱因、伴随症状等。②评估患者意识状态、生命体征的变化。③了解患者相关检查结果。

513. 终末期患者发热的常见病因是什么

根据《姑息治疗与安宁疗护基本用药指南》,终末期非恶性肿瘤患者中发热的发生率约为86%。癌性发热是指患者在排除感染、抗菌药物治疗无效的情况下出现的直接与癌症有关的非感染性发热,以及患者在肿瘤发展过程中因治疗而引起的发热。有研究显示,在恶性肿瘤患者发热中,约27%和17%的非感染性发热分别由肿瘤本身或侵入性手术引起,其他原因还包括过敏、血栓栓塞性疾病或炎性疾病等。

514. 终末期患者发热的类型有哪些

终末期患者发热的类型有稽留热、弛张热、间歇热、回归热、波状热和不规则热。对于终末期患者的热型常为不规则热和弛张热,少数呈稽留热。

515. 终末期患者发热需进行哪些辅助检查

终末期患者发热需进行的辅助检查有血常规、尿常规、C反应蛋白、生化、血培养、胸部 CT 及腹部 B 超检查。

（二）治疗原则

516. 终末期患者发热的治疗原则是什么

根据《安宁疗护实践指南（试行）》，终末期患者发热的治疗原则是：控制基础疾病，以物理降温为主，谨慎使用退热药物，注意补充水分、热量及保持电解质平衡。

517. 终末期患者发热时推荐用药有哪些

根据《姑息治疗与安宁疗护基本用药指南》，预生存期较长的患者，应尽量纠正发热的可逆因素。预生存期较短的患者，可首选对乙酰氨基酚或非甾体抗炎药。对乙酰氨基酚口服，600～1 000 mg，1 次/4～6 小时，最大剂量为 2 g/d。对乙酰氨基酚直肠给药，最大剂量为 1.2 g/d。癌性发热患者可使用非甾体抗炎药和糖皮质激素类药物进行治疗。

518. 终末期患者发热时降温治疗应注意哪些事项

根据《安宁疗护实践指南（试行）》，终末期患者发热时降温治疗需注意：①低热情况以擦浴等物理降温方式为主，中高热情况下适度使用退热药物，注意皮肤失水及电解质紊乱的纠正。②高热或超高热可考虑冰帽、冰毯和（或）冬眠疗法。

（三）护理要点

519. 终末期患者发热的护理要点有哪些

根据《安宁疗护实践指南（试行）》，终末期患者发热的护理要点有：①监测体温变化，观察热型。②卧床休息。③高热患者给予物理降温或遵医嘱药物降温。④降温过程中出汗时及时擦干皮肤，随时更换衣物，保持皮肤和床单清洁、干燥；注意降温后的反应，避免虚脱。⑤降温处理 30 分钟后复测体温。⑥做好口腔、皮肤护理。

520. 如何监测终末期患者发热的体温变化

监测终末期患者发热的体温变化，应定时监测，一般每天测量 4 次，高热时每 4 小时测量一次，待体温恢复正常 3 天后，改为每天 1～2 次。降温措施实施 30 分钟后，要监测降温效果，做好记录和标识，腋下冰袋降温后，腋温的测量不宜在 50 分钟内进行。注意观察发热类型、程度及经过，密切注意呼吸、脉搏和血压的变化。

521. 常见的物理降温方法有哪些

（1）温水擦浴法。采用温水擦浴，水温应略低于皮肤温度（32～34℃）。使用温湿毛巾以按摩手法擦拭颈部、腋下、后背及腹股沟处，并要避开心前区、腹部。擦至腋窝、腹股沟等血管丰富处停留时间可稍长，以助散热，四肢及背部各擦拭3～5分钟，擦浴时间约为20分钟。温水擦浴后要特别注意足部保暖，30分钟后复测患者体温，并做好记录。

（2）酒精擦浴法。选用浓度为25％～30％乙醇溶液以离心方向擦拭四肢及背部。擦拭顺序为双侧上肢、颈下肩部、臀部、双侧下肢（髂骨—下肢外侧—足背—腹股沟—下肢内侧—内踝—股下—腘窝—足跟）。每个肢体擦拭3分钟，全身擦浴时间不宜超过20分钟。禁擦拭心前区、腹部、后颈部及足心部位，以免引起不良反应。

（3）冰袋降温法。冰袋具有重量轻、不易破裂、易操作等优点，可在颈部、腋下、肘窝及腹股沟等处放置，但前胸、腹部及耳廓部位禁用。用柔软薄毛巾包裹冰袋，避免直接接触皮肤，每次放置时间不超过20分钟，在取下冰袋后30～60分钟后复测体温。

（4）医用冰毯降温法。当终末期患者体温升到39.0℃以上时，其他降温效果差，条件允许可使用医用冰毯全身降温仪，降温效果稳定、安全、可靠，对于终末期患者易耐受，避免不良事件发生。

522. 终末期患者高热降温处理后的护理有哪些注意事项

终末期患者高热降温处理后的护理注意事项有以下几点。

（1）对高热寒战或伴出汗者，一般不宜采用酒精擦浴，以免因寒战时皮肤毛细血管收缩加剧，从而妨碍体内热量的散发。

（2）对高热无寒战又无出汗者避免因受凉并发肺炎。擦洗部位不能全部一次裸露，擦浴过程中，由于皮肤冷却较快，可引起周围血管收缩及血流淤滞，必须按摩患者四肢及躯干，以促进血液循环加快散热。

（3）一般不宜在胸腹部进行酒精擦浴，防止心律失常、腹泻等不良反应。

（4）采取降温措施30分钟后复测体温，测量前需停止物理降温半小时，同时要密切观察患者血压、脉搏、呼吸及神志变化。

（5）对使用冰块降温者要经常更换部位，防止冻伤。腋下冰袋降温后，腋温的测量不宜在50分钟内进行。

（6）对于应用医用冰毯降温者，体温探头应放在直肠或腋中线与腋后线中间为宜。

（7）物理降温（头部冷敷外）与药物降温不宜同时进行。药物降温过程中，皮肤毛细血管扩张、出汗，通过汗液蒸发带走许多热量；物理降温是冷刺激，皮肤毛细血管收缩。

十一、厌食/恶病质

（一）评估和观察

523. 什么是厌食

根据《姑息治疗与安宁疗护基本用药指南》，厌食是指患者因食欲减退或消失导致身体组织营养逐渐减少和体质量显著下降，是肿瘤或其他慢性疾病终末期患者的常见症状。

524. 什么是恶病质

根据《姑息治疗与安宁疗护基本用药指南》，恶病质是一种与严重疾病相关的复杂代谢综合征，其特征是患者多伴有厌食，体质量显著减轻，肌肉组织减少，伴或不伴有脂肪减少，并逐渐出现进行性功能损害，且不能被常规的营养支持治疗完全纠正的全身虚弱状态。

525. 终末期厌食、恶病质患者评估和观察的内容有哪些

根据《安宁疗护实践指南（试行）》，对终末期厌食、恶病质患者进行评估和观察的主要内容是：①评估患者进食、牙齿、口腔黏膜情况。②评估患者有无贫血、低蛋白血症、消化及内分泌系统等疾病表现。③评估患者皮肤完整性。④评估有无影响患者进食的药物及环境因素。

526. 恶病质的表现形式有哪些

恶病质的表现形式是：在过去的 6 月内非故意的体重丧失＞5％；或者体重下降＞2％，体重指数（BMI）＜20 kg/m²；或者出现骨骼肌减少症。较少程度体重丢失的患者要考虑处在恶病质的前期，又称恶液质。常见于癌症和其他慢性疾病，损害生存质量，并且增加发病率和死亡率。主要临床特征是明显的体重丢失、厌食、虚弱/乏力、疲倦，可引起味觉改变、假牙松脱引起疼痛和咀嚼食物困难、皮肤黏膜苍白（贫血）、水肿（低蛋白血症）及褥疮/压

疮等。此外,还会对患者的心理造成不良影响,如外貌改变引起恐惧和孤独,与社会和家庭的关系也会变得更加困难。

527. 影响终末期患者进食的因素有哪些

影响终末期患者进食的因素有:①身体症状因素。是否存在没有控制或控制不佳的疼痛、呼吸困难、恶心、呕吐、腹泻、嗅觉丧失、味觉改变及疲劳等其他不适。②机械因素。是否存在口腔卫生差或咀嚼困难、胃排空延迟或肠梗阻等。③精神因素。是否存在抑郁症、精神病、痴呆或谵妄等。④社会心理因素。是否存在贫困或缺乏照顾者。

(二) 治疗原则

528. 终末期患者厌食、恶病质的治疗原则是什么

根据《安宁疗护实践指南(试行)》,终末期患者厌食、恶病质的治疗原则是:①根据具体病情及患者、家属意见选择喂养或营养支持方式,如经口、鼻饲、胃空肠造瘘管饲或静脉营养。②可给予改善食欲的药物治疗。③患口腔疾病且可干预的患者可考虑治疗口腔疾病。

529. 给予终末期患者喂养或营养支持的依据是什么

给予终末期患者喂养或营养支持的依据,主要是实验室检查:身体成分测量、生物电阻抗、血常规、电解质、尿素氮、肌酐、促甲状腺激素、白蛋白、睾酮、皮质醇、炎症标志物(C反应蛋白、血沉等)和间接测量测定。

530. 怎样选择终末期恶病质患者的喂养或营养支持方式

按照2015年中国抗癌协会肿瘤营养与支持治疗专业委员会《营养不良的五阶梯治疗》要求,选择终末期恶病质患者的喂养或营养支持方式,应遵循提供的营养不良五阶梯治疗原则进行补充,第一阶梯为饮食+营养教育;第二阶梯为饮食+口服营养补充;第三阶梯为全肠内营养;第四阶梯为部分肠内营养+部分肠外营养;第五阶梯为全肠外营养。当下一阶梯无法满足患者60%的目标需要量3~5天时,应选择上一阶梯来治疗。

(1)改变饮食习惯。对于食欲不佳的患者,应少食多餐,增加膳食吸引力,允许患者任何时间想吃就吃,取消饮食限制,但同时应避免强烈的气味及调味料,避免热食。

(2)肠内营养。对口咽、食管的梗阻性病变或慢性神经系统疾病导致吞咽困难的患者,可胃肠道插管提供营养支持,分为经鼻饲管营养支持和非经

口肠内营养支持—经皮内镜下造口管。以安全有效的方式给予患者需要的营养量,保证患者的尊严和生活质量。

（3）肠外营养。目前,没有证据表明全肠外营养对终末期患者有益,却与显著的病死率有关。其主要并发症为感染和过度输液。最近研究表明,仅有恶性肠梗阻患者接受全肠外营养有一定程度的好处。因此,除了极少数例外,全肠外营养不适用于终末期患者。选择患者的标准是预期生存期大于 2～3 个月,功能状态卡氏(KPS)评分＞50 分,无严重器官功能障碍者。提供足够的水分,每日摄入能量按照每千克体重 126～146 KJ(30～35 kcal)/(千克/天)(1 kcal＝4.18 KJ)计算以维持患者的营养需求。

531. 改善终末期患者食欲的药物有哪些

根据《姑息治疗与安宁疗护基本用药指南》,改善终末期患者食欲的药物有：糖皮质激素类药物可通过提升食欲改善患者的主观感受,但不能增加其体质量。地塞米松口服 4～8 mg/d,一般使用 2～3 周,若无效时可停。孕激素如甲地孕酮和甲羟孕酮均能改善患者食欲,需至少使用 2 周方可起效。

532. 治疗终末期患者厌食、恶病质应注意哪些事项

根据《安宁疗护实践指南(试行)》,治疗终末期患者厌食、恶病质应注意：①照顾患者的情绪,循序渐进。②充分与照护者及家属沟通,取得信任和配合。③必要时考虑肠外营养逐步向肠内营养,经口进食过渡。注意食物的搭配与口感。

533. 如何处理恶病质患者伴随的口腔疾病

处理恶病质患者伴随的口腔疾病,应加强口腔护理。在晨起、餐后和睡前协助患者漱口,保持口腔清洁卫生;口唇干裂者可涂液状石蜡;有溃疡或真菌感染者酌情涂药;口唇干燥者可适量喂水、也可用湿棉签湿润口唇或湿纱布覆盖口唇。对口腔卫生状况较差的并且感觉又明显疼痛的患者,可用稀释的利多卡因和氯己定含漱剂清洗口腔。

（三）护理要点

534. 终末期恶病质患者的护理要点是什么

根据《安宁疗护实践指南(试行)》,终末期恶病质患者的护理要点是：①每天或每餐提供不同的食物,增加食欲,在进餐时减少任何可能导致情绪紧张的因素。②少量多餐,将食物放在终末期患者易拿到的位置,在其需要

时提供食物。③根据终末期患者喜好,提供一些不需太过咀嚼的食物。④遵医嘱予以营养支持。

535. 终末期恶病质患者的治疗护理要注意哪些事项

终末期恶病质患者的治疗护理注意事项如下。

(1) 对于能经口进食者,应鼓励经口进食,依照其饮食口味喜好,保证营养供应,取消饮食限制,如低盐。

(2) 采用肠内营养的患者可注入牛奶、鸡蛋液等高热能的食物,输注前后应以 30～50 mL 温开水冲管,鼻饲液温度以 38～40℃ 为宜,每次鼻饲量不超过 200 mL。营养液应匀速注入,以免引起呕吐、腹胀及腹泻,条件允许者可采用重力型输注器或输注泵。营养液注入前后 30～60 分钟采取半坐卧位,以防止胃内容物反流而致误吸。在翻身活动时应注意固定营养管,防止脱落。

(3) 肠外营养的营养液应现配现用,室温中 24 小时内输注完毕,每 24 小时更换输注器和输注装置,操作过程中要严格遵守无菌操作原则,确保输注管通畅,观察静脉导管穿刺处有无红肿、化脓等异常,并及时处理。

(4) 定时翻身,预防压力性损伤。依据终末期患者活动耐受力选择合适的活动方式。

(5) 加强皮肤护理,勤擦洗、勤换衣物。对大小便失禁的患者,注意会阴、肛门周围的皮肤清洁,保持干燥,必要时留置导尿。

(6) 口腔护理注意动作轻柔,避免口腔黏膜破损。

十二、口干

(一) 评估和观察

536. 什么是口干

根据《姑息治疗与安宁疗护基本用药指南》,口干是患者自觉口腔干燥不适的一种主观感受,通常由唾液腺功能减退导致唾液分泌量减少引起。

537. 口干评估和观察的内容有哪些

根据《安宁疗护实践指南(试行)》,对终末期患者发生口干进行评估和观察的主要内容是:①评估患者口腔黏膜完整性及润滑情况,有无口腔烧灼感。②评估患者有无咀嚼、吞咽困难或疼痛以及有无味觉改变。③评估有无引起患者口干的药物及治疗因素。

538. 哪些药物会引起终末期患者口干

药物会对唾液分泌产生影响,患者服用各种药物引起医源性口干,这是临床上最常见口干现象。如使用抗胆碱能类药物(阿托品)、东莨菪碱、抗抑郁药(三环类抗抑郁药)、副交感神经类、抗甲状腺功能亢进药物、利尿剂、镇静催眠药、降糖药、β受体阻滞剂、抗癫痫药物、化学疗法和细胞毒性药物等产生的不良反应。

539. 哪些治疗因素会引起终末期患者口干

头颈部肿瘤放疗时,唾液腺(涎腺)组织一般处于放射野中。受照射范围取决于肿瘤原发灶的部位和大小,放疗第 1 周患者的唾液量普遍会减少50%～60%,化学疗法和细胞毒性药物的不良反应,以及化学疗法后患者出现食欲缺乏、恶心、呕吐及腹泻等导致的脱水,也会引起口干。

(二) 治疗原则

540. 终末期患者口干的治疗原则是什么

根据《安宁疗护实践指南(试行)》,终末期患者口干的治疗原则是:①调整居住环境。保持房间通风、维持室内温度和相对湿度适宜,可以使用空气加湿器、喷雾电风扇及氧气湿化。②口腔局部治疗。应尽量处理潜在的病因,包括详细地回顾用药史。患者可根据口腔科或牙科医护人员的专业指导意见,进行日常的综合性个人口腔卫生管理;任何口干症的患者都伴有不同程度的客观口干,大多数是由唾液腺功能障碍引起,所以主观的口干症治疗与客观口干的治疗是分不开的。根据造成口干的不同原因制订不同的治疗原则:对于由疾病引起的口干,应进行对因治疗;对于由感染引起的口干,首要任务是治疗潜在感染;对于由药物引起的口干,应当评估药物应用的必要性,酌情进行减量、停用或替换用药。鼓励患者多饮水,保持口腔清洁,也可酌情使用等量的纯净水和碳酸。③药物改善症状。给予胆碱受体激动剂如毛果芸香碱;同时积极治疗口腔念珠菌病如使用碱性的漱口液等。

541. 怎样对终末期患者口干进行口腔局部治疗

对终末期患者口干进行口腔局部治疗,主要是去除诱发因素,减少或者替换可致口干药物,纠正脱水;润滑口腔,刺激唾液分泌;积极治疗口腔念珠菌;鼓励患者多饮水、保持口腔清洁和湿润,预防龋内和口腔内继发感染。

口唇涂抹润唇膏预防干燥皲裂;对于意识不清或无自理能力的患者行口腔护理,早晚及进食后使用口腔海绵棒以淡茶水或清水清洁口腔及舌面,每小时以棉棒蘸温水湿润口腔黏膜及舌体;对于濒死患者,可运用小喷壶、滴管和海绵棒等工具以水湿润舌头和口腔。

542. 终末期患者口干的治疗药物有哪几种

药物治疗是目前治疗终末期患者口干症的主要方法。一种是毛果芸香碱,它属于 M 胆碱受体激动剂,选择性兴奋 M 胆碱受体,小剂量应用能增加分泌稀薄、酶含量少的唾液,推荐剂量为每天 3 次,每次 5 mg,作用时间为1~3 小时。但毛果芸香碱只可改善患者的生活质量及降低口腔不适感,对唾液分泌程度及口干症则未有显著改善;另外一种药物是西维美林,它和前者都属于胆碱受体激动剂,能与毒蕈碱受体结合,促进唾液腺、汗腺等外分泌腺的分泌作用,推荐剂量是每天 3 次,每次 30 mg,作用时间为 3~5 小时。当西维美林的用药剂量达到 40 mg 时可以显著增加放疗患者口腔内唾液分泌,有学者提出可用于干燥综合征中口干症状的治疗。

543. 终末期患者口干治疗应注意哪些事项

根据《安宁疗护实践指南(试行)》,终末期患者口干治疗的注意事项是:避免粗暴的口腔护理操作,强行剥脱血痂、表面覆膜、警惕润滑液误吸情况。具体是对于意识不清或无自理能力的患者行口腔护理,早晚及进食后使用口腔海绵棒以淡茶水或清水清洁口腔及舌面,每小时以棉棒蘸温水湿润口腔黏膜及舌体;对于濒死患者,可运用小喷壶、滴管和海绵棒等工具以水湿润舌头和口腔或将小颗冰块置于舌底缓慢融化滋润。

(三) 护理要点

544. 终末期患者口干的护理要点是什么

根据《安宁疗护实践指南(试行)》,终末期患者口干的护理要点是: ①饮食方面鼓励患者少量多次饮水。②增加病室空气相对湿度。③口腔护理。④必要时常规使用漱口剂。

545. 终末期患者口干的口腔护理要点有哪些

终末期患者口干的口腔护理要点是: ①清醒的终末期患者鼓励勤漱口,每天多次用清水、淡盐水或淡茶水含漱,早晚使用软毛牙刷和含氟牙膏刷牙。②指导终末期患者进食后使用洁牙线或牙线棒清洁牙缝,有条件者可使用电动水牙线和洗牙器冲洗牙缝。③酌情使用含氟漱口液,避免使用含酒精的漱口液,以防损伤口腔黏膜。④口唇涂抹润唇膏预防干燥皲裂。⑤使用人造唾液、唾液替代品和口腔润滑剂,如口腔保湿喷雾、口腔润滑凝胶,必要时予专用漱口液。⑥对于意识不清或无自理能力者行口腔护理,早晚及进食后使用口腔海绵棒以淡茶水或清水清洁口腔及舌面,每小时以棉棒蘸温水湿润口腔黏膜及舌体。⑦对于濒死患者,可运用小喷壶、滴管和海绵棒等工具以水湿润舌头和口腔,或将小颗冰块置于舌底缓慢融化滋润。⑧预防口腔白色念珠菌感染,对病危易感人群口腔局部使用碱性或含抗真菌药物的漱口液和含片。

546. 怎样指导终末期患者正确使用漱口剂

指导终末期患者正确使用漱口剂,主要是:①使用漱口水前先刷牙或清水漱口,清除口腔内残留食物残渣和软垢。②准备一个专门的杯子来装漱口水,一次倒入10 mL左右的漱口水。③将杯中漱口水一次性倒入口中,闭上嘴巴开始漱口。④反复漱口1分钟左右后将漱口水吐出。吐出前确保口腔内所有部位都有漱口水覆盖。⑤使用漱口水后不要立即用清水漱口,这样会减弱漱口水的效果。

547. 终末期患者口干的口腔护理应注意哪些事项

终末期患者口干的口腔护理应注意:①操作动作应当轻柔,避免金属钳端碰到牙齿上,损伤黏膜和牙齿。对凝血功能差的口干患者,必须特别注意。②观察口腔黏膜是否完整、牙龈有无红肿出血、舌苔有无增厚、口腔有无真菌感染。③对昏迷的终末期患者应该注意棉球干湿度,禁止漱口。④使用开口器的时候,应当从臼齿处放入。⑤清洁护理时需用止血钳夹紧棉球,每次一个,防止棉球遗留在口腔中。⑥终末期患者有活动义齿的,应先取下,再进行操作,并协助清洗活动义齿。

十三、睡眠/觉醒障碍(失眠)

(一)评估和观察

548. 什么是睡眠/觉醒障碍(失眠)

根据《姑息治疗与安宁疗护基本用药指南》,睡眠/觉醒障碍是指由于各种因素作用于患者夜间睡眠时段,导致其出现日间嗜睡,以及身体功能、免疫功能和生活质量下降,是终末期患者常见的临床症状。

549. 终末期患者失眠评估和观察的内容有哪些

根据《安宁疗护实践指南(试行)》,对终末期患者失眠进行评估和观察的主要内容是:①评估患者性别、年龄、既往失眠史。②评估患者失眠发生的药物及环境因素。③评估患者有无不良的睡眠卫生习惯及生活方式。④有无谵妄、抑郁或焦虑状态等精神障碍。

550. 怎样评估失眠患者的一般情况

失眠的临床评估应涵盖睡醒节律评估、病史和体格检查评估、心理情绪评估等多方面,结合患者生理、心理、社会、精神的状况进行细致的全面多维度评估。

(1)睡醒节律评估。包括日常作息时间、失眠的具体特点、日间症状的基本表现及持续时间、失眠的演变;睡前的饮食、行为及心理活动状况(从傍晚到入睡前);睡眠环境;日间活动和功能。

(2)病史和体格检查评估。包括躯体疾病、精神障碍、睡眠障碍、身体不适症状、当前治疗和使用药物、应激因素、妊娠史、月经史、围绝经期症状、家族史、精神检查及实验室检查等。

(3)心理情绪评估。包括个人背景、家庭情况、自身性格特征、重要人际关系、近期重大生活事件、对当前疾病或人生困境的认知和理解;目前现实困难和心理困扰、心理痛苦程度、焦虑和抑郁程度、社会支持系统等。

551. 导致终末期患者失眠的药物及环境因素有哪些

导致终末期患者失眠的药物因素有:兴奋剂、气管扩张剂、激素类、降压药及抗抑郁药物;环境因素有:光线、温度、湿度、噪声、睡眠被频繁打断、缺乏私密性、周围环境陌生、不安全感、床具和睡眠用品不舒适和不习惯。

552. 终末期患者失眠常伴随哪些精神障碍

终末期患者失眠常伴随的精神障碍有:①抑郁。损伤、慢性疼痛、肿瘤对中枢神经系统影响、代谢/内分泌紊乱有关的重度抑郁;②焦虑。对疾病、诊疗、疼痛、死亡的恐惧及药物和肿瘤对中枢神经系统影响相关的适应障碍或广泛焦虑症;③认知障碍。继发于药物、代谢紊乱及肿瘤直接侵犯中枢神经系统的谵妄。

（二）治疗原则

553. 治疗失眠的原则是什么

根据《安宁疗护实践指南（试行）》，治疗失眠的原则是：了解患者睡眠节律，可能的诱因和病因，必要时行睡眠监测，行为心理治疗，避免使用非处方催眠药物。

554. 终末期患者失眠的睡眠节律有哪些变化

终末期患者失眠的睡眠节律会有以下变化：①失眠障碍。以频繁而持续地入睡困难或睡眠维持困难并导致睡眠满意度不足为特征的睡眠障碍。②入睡困难。睡眠潜伏期或入睡后觉醒时间延长，青年人≥20分钟，中老年人≥30分钟。③早醒。比预期起床时间早醒30分钟且总体睡眠时间明显减少。

555. 导致失眠的病因和诱因有哪些

导致失眠的病因和诱因有：①易感因素。性别（以女性居多）、年龄（常见老年人）、失眠的既往史和家族史、焦虑抑郁情绪、精神疾病、心理障碍、妊娠期、月经期及围绝经期等。②诱发因素。躯体疾病、身体症状（疼痛、咳嗽、气促、恶心、呕吐、腹胀、腹泻、尿频、皮肤瘙痒、谵妄及阻塞性睡眠呼吸暂停等）、治疗和药物、睡眠环境、应激因素、重大人生变故、严重精神打击。③维持因素。不良睡眠习惯或生活行为（如睡前使用电子产品时间过长、白天卧床时间过多、睡前饱食或摄入含咖啡因或酒精的饮品、晚上进行剧烈运动或观看恐怖片等）、昼夜节律紊乱、对睡眠的错误认知（如对睡眠时长和质量持有过高期待、对睡眠的意义有认知歪曲等）。

556. 睡眠监测的方法有哪些

睡眠监测的方法可用客观测评工具：①多导睡眠监测（PSG）。通过多个导联及束带连接分析仪器，由专业的监测人员对患者全夜的睡眠情况连续、同步描记，包括监测脑电、眼电、下颌肌电、口鼻气流和呼吸动度、心电、血氧、鼾声、肢动、体位等十余项指标，仪器自动分析、人工最后核实后得出患者睡眠情况分析结果，是用于记录评估和诊断失眠的常用方法之一，能够提供睡眠质量尤其是睡眠结构最全面的信息。②多次睡眠潜伏时间试验（MSLT）。是通过白天多次固定间隔时间对睡眠的监测来判断患者嗜睡程度的一种方法。本试验有助于判断失眠患者的失眠原因。③清醒维持试验（MWT）。用于评价患者保持清醒能力的试验，是对患者一定时间内保持清醒能力的有效客观评价。MWT 有 20 分钟和 40 分钟两个试验方案。④体动记录检查(actigraphy)。检查所用的体动记录仪由传感器、存储器和数据分析系统组成,应用传感器感应相应电极部位的三维加速运动并将其记录下来。患者通过佩戴手表式装置来监测身体运动情况,用于区分睡眠和清醒周期,并记录昼夜节律。在居家生活环境中的监测将更贴近真实的睡眠—觉醒情况,可作为失眠的诊断依据。要求装置便携、使用方便,易被患者接受。

557. 治疗失眠的药物有哪些类型

治疗失眠的药物类型有:①苯二氮䓬类。短效(半衰期<5 小时),如咪达唑仑等;中效(半衰期 5~25 小时),如劳拉西泮、阿普唑仑及艾司唑仑等;长效(半衰期>25 小时),如硝西泮、氯硝西泮及地西泮等。②非苯二氮䓬类。环吡咯酮类(如佐匹克隆)、咪唑吡啶类(如唑吡坦)。③抗抑郁药。如帕罗西汀、米氮平等。④中成药。如朱砂安神丸、酸枣仁安神胶囊、补心丹等,对改善患者的睡眠状况有一定效果。但应用苯二氮䓬类药物时应注意以下几点:①呼吸抑制的加重。②老年人较青年人易发生药物中毒情况。③老年人更易出现镇静催眠作用时间延长。④对苯二氮䓬类等镇静催眠药物敏感性高的人群,易出现精神错乱、共济失调等不良反应。⑤禁忌证:重症肌无力、闭角型青光眼。

558. 使用催眠药物的原则是什么

使用药物治疗失眠的终末期患者时,须注意药物不良反应和各种药物同用的相互作用,需要考虑患者的年龄、基础疾病(如肝肾功能等)。部分催眠药物可能会加重患者的乏力症状。总体原则是催眠药物应短期使用,从小剂量开始,逐渐增加剂量。若与阿片类药物同时使用时应注意过度镇静等不良反应,应酌情减少剂量。

559. 怎样对终末期患者失眠进行非药物治疗

对终末期患者失眠进行非药物治疗,主要是:①改善睡眠环境,减少夜间强光及噪声刺激。②采取促进患者睡眠的措施,包括认知行为疗法、芳香疗法及正念减压疗法等。

560. 治疗终末期患者失眠应注意哪些事项

根据《安宁疗护实践指南(试行)》,治疗终末期患者失眠应注意:①观察、评估和沟通环节,贯穿治疗整个过程。如睡眠质量、睡眠时间改善,不必强行纠正已有的睡眠规律。②警惕意识障碍发生,及早发现。③在使用处方类镇静催眠药物时应告知并注意预防跌倒、低血压等副作用。

561. 如何提高终末期患者的睡眠质量

提高终末期患者的睡眠质量,针对失眠患者的病因处理是治疗的关键。抗癌治疗期间对失眠患者给予必要的处理,针对不同病因制订不同干预措施,尽量消除肿瘤及治疗引起的不适症状以达到恢复社会功能和提高生活质量的治疗目标。而且未得到有效控制的癌性疼痛是造成晚期癌症患者失眠的重要原因。医护人员应积极评估患者疼痛的部位、程度及时间,准确掌握积极治疗患者疼痛的方法,对于存在焦虑、抑郁情绪或精神心理障碍的患者,应该按精神心理专科原则治疗,控制原发疾病。

(三) 护理要点

562. 终末期患者失眠的护理要点是什么

根据《安宁疗护实践指南(试行)》,终末期患者失眠的护理要点是:①改善睡眠环境,减少夜间强光及噪声刺激。②对于躯体症状如疼痛、呼吸困难等引发的失眠应积极控制症状。③采取促进患者睡眠的措施,如增加日间活动、听音乐、按摩双手或足部。④定期进行失眠症防治的健康教育。

563. 怎样为失眠的终末期患者创造良好的睡眠环境

为失眠的终末期患者创造良好的睡眠环境,主要是:①减少病区噪声,保证夜间病房内光线柔和,降低医疗护理设备运转音量。②病室保持适宜的温度和相对湿度,卧室温度稍低有助于睡眠。③提供柔软、舒适、整洁的床铺,可使用水床或气垫床,采取半坐卧位睡觉、定时协助翻身,也有助于睡眠。

564. 怎样对失眠的终末期患者进行健康指导

对失眠的终末期患者进行健康指导,包括:①建议终末期患者白天睡眠时间控制在 1 小时内,并且避免在下午 3 点以后午睡。②指导其在下午时间段进行适量运动,规律的身体锻炼能促进夜间睡眠质量。③详细讲解病房的陪护和探视制度,不妨碍终末期患者休息的情况下尽量多些时间陪伴,减轻患者负性情绪。④指导其睡前 1 小时播放轻柔的音乐舒缓情绪,温水泡足放松肌肉,帮助睡眠。⑤睡前 1 小时不宜进食过饱,避免刺激性的食物或药物,如咖啡、浓茶,不看紧张刺激的影视节目,睡前观看手机不超过 30 分钟。

565. 对失眠的终末期患者实施治疗护理时应注意哪些问题

对失眠的终末期患者实施治疗护理时应注意：合理安排操作时间，尽量不在夜间进行。做到"四轻"，包括走路轻、关门窗轻、操作轻及说话轻，避免各种可能让患者感到不安全的因素。

十四、谵妄

（一）评估和观察

566. 什么是谵妄

根据《姑息治疗与安宁疗护基本用药指南》，谵妄是一组以意识障碍为核心症状的神经精神症状群，通常急性发作，症状起伏不定。

567. 谵妄评估和观察的内容有哪些

根据《安宁疗护实践指南（试行）》，谵妄评估和观察的主要内容是：①评估患者意识水平、注意力、思维、认知、记忆、精神行为、情感和觉醒规律的改变。②评估患者谵妄发生的药物及环境因素。

568. 怎样进行终末期谵妄患者的评估和观察

进行终末期谵妄患者的评估和观察，主要是：①症状及简易问题判断。②评估患者基础性疾病，评估患者谵妄发生的药物及环境因素。③躯体状态：病史、生命体征、躯体及神经系统检查、麻醉相关记录、药物治疗记录。④精神状态：精神状态检查、认知测验（画钟测验）。⑤辅助检查结果：血生化、血常规、血糖、动脉血气分析、血药浓度（地高辛、苯巴比妥等）、尿常规和尿培养、心电图、胸片、脑电图、头颅 CT 或 MRI 检查。

569. 终末期患者谵妄的筛查工具有哪些

终末期谵妄患者的筛查工具有以下几种。

（1）简易精神状况检查（Mini-Mental State Examination，MMSE）。MMSE 能够有效地检验认知受损的情况，最为常用，但不能够区分谵妄和痴呆。它主要评价认知的 5 个方面，包括定向力、记忆力、注意力、计算能力、回忆力和语言能力，其总分范围为 0～30 分。MMSE 简单、易行、易接受，敏感性较理想，但特异性略低，检查结果受年龄和文化程度等因素的影响。

（2）神经行为认知状态测验（Neurobehavioral Cognitive Status Examination，NCSE）。是目前公认的、具有分测验的、灵敏度较好的第二代认知筛选量表，能区分不同程度认知功能缺损。NCSE 强调独立评估认知功能的 3 个一般因素（意识水平、集中注意力和定向能力）和认知功能的 5 个方面（语言能力、结构能力、记忆力、计算能力和推理能力）。

（3）意识障碍评估（Confusion Assessment Method，CAM）。CAM 是根据《美国精神障碍诊断与统计手册》第 3 版（DSM‐Ⅲ‐R）中谵妄的 5 个操作性诊断标准所制订的，用于老年谵妄的临床辅助诊断，具有比较好的信度和效度，需要由受过训练的专业人员使用。

（4）谵妄评定量表（Delirium Rating Scale，DRS）。DRS 是用于临床工作者评定躯体疾病患者发生谵妄及其严重程度的量表。DRS 的评定基于对患者 24 小时的观察。因此，所有与患者的访谈、精神状态检查、护士观察和家人报告的有用信息都对 DRS 的评分有帮助。总分范围为 0～32 分，推荐的分界值为 10 分或 12 分。该量表可能更适用于研究，而非常规临床应用。

（5）谵妄护理筛查量表（Nursing Delinium Screening Scale，Nu‐DESC）。Nu‐DESC 只有 5 个条目，中文版 Nu‐DESC 诊断阈值取 3 时，以"金标准"DSM‐Ⅳ作为效标，灵敏度为 0.80、特异度为 0.92，诊断符合率为 90.4%。Nu‐DESC 最大的特征是便捷和易用，5 个条目内容非常容易记忆，安宁疗护护士在常规护理操作中，利用与患者简单交流得到的信息就能完成评估。

570. 对终末期患者谵妄进行评估的方法有哪些

对终末期患者谵妄进行评估的方法是，尽早识别谵妄的早期体征并予适当的治疗，宜早不宜迟。早发现、早处理可以防止危象的发生。可以采用"是否能够准确书写自己的名字和地址"作为甄别早期谵妄的方法，且它与某些需要较长时间或具侵袭性的检验一样敏感。

通过判断患者认知功能，临床工作者能快速掌握患者情况。认知功能包括：判断力、定向感、记忆力、抽象思考、专注力或计算力，简称 JOMAC。对判断力的评估，可采用一些简单的对话进行判断。如询问患者："如果你现在闻到房间里有烧焦味，接着你要做些什么？"通过患者的反应，医疗工作者可以了解患者的判断力。有时候仅从定向感三个维度（人、时、地）的混乱，也可以掌握患者谵妄的病情。了解记忆力的功能是否存在，通常会要求患者记 3 样不相干且非同类的事物或不相关词汇，然后于 5 分钟后再问患者。例如"钢笔、快乐、风筝"。抽象思考能力可通过询问患者事物的相似性或成语解释来了解。专注力与计算力可以用"100－7"运算系列来进行症状的评估。

571. 导致终末期患者发生谵妄的因素有哪些

导致终末期患者发生谵妄的因素有：①药物因素。阿片类制剂、抗胆碱制剂、H_2受体阻滞药物、抗惊厥药物、精神类药物、抗帕金森药、抗组胺药、非甾体抗炎药、呋塞米、地高辛、激素、苯二氮䓬、酒精及尼古丁等。②脱水、贫血、感染、发热及疼痛。③器质性病变。脑转移、颅内压增高。④情绪变化。恐惧焦虑、意识混乱。⑤环境原因。过冷、过热、尿床。⑥癌症的治疗。化学疗法、放射治疗。⑦代谢紊乱。高钙血症、低钠血症、低血糖、肾衰竭及肝衰竭。

（二）治疗原则

572. 终末期患者谵妄的治疗原则是什么

根据《安宁疗护实践指南（试行）》，终末期患者谵妄的治疗原则是：①寻找病因并改变可能的危险因素至关重要，如感觉损害、药物等；监测并处理尿潴留、便秘及跌倒外伤等并发症。②使用合适的约束，充分向患者家属告知病情。③必要时小剂量使用苯二氮䓬类或氟哌啶醇类镇静药物。

573. 终末期患者出现谵妄时怎样使用镇静药物

根据《姑息治疗与安宁疗护基本用药指南》，预生存期较长的患者发生谵妄时，可使用氟哌啶醇、利培酮、奥氮平、喹硫平以及氯丙嗪等药物进行治疗。终末期患者发生谵妄，可口服氟哌啶醇0.5～2.0 mg，2～3次/天；对于无法口服的患者可以选择静脉/肌内注射给药途径；还可使用利培酮、奥氮平、喹硫平进行治疗。预生存期较短的患者出现谵妄时，可酌情增加氟哌啶醇、利培酮或奥氮平的治疗剂量。如患者使用较大剂量的抗精神病药物疗效欠佳时，可联合使用苯二氮䓬类药物，如劳拉西泮。

574. 怎样改变可能引起谵妄的风险因素

改变可能引起谵妄的风险因素，主要是：①提供合适的环境；②促进患者舒适；③保障患者安全；④积极睡眠管理；⑤心理护理；⑥病情解释和沟通。

575. 治疗终末期患者出现谵妄意识障碍时应注意哪些事项

根据《安宁疗护实践指南（试行）》，治疗终末期患者出现谵妄意识障碍时应注意：①在诱因病因无法去除的情况下，应与家属及照护者沟通谵妄发作的反复性和持续性，争取理解、配合，保护患者避免外伤。②约束保护的基础上可予以药物干预。

(三) 护理要点

576. 终末期患者谵妄的护理要点是什么

根据《安宁疗护实践指南(试行)》,终末期患者谵妄的护理要点是:①保持环境安静,避免刺激。尽可能地提供单独的房间,降低说话的声音,降低照明,应用夜视灯,使用日历和熟悉的物品,较少地改变房间摆设,以免引起不必要的注意力转移。②安抚患者,对患者的诉说做出反应,帮助患者适应环境,减少恐惧。

577. 对终末期患者谵妄实施保护性约束需要做哪些护理评估

保护性约束属于制动措施,故使用时间不宜过长,病情稳定或治疗结束后应及时解除约束,使用时需做好评估与记录,包括:①先评估终末期患者的病情、年龄、意识状态、生命体征、肢体情况以及是否有皮肤摩擦破损、血液循环障碍的情况,判断是否确认使用约束带。②如需较长时间约束者,应每隔15~30分钟评估约束部位的末梢循环情况以及约束带的松紧程度,评估约束带松紧程度以能伸进1~2手指为宜。定时更换约束肢体,每2小时活动肢体或放松一次。

578. 怎样为终末期患者谵妄提供一个舒适、安全的环境

为终末期患者谵妄提供舒适、安全的环境,主要是:①保持环境安静、空气流通、温度适宜、床铺整洁,避免冲突及过度声光刺激。②尽量不变动床位或病房,让患者留在熟悉的环境,保持日常的生活作息,有助于增加患者的安全感。③创造安全环境,移除刀具、锐器、玻璃瓷器、绳索、杀虫剂及化学品等危险物品,不在房间内存放药品,限制窗户打开角度。④白天房间光线柔和,晚上调暗灯光或给予夜视灯。⑤将终末期患者病床调整到离护士站近的房间,以便近距离密切观察,且避免其他患者围观。⑥工作人员说话轻声,避免在病房中交谈和讨论病情。⑦可播放轻柔舒缓的背景音乐,让亲友陪伴安抚。

579. 安抚终末期患者谵妄情绪时的护理要点有哪些

安抚终末期患者谵妄情绪时的护理要点是:①尽量满足终末期患者的合理要求,避免一切激惹因素,稳定终末期患者情绪。②认真对待和解决终末期患者恐惧和焦虑的感受,对其的诉说与提问给予回应和应答,耐心倾

听、安慰解释,可运用共情技巧来应对,如"我感受到您现在的情绪有点恼火,心里有股莫名其妙的烦躁却不知道怎样表达"。③每次遇见终末期患者时都简单自我介绍,即便是几分钟前刚遇见过,以缓解其紧张、茫然和心理抗拒。④根据个体需要,采用音乐疗法,治疗性触摸。

第十四章

舒适照护

一、概述

580. 什么是舒适照护

舒适照护是一种整体化、个性化、创造性、有效的护理模式,强调控制疼痛,使终末期患者在心理、生理、社会及精神上达到最愉快的状态,或缩短、降低不愉快的程度,提高终末期患者的生命质量。

581. 为终末期患者提供舒适照护的原则是什么

为终末期患者提供舒适照护的原则是:①预防为主,促进舒适;加强观察,发现诱因;采取措施,消除不适;互相信任,心理支持。②为终末期患者提供生理、心理、社会家庭交往及精神等方面的舒适照护。生理舒适是指身体的感觉,还包括环境中的温度、相对湿度、光线、音响等所带来的舒适感觉。心理舒适是指心理的感觉,如满足感、安全感及尊重感等。社会舒适是指包括人际关系、家庭、学校及职业等带来的舒适感。精神舒适是指由宗教、信仰、信念及生活意义等带来的舒适感。

二、病室环境管理

582. 什么是病室环境管理

病室环境管理是指以患者为中心来创造一个安全、清洁、整齐、安静及舒适的最佳住院环境,满足各种患者的需要,同时护士有责任帮助患者正确认识所处的环境,并且尽可能改进不良环境。

583. 病室环境评估和观察的内容有哪些

根据《安宁疗护实践指南(试行)》,病室环境评估和观察的内容有：①评估病室环境的空间、光线、温度、相对湿度、卫生。②评估病室的安全保障设施。

584. 怎样为患者提供设施安全的病室

为患者提供设施安全的病室,要做到：①病室的整体环境安全,包括家具设计、配套设施、医疗设施及个性化环境策略。②针对发生跌倒的环境危险因素,提出预见性改造意见。包括病房内外的环境,如床旁、室内家具、走廊、餐厅、浴室及洗手间等。③为患者提供充足的辅助设备,如轮椅、平车、学步车及拐杖等,并由专门工作人员对这些辅助设备的安全性和耐用性进行定期评估、定期保养、及时维修。④在患者的床头、阳台、厕所、餐厅等常用活动区域均设置呼叫系统,并保持呼叫系统功能完好,定期检查,及时维修。

585. 病室环境管理的操作要点是什么

根据《安宁疗护实践指南(试行)》,病室环境管理的操作要点是：①室内温度、相对湿度适宜。②保持空气清新、光线适宜。③病室物体表面清洁,地面不湿滑,安全标识醒目。④保持病室安静。

586. 病室环境管理的指导要点是什么

根据《安宁疗护实践指南(试行)》,病室环境管理的指导要点是：①告知患者及家属遵守病室管理制度。②指导患者了解防跌倒、防坠床及防烫伤等安全措施。

587. 病室环境管理应当注意哪些事项

根据《安宁疗护实践指南(试行)》,病室环境管理应当注意：①病室布局合理、温馨。②通风时注意保暖。③工作人员应做到说话语气温和、走路轻、操作轻及关门轻。

三、床单位管理

588. 什么是床单位管理

床单位管理是指对病床及设备的管理。床是患者睡眠和休息的用具,是病室中的主要设备。终末期患者的饮食、排泄、活动及娱乐多在床上,病床要符合实用、耐用、舒适及安全的原则。每个床单位都有固定的设备,包括床、床垫、床褥、枕芯、棉胎或毛毯、大单、被套及枕套等,必要时加橡胶单和中单。床旁有桌、椅,墙壁上有呼叫装置、照明灯、氧气管及吸引管等设施。

589. 床单位评估和观察的内容有哪些

根据《安宁疗护实践指南(试行)》,床单位评估和观察的内容有:①评估患者病情、意识状态、合作程度、自理程度及皮肤情况等。②评估床单位安全、方便及整洁程度。

590. 卧床患者更换被单的操作要点是什么

根据《安宁疗护实践指南(试行)》,卧床患者更换被单的操作要点是:①与患者沟通,取得配合。②移开床旁桌、椅。③将枕头及患者移向对侧,使患者侧卧。④松开近侧各层床单,将其上卷于中线处塞于患者身下,清扫整理近侧床褥;依次铺近侧各层床单。⑤将患者及枕头移至近侧,患者侧卧。⑥松开对侧各层床单,将其内卷后取出,同法清扫和铺单。⑦患者平卧,更换清洁被套及枕套。⑧移回床旁桌、椅。⑨根据病情协助患者取舒适体位。⑩处理用物。

591. 床单位管理的指导要点是什么

根据《安宁疗护实践指南(试行)》,床单位管理的指导要点是:①告知患者床单位管理的目的及配合方法。②指导患者及家属正确使用床单位辅助设施。

592. 床单位管理应当注意哪些事项

根据《安宁疗护实践指南(试行)》,床单位管理应当注意:①评估操作难易程度,运用人体力学原理,防止职业损伤。②操作过程中观察患者生命体征、病情变化、皮肤情况,注意保暖,保护患者隐私。③操作中合理使用床档保护患者,避免坠床。④使用橡胶单或防水布时,避免其直接接触患者皮肤。

四、口腔护理

593. 什么是口腔护理

口腔护理是指对口腔里的牙、舌、腭、颊等部位的清洁与保护。终末期患者由于疾病的进展、治疗因素或癌细胞侵犯等,导致患者发生口干、口臭、口腔炎、溃疡及感染等口腔合并症。护理人员正确执行口腔护理,可以缓解患者的口腔并发症并维持口腔清洁、卫生及舒适。

594. 终末期患者口腔评估和观察的内容有哪些

根据《安宁疗护实践指南(试行)》,终末期患者口腔评估和观察的内容有：①评估患者的病情、意识及配合程度。②观察口唇、口腔黏膜、牙龈、舌苔有无异常;口腔有无异味;牙齿有无松动,有无活动性义齿。

595. 口腔护理的操作要点是什么

根据《安宁疗护实践指南(试行)》,口腔护理的操作要点是：①核对患者,向患者解释口腔护理的目的、配合要点及注意事项,准备用物。②选择口腔护理液,必要时遵医嘱选择药物。③协助患者取舒适恰当的体位。④颌下垫治疗巾,放置弯盘。⑤擦洗牙齿表面、颊部、舌面、舌下及硬腭部,遵医嘱处理口腔黏膜异常。⑥操作前后认真清点棉球,温水漱口。⑦协助患者取舒适体位,处理用物。

596. 口腔护理的指导要点是什么

根据《安宁疗护实践指南(试行)》,口腔护理的指导要点是：①告知患者口腔护理的目的和配合方法。②指导患者正确的漱口方法。

597. 口腔护理应当注意哪些事项

根据《安宁疗护实践指南(试行)》,口腔护理应当注意：①操作时避免弯钳触及牙龈或口腔黏膜。②昏迷或意识模糊的患者棉球不能过湿,操作中注意夹紧棉球,防止遗留在口腔内,禁止漱口。③有活动性义齿的患者协助清洗义齿。④使用开口器时从磨牙处放入。

五、肠内营养的护理

598. 什么是肠内营养

肠内营养是指通过胃肠道途径提供营养的方式。肠内营养根据给予与途径的不同,分为口服和管饲。

599. 终末期肠内营养患者评估和观察的内容有哪些

根据《安宁疗护实践指南(试行)》,终末期肠内营养患者评估和观察的内容有：①评估患者病情、意识状态、营养状况及合作程度。②评估管饲通路情况、输注方式,有无误吸风险。

600. 肠内营养护理的操作要点是什么

根据《安宁疗护实践指南(试行)》,肠内营养护理的操作要点是:①核对患者,准备营养液,温度以接近正常体温为宜。②病情允许,协助患者取半卧位,避免搬动患者或可能引起误吸的操作。③输注前,检查并确认喂养管位置,抽吸并估计胃内残留量,如有异常及时报告。④输注前、后用约 30 mL 温水冲洗喂养管。⑤输注速度均匀,根据医嘱调整速度。⑥输注完毕,包裹、固定喂养管。⑦观察并记录输注量以及输注中、输注后的反应。

601. 肠内营养护理的指导要点是什么

根据《安宁疗护实践指南(试行)》,肠内营养护理的指导要点是:①携带喂养管出院的患者,告知患者及家属妥善固定喂养管,输注营养液或特殊用药前后,应用温开水冲洗喂养管。②告知患者喂养管应定期更换。

602. 肠内营养护理应当注意哪些事项

根据《安宁疗护实践指南(试行)》,肠内营养护理应当注意:①营养液现配现用,粉剂应搅拌均匀,配制后的营养液密闭放置在冰箱冷藏,24 小时内用完,避免反复加热。②长期留置鼻胃管或鼻肠管者,每天用油膏涂拭鼻腔黏膜,轻轻地转动鼻胃管或鼻肠管,每日进行口腔护理,定期(或按照说明书)更换喂养管,对胃造口、空肠造口者,保持造口周围皮肤干燥、清洁,定期更换。③特殊用药前后用约 30 mL 温水冲洗喂养管,药片或药丸经研碎、溶解后注入喂养管。④避免空气输注入胃,引起胀气。⑤注意放置恰当的管路标识。

603. 使用泵注或重力滴注营养液时怎样选择合适的滴速

营养液使用泵注或重力滴注时,速度从慢到快,首日速度为每小时 20~50 mL,次日起每隔 8~12 小时可增加速度为每小时 10~20 mL,逐渐加至每小时 80~100 mL,12~24 小时内输注完毕。

604. 肠内营养患者的常见并发症有哪些

肠内营养患者的常见并发症有:腹泻、便秘、胃潴留、鼻咽食管黏膜损伤和出血、胃出血、食管狭窄、误吸、血糖混乱、水电解质混乱及再喂养综合征。

六、肠外营养的护理

605. 什么是肠外营养

肠外营养是指通过胃肠道以外途径(即静脉途径)提供营养的方式,以达到机体营养所需的目的。

606. 终末期患者肠外营养评估和观察的内容有哪些

根据《安宁疗护实践指南(试行)》,终末期患者肠外营养评估和观察的内容有:①评估观察患者病情、意识、合作程度、营养状况。②评估观察输液通路情况、穿刺点及其周围皮肤状况。

607. 肠外营养护理的操作要点是什么

根据《安宁疗护实践指南(试行)》,肠外营养护理的操作要点是:①核对患者,准备营养液。②输注时建议使用输液泵,在规定时间内匀速输完。③固定管道,避免过度牵拉。④巡视、观察患者输注过程中的反应。⑤记录营养液使用的时间、量、滴速及输注过程中的反应。

608. 肠外营养护理的指导要点是什么

根据《安宁疗护实践指南(试行)》,肠外营养护理的指导要点是:①告知患者及照护者输注过程中如有不适及时通知护士。②告知患者翻身、活动时保护管路及穿刺点局部清洁干燥的方法。

609. 肠外营养护理应当注意哪些事项

根据《安宁疗护实践指南(试行)》,肠外营养护理应当注意:①营养液配制后若暂时不输注,密闭冰箱冷藏,输注前室温下复温后再输,保存时间不超过 24 小时。②等渗或稍高渗溶液可经周围静脉输入,高渗溶液应从中心静脉输入,明确标识。③如果选择中心静脉导管输注,参照静脉导管的维护(包含 PICC/CVC/PORT)。④不宜从营养液输入的静脉管路输血、采血。

610. 什么是肠外营养制剂

肠外营养制剂包括葡萄糖、脂肪乳剂、复方氨基酸、电解质、维生素及微量元素。这些制剂混合于一个大容器中(如 3 升袋),配置成全营养混合液,完全经胃肠外途径供给,称为全胃肠外营养(total parenteral nutrition, TPN)。

611. 准备肠外营养液操作要求有哪些

准备肠外营养液的操作要求是:①肠外营养液必须在净化空间内配制,

配制时严格执行无菌技术。②添加了维生素与微量元素的 TPN 应在 24 小时内输注完毕,使用前可在冰箱冷藏(2~8℃)≤12 小时。不含维生素与微量元素的 TPN 在室温下可保存 30 小时,2~8℃下可保存 7 天。使用前 1 小时取出,自然复温。③TPN 应在室温、避光或 4℃冰箱中保存。由于光线会影响多种维生素及氨基酸的稳定性,输注时应注意避光。

七、静脉导管的维护

612. 什么是静脉导管维护

静脉导管维护是指更换穿刺处的敷料、更换正压接头或肝素帽以及冲洗导管,目的是预防导管感染,保持导管的畅通。

613. 什么是中心静脉导管

中心静脉导管是指将导管经过皮肤穿刺进入中心静脉,经由颈内、锁骨下、股静脉将导管插入到上、下腔静脉并保留,是各种治疗等静脉通路。

614. 终末期静脉置管患者评估和观察的内容有哪些

根据《安宁疗护实践指南(试行)》,终末期静脉置管患者评估和观察的内容有:①评估患者静脉导管的固定情况,导管是否通畅。②评估穿刺点局部及周围皮肤情况;查看敷料更换时间、置管时间。③PICC 维护时应每日测量,记录双侧上臂围并与置管前对照。

615. 静脉导管维护的操作要点是什么

根据《安宁疗护实践指南(试行)》,静脉导管维护的操作要点是:①暴露穿刺部位,由导管远心端向近心端除去无菌透明敷料。②打开换药包、戴无菌手套,消毒穿刺点及周围皮肤,消毒时应以穿刺点为中心擦拭至少 2 遍,消毒面积应大于敷料面积。③使用无菌透明敷料无张力粘贴固定导管;敷料外应注明的置管及更换日期、时间和操作者签名。④冲、封管遵循 A-C-L 原则:A 导管功能评估,C 冲管,L 封管。每次输液前抽回血,确定导管在静脉内,给药前后生理盐水脉冲式冲管,保持导管的通畅。输液完毕使用生理盐水或肝素盐水正压封管,封管液量应 2 倍于导管＋附加装置容积。⑤输液接头至少每 7 天更换 1 次,如接头内有血液残留、完整性受损或取下后,应立即更换。

616. 静脉导管维护的指导要点是什么

根据《安宁疗护实践指南(试行)》,静脉导管维护的指导要点是:①告知患者及照护者保持穿刺部位的清洁干燥,如敷料有卷曲、松动或敷料下有汗液、渗血及时通知护士。②告知患者妥善保护体外导管部分。

617. 静脉导管维护应当注意哪些事项

根据《安宁疗护实践指南(试行)》,静脉导管维护应当注意:①静脉导管的维护应由经过培训的医护人员进行。②出现液体流速不畅,使用 10 mL及以上注射器抽吸回血,不可强行推注液体。③无菌透明敷料应至少每 7 天更换 1 次,如穿刺部位出现渗血、渗液等导致的敷料潮湿、卷曲、松脱或破损时应立即更换。④经输液接头进行输液或给药前,应使用消毒剂用力擦拭接头至少 15 秒。⑤注意观察中心静脉导管体外长度的变化,防止导管脱出。

618. 什么是输液港

输液港又称植入式给药装置,是指通过皮下植入的港体连接导管而建立的中心静脉通道,可以把长期且频繁的中心静脉注射及药物输注变为简单的皮下穿刺。

619. 输液港维护的操作要点有哪些

输液港维护的操作要点如下。

(1) 输液港维护前评估。①评估患者意识状态及合作程度,患者取舒适体位,暴露输液港植入位置,头偏向植入对侧。②评估输液港位置、轮廓,局部皮肤完整性,有无压痛、肿胀、血肿及感染,确定皮下脂肪大致厚度。③评估同侧胸部、颈部静脉及四肢有无肿胀。④评估输液港植入侧肢体活动情况。

(2) 穿刺插针前物品准备。主要有:维护包1个、无损伤针1个、肝素帽(正压接头)1个、无菌剪刀1把、注射器1个、10 mL 生理盐水2支。

(3) 维护操作程序。①患者取卧位,头偏向穿刺点对侧,暴露输液港位置,确认注射座的位置。②手消毒,拆开维护包、注射器、无损伤针头至无菌区域。酒精棉棒以注射座为中心螺旋式消毒,直径不小于 12 厘米,消毒 3次,然后同法以聚维酮碘(碘伏)消毒 3 次,自然待干。若使用洗必泰则反复擦拭注射座周围直径12厘米区域。③手消毒,戴无菌手套,注射座位置铺孔巾,用抽吸有 20 mL 生理盐水的注射器连接无损伤针,进行冲洗,排除空气后夹闭延长管。④非主力手拇指、示指、中指固定输液座拱起的中心垂直进针,无损伤针穿刺皮肤和输液座隔膜,到储液槽底部。回抽见回血,导管通畅,回抽的 2~3 mL 血液丢弃(儿童减半)。⑤连接有 20 mL 生理盐水的注射器脉冲式冲管,正压封管,夹闭延长管,接肝素帽后直接注射等后续治疗。⑥根据无损伤针外留长度,在固定翼下方垫裁剪后的纱布块,用透明敷料覆盖无损伤针后撤孔巾,固定延长管,注明时间。

(4)输液港冲封管。在 100 mL 生理盐水中加入 1.6 mL 肝素钠后,用20 mL 注射器抽取 10~20 mL 用于冲封管:①每次使用输液港后;②抽血或输注高粘滞性液体后;③两种有配伍禁忌的液体之间更换液体时;④治疗间歇期每 4 周冲管一次。

八、留置导尿管的护理

620. 什么是留置导尿术

留置导尿术是指在严格无菌操作下,用导尿管经尿道插入膀胱并将导尿管保存在膀胱内,引流尿液的方法。

621. 终末期留置导尿管患者评估和观察的内容有哪些

根据《安宁疗护实践指南(试行)》,终末期留置导尿患者评估和观察的内容有:①评估患者年龄、意识状态、心理状况、自理能力、合作程度及耐受力。②评估尿道口及会阴部皮肤黏膜状况。

622. 留置导尿管护理的操作要点是什么

根据《安宁疗护实践指南(试行)》,留置导尿管护理的操作要点是:①固定引流管及尿袋,尿袋的位置低于膀胱,尿管应有标识并注明置管日期。②保持引流通畅,避免导管受压、扭曲、牵拉及堵塞等。③保持尿道口清洁,女性患者每日消毒擦拭外阴及尿道口,男性患者消毒擦拭尿道口、龟头及包皮,每天1~2 次。排便后及时清洗肛门及会阴部皮肤。④及时倾倒尿液,观察尿液的颜色、性状、量等并记录,遵医嘱送检。⑤定期更换引流装置、更换尿管。⑥拔管前采用间歇式夹闭引流管方式。⑦拔管后注意观察小便自解情况。

623. 留置导尿管护理的指导要点是什么

根据《安宁疗护实践指南(试行)》,留置导尿管护理的指导要点是:①告知患者及家属留置导尿管的目的、护理方法及配合注意事项。②告知患者防止尿管受压、脱出的注意事项。③告知患者离床活动时的注意事项。

624. 留置导尿管护理应当注意哪些事项

根据《安宁疗护实践指南(试行)》,留置导尿管护理应当注意:①注意患者的主诉并观察尿液情况,发现尿液混浊、沉淀、有结晶时,应及时处理。②避免频繁更换集尿袋,以免破坏其密闭性。

九、会阴护理

625. 什么是会阴护理

会阴护理是指清洁会阴部及其周围的皮肤部分,以增进患者的舒适度和预防感染。

626. 终末期患者会阴评估和观察的内容有哪些

根据《安宁疗护实践指南(试行)》,终末期患者会阴评估和观察的内容有:①了解患者的病情、意识、配合程度,有无失禁及留置导尿管。②评估病室温度及遮蔽程度。③评估患者会阴清洁程度,会阴皮肤黏膜情况,会阴部有无伤口,阴道流血、流液情况。

627. 会阴护理的操作要点是什么

根据《安宁疗护实践指南(试行)》,会阴护理的操作要点是:①向患者解释会阴护理的目的和配合要点,准备用物。②协助患者取仰卧位,屈膝,两腿略外展。③臀下垫防水单。④用棉球由内向外、自上而下外擦洗会阴,先清洁尿道口周围,后清洁肛门。⑤留置尿管者,由尿道口处向远端依次用消毒棉球擦洗。⑥擦洗完后擦干皮肤,皮肤黏膜有红肿、破溃或分泌物异常时需及时给予特殊处理。⑦协助患者恢复舒适体位并穿好衣裤,整理床单位,处理用物。

628. 会阴护理的指导要点是什么

根据《安宁疗护实践指南(试行)》,会阴护理的指导要点是:①告知患者会阴护理的目的及配合方法。②告知女性患者观察阴道分泌物的性状和有无异味等。

629. 会阴护理应当注意哪些事项

根据《安宁疗护实践指南(试行)》,会阴护理应当注意:①水温适宜。②女性患者月经期宜采用会阴冲洗。③为患者保暖,保护隐私。④避免牵拉引流管、尿管。

十、协助沐浴和床上擦浴

630. 为什么要对长期卧床患者协助沐浴和床上擦浴

终末期患者长期卧床，由于疾病影响，生活自理能力差，汗液中的盐分及含氮物质常存留在皮肤上，刺激皮肤，使其抵抗力降低，易致各种感染。通过协助沐浴和床上擦浴，可以保持皮肤清洁、干燥，使患者舒服。促进皮肤的血液循环，增强其排泄功能，预防皮肤感染。观察全身皮肤有无异常，为临床诊治提供依据。

631. 协助终末期患者沐浴和床上擦浴的评估内容有哪些

根据《安宁疗护实践指南（试行）》，协助终末期患者沐浴和床上擦浴的评估内容有：①评估患者的病情、自理能力、沐浴习惯及合作程度。②评估病室或浴室环境。③评估患者皮肤状况。

632. 协助沐浴和床上擦浴的操作要点是什么

根据《安宁疗护实践指南（试行）》，协助沐浴的操作要点是：①向患者解释沐浴的目的及注意事项，取得配合；②调节室温和水温；③必要时护理人员护送进入浴室，协助穿脱衣裤；④观察并记录患者在沐浴中及沐浴后病情变化及沐浴时间。

床上擦浴的操作要点是：①向患者解释床上擦浴的目的及配合要点；②调节室温和水温；③保护患者隐私，给予遮蔽；④由上至下，由前到后顺序擦洗；⑤协助患者更换清洁衣服；⑥整理床单位，整理用物。

633. 协助沐浴和床上擦浴的指导要点是什么

根据《安宁疗护实践指南（试行）》，协助沐浴和床上擦浴的指导要点是：①协助沐浴时，指导患者及照护者使用浴室的呼叫器。②告知患者及照护者沐浴时不应用湿手接触电源开关，不要反锁浴室门。③告知患者及照护者沐浴时预防意外跌倒和晕厥的方法。

634. 协助沐浴和床上擦浴应当注意哪些事项

根据《安宁疗护实践指南（试行）》，协助沐浴和床上擦浴应当注意：①浴室内应配备防跌倒设施（防滑垫、浴凳及扶手等）。②床上擦浴时随时观察病情，注意与患者沟通。③床上擦浴时注意保暖，保护隐私。④保护伤口和管路，避免浸湿、污染及伤口受压、管路打折扭曲。

十一、床上洗头

635. 为什么要给患者床上洗头

患者头发脏污瘙痒,会影响睡眠、心情及生活品质,并且终末期患者长期卧床、关节活动受限、肌肉张力降低,协助其完成床上洗头,能够增进头皮血液循环,除去污秽和脱落的头屑,保持头发的清洁,使患者舒适。

636. 床上洗头评估与观察的内容有哪些

根据《安宁疗护实践指南(试行)》,床上洗头评估与观察的内容有:①评估患者病情、配合程度、头发卫生情况及头皮状况。②评估操作环境。③观察患者在操作中、操作后有无病情变化。

637. 床上洗头的操作要点是什么

根据《安宁疗护实践指南(试行)》,床上洗头的操作要点是:①调节适宜的室温、水温。②协助患者取舒适、方便的体位。③患者颈下垫毛巾,放置马蹄形防水布垫或洗头设施,开始清洗。④洗发后用温水冲洗。⑤擦干面部及头发。⑥协助患者取舒适卧位,整理床单位,处理用物。

638. 床上洗头的指导要点是什么

根据《安宁疗护实践指南(试行)》,床上洗头的指导要点是:①告知患者床上洗头目的和配合要点。②告知患者操作中如有不适及时告诉护士。

639. 床上洗头应当注意哪些事项

根据《安宁疗护实践指南(试行)》,床上洗头应当注意:①为患者保暖,观察患者病情变化,有异常情况应及时处理。②操作中保持患者体位舒适,保护伤口及各种管路,防止水流入耳、眼。③应用洗头车时,按使用说明书或指导手册操作。

十二、协助进食和饮水

640. 什么是协助进食和饮水?

协助进食和饮水是指为保证终末期患者营养摄入的需求,照护团队经营养评估,对存在营养风险的患者选择适宜的协助进食、饮水的方法。包括口服、鼻饲法、胃造口及肠造口等营养支持途径照护。

641. 协助进食和饮水时评估与观察的内容有哪些

根据《安宁疗护实践指南(试行)》,协助进食和饮水时评估与观察的内容有:①评估患者病情、意识状态、自理能力及合作程度。②评估患者饮食类型、吞咽功能、咀嚼能力、口腔疾患、营养状况及进食情况。③了解有无餐前、餐中用药,有无特殊治疗或检查。

642. 协助进食和饮水的操作要点是什么

《安宁疗护实践指南(试行)》要求,协助进食和饮水的操作要点是:①协助患者洗手,对视力障碍、行动不便的患者,协助将食物、餐具等置于容易取放的位置,必要时协助进餐。②注意食物温度、软硬度。③进餐完毕,协助患者漱口,整理用物及床单位。④观察进食中和进食后的反应,做好记录。⑤需要记录出入量的患者,记录进食和饮水时间、种类、食物含水量和饮水量等。

643. 协助进食和饮水的指导要点是什么

根据《安宁疗护实践指南(试行)》,协助进食和饮水的指导要点是根据患者的疾病特点,对患者或照护者进行饮食指导。

644. 协助进食和饮水应当注意哪些事项

根据《安宁疗护实践指南(试行)》,协助进食和饮水时应当注意:①特殊饮食的患者,应制订相应的食谱。②与患者及照护者沟通,给予饮食指导。③患者进食和饮水延迟时,做好交接班。

645. 终末期患者有哪些营养需求

终末期患者的营养需求主要是:应摄入高蛋白质、高热量、多种维生素、易消化的食物,并注意色、香、味俱全,同时可增加蔬菜水果的摄入。根据患者的营养评估结果每日按每千克体重 $105\sim126KJ$($25\sim30\ kcal$)给予能量,$1.2\sim1.5$ 克给予蛋白质,补充目前被认为较具抗癌效果的维生素 A、维生素 C、维生素 E、β 胡萝卜素、叶酸及番茄红素等。

646. 终末期患者营养膳食指导的内容有哪些

终末期患者营养膳食指导的内容主要有:①饮食应以适口、喜欢、清淡为原则。②少量多餐。③烹调方法及食物种类应富有变化,并提供给患者喜欢的食物。④可以选择清凉、水分多、容易入口的新鲜水果。⑤适当选择荤食,以鱼肉为佳,海鲜次之,家禽肉又次之。⑥当张口困难或咽下困难时,应选择质地柔软,不需要咀嚼的食物。可将食物剁碎、煮烂、搅拌或以打成汁的方式供给。⑦避免烟、酒和太咸、太酸、太辣、太冷、太热、过于油腻及易产气等刺激性食物。

647. 怎样做好家属平衡膳食的健康宣教

家属平衡膳食的健康宣教内容主要是：①终末期患者常常食欲不振，饮食不需要过多限制，家属要为患者准备色、香、味及形俱全的膳食，鼓励患者"想吃能吃就好"。②家属要为终末期患者做好营养搭配，应给予高蛋白质、高热量、多种维生素、易消化吸收的食物，并注意色、香、味俱全，同时可增加蔬菜水果的摄入。③创造良好、整洁的进食环境，协助患者进食前要清洁湿润口腔，以清除异味，注意饮食卫生，建议家人和患者一起用餐，创造其乐融融的气氛，增加患者食欲。

十三、排尿异常的护理

648. 什么是排尿异常的护理

排尿异常护理，是指密切观察终末期患者的尿液排泄情况，了解患者的身心需要，提供适宜的护理措施，解决患者的排尿问题，促进其身心健康。包括尿潴留患者的护理、尿失禁患者的护理。

649. 终末期排尿异常患者评估和观察的内容有哪些

根据《安宁疗护实践指南（试行）》，终末期排尿异常患者评估和观察的内容有：①评估患者病情、意识、自理能力及合作程度，了解患者治疗及用药情况。②了解患者饮水习惯、饮水量，评估排尿次数、量、伴随症状，观察尿液的性状、颜色及透明度等。③评估膀胱充盈度、有无腹痛、腹胀及会阴部皮肤情况；了解患者有无尿管、尿路造口等。④了解尿常规、血电解质检验结果等。

650. 排尿异常护理的操作要点是什么

根据《安宁疗护实践指南（试行）》，排尿异常护理包括尿量异常的护理、尿失禁的护理和尿潴留的护理。

（1）尿量异常护理的操作要点是：①记录 24 小时出入液量和尿比重，监测酸碱平衡和电解质变化，监测体重变化。②根据尿量异常的情况监测相关并发症的发生。

（2）尿失禁护理的操作要点是：①保持床单清洁、平整及干燥。②及时清洁会阴部皮肤,保持清洁干爽,必要时涂皮肤保护膜。③根据病情采取相应的保护措施,可采用纸尿裤、尿套、尿垫、集尿器或留置尿管。

(3)尿潴留护理的操作要点是:①诱导排尿,如调整体位、听流水声、温水冲洗会阴部、按摩或热敷耻骨上区等,保护隐私。②留置导尿管定时开放,定期更换。

651. 排尿异常护理的指导要点是什么

根据《安宁疗护实践指南(试行)》,排尿异常护理的指导要点是:①告知患者尿管夹闭训练及盆底肌训练的意义和方法。②指导患者养成定时排尿的习惯。

652. 排尿异常护理应当注意哪些事项

根据《安宁疗护实践指南(试行)》,排尿异常护理应当注意:①留置尿管期间,注意尿道口清洁。②尿失禁时注意局部皮肤的护理。

十四、排便异常的护理

653. 什么是排便异常的护理

排便异常的护理,是指通过对患者排便情况及粪便的观察,及早发现和鉴别消化道情况,选择适宜的护理措施。

654. 终末期排便异常患者评估和观察的内容有哪些

根据《安宁疗护实践指南(试行)》,终末期排便异常患者评估和观察的内容有:①评估患者心脑血管、消化系统病情。②了解患者排便习惯、次数、量,粪便的颜色、性状,有无排便费力及便意不尽等。③了解患者饮食习惯、治疗和检查、用药情况。

655. 排便异常护理的操作要点是什么

根据《安宁疗护实践指南(试行)》,排便异常护理包括便秘的护理、腹泻的护理和大便失禁的护理。

(1)便秘护理的操作要点是:①指导患者增加纤维食物摄入,适当增加饮水量。②指导患者按摩腹部,鼓励适当运动。③指导患者每天训练定时排便。④指导照护者正确使用通便药物,必要时灌肠处理。

(2)腹泻护理的操作要点是:①观察记录生命体征、出入量等。②保持会阴部及肛周皮肤清洁干燥,评估肛周皮肤有无破溃、湿疹等,必要时涂皮肤保护剂。③合理饮食,协助患者餐前、便前、便后洗手;记录排便的次数和粪便性状,必要时留取标本送检。

（3）大便失禁护理的操作要点是:①评估大便失禁的原因,观察并记录粪便的性状、排便次数。②必要时观察记录生命体征、出入量等。③做好会阴及肛周皮肤护理,评估肛周皮肤有无破溃、湿疹等,必要时涂皮肤保护剂。④遵医嘱指导患者及照护者合理膳食。⑤指导患者根据病情和以往排便习惯,定时排便,进行肛门括约肌及盆底肌肉收缩训练。

656. 排便异常护理的指导要点是什么

根据《安宁疗护实践指南(试行)》,排便异常护理的指导要点是:①指导患者合理膳食。②指导患者养成定时排便的习惯,适当运动。

657. 排便异常护理应当注意哪些事项

根据《安宁疗护实践指南(试行)》,排便异常护理应当注意:①大便失禁、腹泻患者,应注意观察并护理肛周皮肤情况。②腹泻者注意观察有无脱水、电解质紊乱的表现。

十五、卧位护理

658. 什么是卧位护理

卧位护理,是指护理人员协助或指导终末期患者休息和适应医疗护理需要时所应采取的卧床姿势,以增进患者的舒适,减少患者的疲劳。

659. 终末期患者卧位评估和观察的内容有哪些

根据《安宁疗护实践指南(试行)》,终末期患者卧位评估和观察的内容有:①评估患者病情、意识状态、自理能力及合作程度。②了解诊断、治疗和护理要求,选择体位。③评估自主活动能力、卧位习惯。

660. 卧位护理的操作要点是什么

根据《安宁疗护实践指南(试行)》,卧位护理分为平卧位护理、半坐卧位护理和端坐卧位护理。

（1）平卧位护理的操作要点是:①垫薄枕,头偏向一侧。②昏迷患者注意观察神志变化,谵妄患者应预防发生坠床,必要时使用约束带。③做好呕吐患者的护理,防止窒息,保持舒适。④注意观察皮肤、压疮。

（2）半坐卧位护理的操作要点是:①仰卧,床头支架或靠背架抬高 30°～

60°,下肢屈曲。②放平时,先放平下肢,后放床头。注意观察皮肤、压疮。

（3）端坐卧位护理的操作要点是：①坐起,床上放一跨床小桌,桌上放软枕,患者伏桌休息,必要时可使用软枕、靠背架等支持物辅助坐姿。②防止坠床,必要时加床挡,做好背部保暖。注意观察皮肤、压疮。

661. 卧位护理的指导要点是什么

根据《安宁疗护实践指南（试行）》,卧位护理的指导要点是：①协助并指导患者按要求采用不同体位,掌握更换体位时保护各种管路的方法。②告知患者调整体位的意义和方法,注意适时调整和更换体位。如局部感觉不适,应及时告知医务人员。

662. 卧位护理应当注意哪些事项

根据《安宁疗护实践指南（试行）》,卧位护理应当注意：①各种体位承重处的皮肤情况,预防压疮。②各种体位的舒适度,及时调整。③各种体位的安全,必要时使用床挡或约束带。

十六、体位转换

663. 什么是体位转换

体位转换是指帮助不能自主活动的终末期卧床患者变换身体姿势和方向,达到减轻因体位固定而出现的痛苦和影响。体位转换包括翻身、摆位及移位等。

664. 为什么要帮助终末期患者转换体位

长期卧床的终末期患者,局部组织持续受压,血液循环障碍,易发生压力性损伤;呼吸道分泌物不易咳出,易发生坠积性肺炎等。定时为患者转换体位,可以预防长时间同一姿势引起的合并症,避免压力性损伤发生,也可使患者感觉环境、体位舒适,达到减轻疼痛的目的。

665. 终末期患者卧床体位评估和观察的内容有哪些

根据《安宁疗护实践指南（试行）》,终末期患者卧床体位评估和观察的内容有：①评估病情、意识状态、皮肤情况、活动耐力及配合程度。②评估患者体位是否舒适。③翻身或体位改变后,检查各导管是否扭曲、受压及牵拉。

666. 体位转换的操作要点是什么

根据《安宁疗护实践指南（试行）》,体位转换包括协助患者翻身、协助患者体位转换。

（1）协助患者翻身的操作要点是：①检查并确认病床处于固定状态。②妥善安置各种管路，翻身后检查管路是否通畅。③轴线翻身时，保持整个脊椎平直，翻身角度不可超过 60°，有颈椎损伤时，勿扭曲或旋转患者的头部、保护颈部。④记录翻身时间。

（2）协助患者体位转换的操作要点是：①卧位到坐位的转换，长期卧床患者注意循序渐进，先半坐卧位，再延长时间逐步改为坐位。②协助患者从床尾移向床头时，根据患者病情放平床头，将枕头横立于床头，向床头移动患者。

667. 体位转换的指导要点是什么

根据《安宁疗护实践指南（试行）》，体位转换的指导要点是：①告知患者及照护者体位转换的目的、过程及配合方法。②告知患者及照护者体位转换时和转换后的注意事项。

668. 体位转换应当注意哪些事项

根据《安宁疗护实践指南（试行）》，体位转换应当注意：①各种体位转换间的患者安全，保护管路。②体位转换后患者是否舒适，并且观察患者病情、生命体征的变化，记录体位调整时间。③协助患者体位转换时，不可拖拉。④各种体位受压处的皮肤情况，做好预防压疮的护理。

十七、轮椅与平车使用

669. 终末期患者使用轮椅与平车评估及观察的内容有哪些

根据《安宁疗护实践指南（试行）》，终末期患者使用轮椅与平车评估及观察的内容有：①评估和观察终末期患者的生命体征、病情变化、意识状态及活动耐力及合作程度。②评估自理能力、治疗以及各种管路情况。

670. 轮椅与平车使用的操作要点是什么

根据《安宁疗护实践指南（试行）》要求，轮椅的操作要点包括：患者与轮椅间移动操作要点、轮椅使用操作要点；平车的操作要点包括：患者与平车间移动操作要点、平车使用操作要点。

（1）患者与轮椅间移动的操作要点是：①使用前，检查轮椅性能，从床上向轮椅移动时，在床尾处备轮椅，轮椅应放在患者健侧，固定轮椅。护士协助患者下床、转身、坐入轮椅后，放好足踏板。②从轮椅向床上移动时，推轮椅至床尾,轮椅朝向床头,并固定轮椅。护士协助患者站起、转身、坐至床边,选择正确卧位。③从轮椅向坐便器移动时,轮椅斜放,使患者的健侧靠近坐便器,固定轮椅。协助患者足部离开足踏板,健侧手按到轮椅的扶手,护士协助其站立、转身,坐在坐便器上。④从坐便器上转移到轮椅上时,按从轮椅向坐便器移动的程序反向进行。

（2）轮椅使用的操作要点是：①患者坐不稳或轮椅下斜坡时,用束腰带保护患者。②下坡时,倒转轮椅,使轮椅缓慢下行,患者头及背部应向后靠。③如有下肢水肿、溃疡或关节疼痛,可将足踏板抬起,并垫软枕。

（3）患者与平车间移动的操作要点是：①能在床上配合移动者采用挪动法；儿童或体重较轻者可采用1人搬运法；不能自行活动或体重较重者采用2～3人搬运法；病情危重或颈、胸、腰椎骨折患者采用4人以上搬运法。②使用前,检查平车性能,清洁平车。③借助搬运器具进行搬运。④挪动时,将平车推至与床平行,并紧靠床边,固定平车,将盖被平铺于平车上,协助患者移动到平车上,注意安全和保暖。⑤搬运时,应先将平车推至床尾,使平车头端与床尾成钝角,固定平车,1人或以上人员将患者搬运至平车上,注意安全和保暖。⑥拉起护栏。

（4）平车使用的操作要点是：①头部置于平车的大轮端。②推车时小轮在前,车速适宜,拉起护栏,护士站于患者头侧,上下坡时应使患者头部在高处一端。③在运送过程中保证输液和引流的通畅,特殊引流管可先行夹闭,防止牵拉脱出。

671. 轮椅与平车使用的指导要点是什么

根据《安宁疗护实践指南（试行）》,轮椅与平车使用的指导要点是：①告知患者在使用轮椅或平车时的安全要点以及配合方法。②告知患者感觉不适时,及时告诉医务人员。

672. 轮椅与平车使用应当注意哪些事项

根据《安宁疗护实践指南（试行）》,轮椅与平车使用应当注意：①使用前应先检查轮椅和平车,保证完好无损方可使用；轮椅、平车放置位置合理,移动前应先固定。②轮椅、平车使用中注意观察病情变化,确保安全。③确保患者安全、舒适,注意保暖。④遵循节力原则,速度适宜。⑤搬运过程中,妥善安置各种管路和监护设备,避免牵拉。

第十五章

心理和社会支持

一、概述

673. 什么是心理支持

心理支持是一种基本的心理治疗方法,是指采用劝导、启发、鼓励、支持及说服等方法,帮助患者发挥其潜在能力,提高克服困难的能力,从而促进心身康复。

674. 心理支持的目的是什么

心理支持的目的是恰当地应用沟通技巧与患者建立信任关系,引导患者面对和接受疾病状况,帮助患者应对情绪反应,鼓励患者与家属参与,尊重患者的意愿做出决策,让其保持乐观顺应的态度度过生命终末期,从而舒适、安详及有尊严地离世。

675. 什么是社会支持

社会支持,是指由社区、社会网络和亲密伙伴所提供的感知的和实际的工具性和表达性支持。工具性支持是指引导协助,以及有形的支持与解决问题的行动。表达性支持是指情绪支持、心理支持、自尊、情感及认可等。社会支持网络是指由个人接触所形成的关系网络,透过这些关系网,个人得以维持其认同,并获得情绪支持、物质援助、服务信息及新的社会接触等。社会支持按照支持的主体可分为:由政府和正式组织(非政府组织)主导的正式支持;以社区为主导的准正式支持;由个人网络提供的网络社会支持;

由社会工作专业人士和组织提供的专业技术性支持。按照提供资源的性质可分为：情感支持、信息支持、物质支持及陪伴支持。按照支持来源的不同可分为正式支持（制度性的支持，如国家、社区和社会组织提供的支持）和非正式支持（由于血缘、地缘等关系，由家庭成员、邻里朋友等提供的支持）。按照主体感受及支持性质可分为主观的、体验到的情感上的支持，客观的、实际的支持。影响社会支持的因素主要有发展因素、环境因素和个人因素。

676. 社会支持的目的是什么

社会支持的目的是：①物质支持，给予患者物质方面实际可见的物资援助。②行为支持，通过正确的导向而向患者提供减少问题行为发生的支持。③情感支持，通过倾听、交流等方式，理解与改善患者的情绪，给予患者情感与情绪上的支持。④指导性支持，通过给予患者个体建议、信息或指示等方面的支持。⑤表达性支持，通过积极的互动使患者身心愉悦。⑥互动反馈支持，对患者的行为和想法给予回应。

二、心理社会评估

677. 什么是心理评估

心理评估，是指在生物、心理、社会、医学模式的共同指导下，综合运用谈话、观察、测验的方法，对个体或团体的心理现象进行全面、系统和深入分析的总称。心理评估有广义和狭义之分。广义的心理评估是指对各种心理和行为问题的评估，可以在医学、心理学和社会学等领域运用。主要用来评估行为、认知能力、人格特质、个体和团体的特性，帮助做出对人的判断、预测和决策。狭义的心理评估也叫临床评估，是指在心理临床与咨询领域，运用专业的心理学方法和技术对来访者的心理状况、人格特征和心理健康做出相应判断，必要时做出正确的说明。在此基础上进行全面的分析和鉴定，为心理咨询与治疗提供必要的前提和保证。

678. 心理社会评估和观察的要点有哪些

根据《安宁疗护实践指南（试行）》，心理社会评估和观察的要点是，评估患者的病情、意识情况，理解能力和表达能力。

679. 心理社会评估的内容是什么

（1）心理评估的内容：①自我概念评估。人们通过对自己的内在、外在特征以及别人对他/她的反应的感知与体验而形成的对自我的认识与评价，是每个人在与其心理、社会环境相互作用的过程中形成的动态的、评价性的身心社会"自我肖像"。②认知评估。个体推测和判断客观事物的心理过程，是对过去经验有关线索分析的基础上形成的对信息的理解、分类、归纳、演绎与计算。认知活动包括思维、语言和定向。③情绪和情感评估。个体对客观事物的体验，是人的需求是否被满足的反映。④个性评估。具有一定倾向性心理特征的总和，具有整体性、独特性、稳定性和社会性。⑤压力与压力应对评估。内外环境中的各种刺激作用于集体所产生的非特异性反应，是机体对刺激的反应状态。

（2）社会评估的内容：①角色与角色适应评估。社会所规定的一系列与社会地位相对应的行为模式，以及社会对处于某一特定位置的个体的行为期待。②文化评估。③家庭评估。家庭是基于婚姻、血缘或收养的关系而形成的社会共同体。④环境评估。包括物理环境评估和社会环境评估。

680. 心理评估的方法有哪些

心理评估的方法主要有标准化测验和非标准化的评估方法两类。

（1）标准化测验。这是一个系统化、科学化、规范化的施测和评定过程。主要是使用评定量表进行心理测验。评定量表是通过观察对某个人的某种行为或特质确定一个分数的方法，用来表达评定结果。主要的评定量表有：美国的精神病学会出版的《精神障碍诊断和统计手册》和国际健康组织出版的《国际疾病分类诊断指导手册》以及我国的《中国精神疾病诊断标准》和《心理卫生评定量表手册》。

（2）非标准化的评估方法。包括：①观察法：是心理咨询中获得信息的常用手段，一是按观察目的、观察者的经验来组织观察内容和程序；另一种是按照目的采用一套定型的程序进行观察。观察法可以在自然情况，也可以在有控制环境下进行。②临床访谈：通过咨询者与来访者之间面对面的双向互动来评估来访者心理功能的各个方面，并进行相关的治疗计划。

681. 心理社会评估的操作要点是什么

根据《安宁疗护实践指南（试行）》，心理社会评估的操作要点是：①收集患者的一般资料。包括年龄、性别、民族、文化程度、信仰、婚姻状况、职业环境、生活习惯及嗜好等。②收集患者的主观资料。包括患者的认知能力、情绪状况及行为能力,社会支持系统及其利用;对疾病的主观理解和态度以及应对能力。③收集患者的客观资料。通过体检评估患者生理状况,患者的睡眠、饮食方面有无改变等。④记录有关资料。

682. 终末期患者的主观资料有哪些

终末期患者的主观资料主要是患者主诉,包括患者对疾病的感觉,对所经历的、看到的、听到的以及想到的内容的描述。主观资料是通过与患者及有关人员交谈获得的资料,也包括亲属的代诉,如头晕、麻木、乏力、瘙痒、恶心及疼痛等。

683. 终末期患者的客观资料有哪些

终末期患者的客观资料是指护士通过望、触、叩、听及嗅等方法或借助医疗仪器检查而获得有关患者的症状和体征。客观资料是护士经观察、体检、借助其他仪器检查或实验室检查等所获得的患者的健康资料,如黄疸、发绀、呼吸困难、颈项强直、心脏杂音及体温等。

684. 进行心理社会评估应当掌握哪些基本要素

进行心理社会评估应当掌握下列基本要素。

(1) 基本态度。心理评估的基本态度,是指咨询者对待心理评估这一过程所持有的立场以及个人倾向。

(2) 观点。包括:①连续体观点。咨询者在为来访者进行心理评估时,要明确正常心理和异常心理之间没有绝对的界限,是一个渐变的连续体,区别往往是相对的。②多因素观点。心理活动的表现是受到多种因素的影响,咨询者要考虑多方面的因素,要同时考虑来访者的生物、心理及社会因素的共同作用。③动态的观点。要以动态的观点来看待来访者的问题和整个心理评估的过程,避免用直线思维影响心理评估工作,来明确心理评估只是对来访者当前问题的一种定性,而不是最终的结论,要看到来访者的潜力以及自我治愈的能力。

(3) 原则。包括:①灵活性原则。有两层含义:一是评估过程要灵活使用多种评估方法;二是在心理咨询中,咨询者需要以多种心理咨询理论来提出来访者心理问题的各种可能的假设。②过程性原则。咨询者要明确心理评估是一个过程,从咨询的开始到结束,咨询者是逐步了解来访者的,随着咨询的进展,咨询者不断提出并修正对来访者问题或咨询计划的假设。③共同参与性原则。心理咨询师、咨询者和来访者共同参与的过程,心理评估不是单个方面的工作,评估的工具、方法和治疗的目标等都需要两者共同商定。

685. 心理社会评估应当注意哪些事项

根据《安宁疗护实践指南(试行)》,心理社会评估应当注意:①信息效率:与患者交谈时确立明确的目标,获取有效信息。②主动叙述:沟通时多采用开放式提问,鼓励患者主动叙述,交谈后简单小结,核对或再确认交谈的主要信息。③积极倾听:交谈时与患者保持适度的目光接触,注意倾听。④知情与保密:保护患者的隐私权与知情权。⑤专业术语通俗化:用通俗易懂的语言解释与疾病相关的专业名词。

三、心理护理与治疗

(一) 含义

686. 什么是临终阶段的心理护理

临终阶段的心理护理是指医生、护士安宁疗护团队成员,在照护临终患者过程中表现出的态度、表情、姿势、言语和行为等,可以积极有效地影响和改变临终患者心理状态与行为,使其平稳地度过临终阶段。

687. 临终心理护理的目标是什么

临终心理护理的目标是:①解除临终患者的苦闷和恐惧;②帮助临终患者正视死亡;③促进患者与家属的沟通;④缓解患者的症状。

688. 什么是行为治疗

行为治疗是行为主义理论基础及治疗方法在医学领域中的应用,它运用学习原则、经典条件反射或操作性条件反射理论的原理,干预和矫正患者的适应不良行为及异常心理状态。行为医学治疗技术主要有:①系统脱敏法;②冲击疗法;③厌恶疗法;④放松训练法;⑤强化疗法;⑥模仿法;⑦生物反馈疗法;⑧催眠与暗示疗法;⑨理性情绪行为疗法;⑩认知疗法;⑪自我指导训练疗法等。

(二) 帮助患者应对情绪反应

689. 什么是情绪反应

情绪反应是指喜、怒、悲、恐时所表现出的行为,是自主神经系统的一系列反应。动物发怒时,或哼或叫,伏耳,竖毛;脉搏和呼吸加速,血压升高,颜面潮红,肠胃充血,分泌亢进。恐慌时,瞳孔放大,眼球转动,东张西望,毛竖立,出冷汗,唾液减少,口渴,皮肤血管收缩,颜面苍白。动物脑内产生的情绪,通过上述一系列的情绪反应,从外观上可以得到了解。产生情绪反应的脑的部位是丘脑下部和大脑边缘系统。对这些部位给予电刺激,同样可引起情绪反应。

690. 帮助患者应对情绪反应的评估和观察要点是什么

根据《安宁疗护实践指南(试行)》,帮助患者应对情绪反应的评估和观察要点是:①评估患者的心理状况和情绪反应。②应用恰当的评估工具筛查和评估患者的焦虑、抑郁程度及有无自杀倾向等心理疾病。

691. 情绪反应的评估表有哪些

这里介绍常用的《焦虑自评量表》(表 15 - 1)和《简式简明心境问卷》(表 15 - 2)。

《焦虑自评量表》填写说明如下。

(1) 请根据您一周来的实际感觉,在适当的选项上打上"√",不要漏评任何一个项目,也不要在相同的一个项目上重复地评定;

(2) 量表中有部分反向(即从焦虑反向状态)评分的题,请注意保障在填分、算分评分时的理解;

(3) 本表可用于反映测试者焦虑的主观感受,对心理咨询门诊及精神科门诊或住院精神病患者均可使用,但由于焦虑是神经症的共同症状,故 SAS 在各类神经症鉴别中作用不大;

(4) 关于焦虑症状的临床分级,除参考量表分值外,主要还应根据临床症状,特别是要害症状(要害症状包括与处境不相称的痛苦情绪体验、精神运动性不安及自主神经功能障碍)的程度来划分,量表总分值仅能作为一项参考指标而非绝对标准。

表 15 - 1 焦虑自评量表(SAS)

序号	题 目	没有或很少时间有	有时有	大部分时间有	绝大部分或全部时间有	评分
		1	2	3	4	
1	我觉得比平常容易紧张和着急(焦虑)					
2	我无缘无故地感到害怕(害怕)					
3	我容易心里烦乱或觉得惊恐(惊恐)					
4	我觉得我可能将要发疯(发疯感)					
5*	我觉得一切都很好,也不会发生什么不幸(不幸预感)					
6	我手脚发抖打颤(手足颤抖)					
7	我因为头痛,颈痛和背痛而苦恼(躯体疼痛)					
8	我感觉容易衰弱和疲乏(乏力)					
9*	我觉得心平气和,并且容易安静坐着(静坐不能)					
10	我觉得心跳很快(心慌)					
11	我因为一阵阵头晕而苦恼(头昏)					
12	我有晕倒发作或觉得要晕倒似的(晕厥感)					
13*	我呼气吸气都感到很容易(呼吸困难)					
14	我手脚麻木和刺痛(手足刺痛)					
15	我因为胃痛和消化不良而苦恼(胃痛或消化不良)					
16	我常常要小便(尿意频数)					
17*	我的手常常是干燥温暖的(多汗)					
18	我脸红发热(面部潮红)					
19*	我容易入睡,并且一夜睡得很好(睡眠障碍)					
20	我做噩梦					

注:1. 评分方法:SAS采用4级评分,主要评定症状出现的频度,其标准为:"1"表示没有或很少时间有;"2"表示有时有;"3"表示大部分时间有;"4"表示绝大部分或全部时间都有。20个条目中有15项是用负性词陈述的,按上述1~4顺序评分。其余5项(第5,9,13,17,19)注*号者,是用正性词陈述的,按4~1顺序反向计分。

2. 分析指标:SAS的主要统计指标为总分。将20个项目的各个得分相加,即得粗分;用粗分乘以1.25以后取整数部分,就得到标准分。

3. 结果解释:按照中国常模结果,SAS标准分的分界值为50分,其中50~59分为轻度焦虑,60~69分为中度焦虑,70分以上为重度焦虑。

《简式简明心境问卷》填写指导如下。

下面问题是患者通过 30 个形容词自评过去一周心理状态,描写人感觉的形容词,无所谓好坏,各条目采用 0～4 级评分法计分,请仔细阅读每一个词,然后用 0～4 的数字标出最能反映近一周(包括今天)的感觉。该量表的计分方法为:"几乎没有"为 0 分,"有一点"为 1 分,"适中"为 2 分,"相当多"为 3 分,"非常地"为 4 分。条目的粗分相加量表总分,分值越高,心境越差。

表 15-2　简式简明心境问卷(心理状态评估工具)

题目	一点也不	一点儿	中等	相当地	非常地
1. 紧张					
2. 生气					
3. 无精打采的					
4. 不快活的					
5. 轻松愉快的					
6. 慌乱的					
7. 为难的					
8. 心烦意乱的					
9. 气坏的					
10. 劳累的					
11. 悲伤的					
12. 精神饱满的					
13. 集中不了注意力的					
14. 自信的					
15. 内心不安的					
16. 气恼的					
17. 精疲力尽的					
18. 沮丧的					
19. 积极主动的					
20. 慌张的					
21. 坐卧不宁的					
22. 烦恼的					
23. 倦怠的					
24. 忧郁的					
25. 兴致勃勃的					
26. 健忘的					

续表

题目	一点也不	一点儿	中等	相当地	非常地
27. 有能力感的					
28. 易激动的					
29. 愤怒的					
30. 疲惫不堪的					
31. 毫无价值的					
32. 富有活动的					
33. 有不确定感的					
34. 满意的					
35. 担忧的					
36. 狂怒的					
37. 抱怨的					
38. 孤弱无助的					
39. 劲头十足的					
40. 自豪的					

注：简明心境量表共有 7 个分量表，量表 7 个分量的题项分别为：紧张，第 1、8、15、21、28、35 题；愤怒，第 2、9、16、22、29、36、37 题；疲劳，第 3、10、17、23、30 题；抑郁，第 4、11、18、24、31、38 题；精力，第 5、12、19、25、32、39 题；慌乱，第 6、13、20、26、33 题；与自我有关的情绪，第 7、14、27、34、40 题。
分别累计各分量表的原始分数，通过查阅常模，计算每个分量表的 T 分数。TMD(情绪纷乱的总分)＝5 个消极的情绪得分之和减去两个积极情绪(精力，自尊感)得分之和＋100。

692. 帮助患者应对情绪反应的操作要点是什么

按照《安宁疗护实践指南(试行)》要求，帮助患者应对情绪的操作要点是：①鼓励患者充分表达感受。②恰当应用沟通技巧表达对患者的理解和关怀(如：倾听、沉默及触摸等)。③鼓励家属陪伴，促进家属和患者的有效沟通。④指导患者使用放松技术减轻焦虑，如深呼吸、放松训练及听音乐等。⑤帮助患者寻找团体和社会的支持。⑥指导患者制订现实可及的目标和实现目标的计划。⑦如患者出现愤怒情绪，帮助查找引起愤怒的原因，给予有针对性的个体化辅导。⑧如患者有明显抑郁状态，请心理咨询或治疗师进行专业干预。⑨如患者出现自杀倾向，应及早发现，做好防范，预防意外发生。

693. 帮助患者应对情绪反应时应注意哪些事项

按照《安宁疗护实践指南(试行)》要求，帮助患者应对情绪反应时应注意：①提供安宁、隐私的环境，减少外界对情绪的影响。②尊重患者的权利，维护其尊严。③正确识别患者的焦虑、抑郁、恐惧和愤怒的情绪,帮助其有效应对。

(三) 危机干预

694. 什么是危机干预

危机干预,是指对处于危机状态下的个体采取明确有效的措施,充分调动处于危机之中的个体自身潜能,重新恢复或建立危机前的心理平衡状态,使之最终战胜危机,重新适应生活。临终危机干预是短程和紧急心理治疗,本质上属于支持性心理治疗,应尽可能在危机潜伏期就注意加强辅导,争取不进展。

695. 危机干预的目标是什么

危机干预有 3 个层次的目标:①最低目标,其核心是"劝阻",帮助其调控情绪,防止生命晚期病患出现自伤、自杀及攻击行为等过激行为或不当行为;②中级目标。其核心是"恢复",通过鼓励患者充分表达自己的想法和情感,增进社会支持,激发自信心,恢复以往的社会适应能力;③最高目标。其核心在于"发展",帮助患者正确认识自我,从危机中发现积极的意义,把危机转化为一次成长的体验,并提高其解决问题的能力。

696. 危机干预的原则是什么

危机干预的原则是:①针对性原则。迅速确定要干预的问题,强调以目前的问题为主,并立即采取相应措施;②行动性原则。帮助患者有所作为地对待危机事件。要积极地给予支持,给他们提供建设性的建议,明确在危机的当时应该做些什么,怎样采取合适的、行之有效的应对行为;③正常性原则。将心理危机作为心理问题处理而不是作为疾病进行处理;④完整性原则。心理危机干预活动一旦进行,应该采取措施确保干预活动得到完整的开展,避免再次创伤;⑤保密性原则。严格保护患者的个人隐私,不随便向第三者透露当事人个人信息;⑥支持性原则。不仅提供当下直接的支持,而且努力地寻求更多的来自家庭、单位及社区的支持。

697. 危机干预的评估内容包括哪些

(1) 危机的严重程度:①认知状态。对患者思维方式进行评估,考察患者是否有注意力过分集中于危机事件而导致记忆和识别能力下降以及出现非理性和自我否定成分。②情感状态。当患者躯体症状逐渐加重,知道疾病治愈无望时,可能表现出过度的情绪化和失控,此时需要判断出患者对于危机的态度和反应的正常程度。③行为表现。关注患者行为状况以及在假设情境下的计划与预期行为,以此了解患者的主观能动性和自控能力。④躯体症状。评估患者有无心悸、失眠、多梦、早醒、食欲缺乏、头痛及呼吸困难等多种躯体不适表现。

(2)情绪状态:终末期患者不仅要承受生理上的巨大痛苦,其心理上也面临着严峻的挑战,容易出现焦虑、抑郁等负面情绪,并贯穿在检查、治疗、康复及复发等各阶段,影响机体的生理和免疫功能,不利于恢复。

(3)自杀危险性:当突然的危机事件刺激过强,超过了患者的应对能力范围时,患者会出现眩晕、麻木、呆板、不知所措、惊慌或歇斯底里等"类休克状态",持续一段时间后出现焦虑、痛苦、愤怒、罪恶感、退缩或抑郁等心理伤害的表现。在这种危机状态下,需要快速、密切评估患者自杀的危险性,以便及时干预和抢救。

698. 如何评估自杀风险性

(1)了解自杀的风险因素,包括:①自杀家族史;②自杀未遂史;③已形成特别的自杀计划;④最近经历了心爱的人去世、离婚或分居时间;⑤陷入特别的创伤损失而难以自拔;⑥精神病患者;⑦有失败的医疗史;⑧有抑郁症;⑨有特别的行为或情绪特征突然改变;⑩有严重的绝望或无助感。

(2)自杀线索评估。有关自杀的线索包括言语、行为及状态线索3种。言语线索是指口头或书面的直接或间接地表达自杀意图;行为线索是指有关自杀的各种行为;状况线索是指患者目前所处的不利生活状况。

699. 危机干预的模式有哪几种

(1)平衡模式:适用于早期干预,主要目的是帮助人们重新恢复危机以前的平衡状态。该模式认为危机状态下的个体由于以往的方式无法解决现有的问题,通常都处于一种心理情绪失衡的状态。所以,此时危机干预的重点应该在稳定个体的情绪上,从而恢复危机前的平衡状态。

(2)认知模式:适用于危机稳定后的干预。该模式认为危机导致心理伤害的主要原因是个体的主观判断失误,对危机事件产生了错误思维,而不在于危机事件本身。此时的干预重点应该是帮助个体认识其错误思维,重新获得思维中的理性和自我肯定成分,从而能自主地控制生活危机,重新恢复平衡状态的信心。

（3）心理社会转变模式：认为分析个体的危机状态，应该从内部和外部两方面同时入手，不仅要考虑个体的心理平衡和应对能力，还要考虑外部环境中家庭、社会、职业、教育及宗教等的影响。这种模式的目的在于将个体内部的应对方式与外部环境结合起来，从而寻求更多解决危机的机会，获得对生活的自主控制。

700. 如何为终末期患者实施危机干预

为终末期患者实施危机干预，应当做到以下。

（1）明确问题。使用倾听、探问、复述及接纳等沟通技术了解患者现存的心理危机，从患者的角度理解其内心的问题。应经常与其进行交流，采用带有积极意义的语言鼓励患者说出内心的真实感受，消除现有的顾虑，增强患者的信心，建立良好的互动关系，及时了解患者的心理需要。

（2）保证安全。是危机干预的首要目标，使患者对自我和他人的生理、心理风险性降到最低，包括帮助患者离开危机情境，保持患者生理状况和情绪的稳定，及时提供关于患者生命安全、危机事件以及如何正确应对的信息，评估危机事件对患者身心安全的威胁程度及失去能动性的可能性和严重性。

（3）给予支持。无论患者态度如何，以尊重、无条件积极关注的方式接纳，带着共情、耐心、真诚地倾听，提供患者疏泄机会、不要试图说服他们改变自己的感受，使患者的情绪危机得以解除，情绪得以稳定。

（4）应对方式。干预者要帮助患者探索其可以利用的替代方法，促使患者积极地寻求可以获得的环境支持、可以利用的应对方式，发掘积极的思维方式给予患者希望，引导患者认识有许多变通的应对方式可供选择。

（5）制订计划。干预者既要帮助患者拟定一个短期的行动计划，以帮助其走出当前的危机，还要拟定一个长期的行动计划，培养患者掌握更积极恰当的应对能力，且计划需满足以下两点：①确定有另外的个人、组织团体或相关机构能够提供及时的支持。②提供的应对机制必须是当事人现在能够采用的、具体的、积极的。

（6）获得承诺。是帮助患者承诺采取确定的积极的步骤，并从患者那里得到明确按照计划行事的保证，约定共同遵守。同时注意来自亲人、朋友及其他方面的社会支持。

701. 实施危机干预应当注意哪些事项

（1）个体灵活评估：在干预之前，必须对干预对象进行个体化的评估，灵活地为不同的对象实施不同的干预。

（2）实施动态干预：要根据实际情况不断地调整干预计划和措施，在干预对象发生改变和取得一定的进步时，要不断地进行回顾、总结和评价，不断强化对象对危机应对方式和外部环境资源的使用，增强其对危机的适应能力。

（3）保持心态稳定：危机干预实施者面对失去理性控制的干预对象，应该保持镇静，掌握并处理危机干预过程中的各种情况，为对象恢复心理平衡创造一个稳定、理性的氛围，保障干预对象安全。

（4）考虑地区差异：要充分考虑并且理解地理差异（国籍、民族及种族等）和人口学差异（经济、教育、政治及家庭等），并且理解干预对象的世界观，否则可能对干预对象造成更严重的心理损害。

（四）行为疗法

702. 什么是放松疗法

放松疗法又称松弛训练，属于行为疗法的范畴，指按一定的练习程序，训练患者有意识地控制或调节身心活动，依次放松单个肌群，并调整呼吸，以达到放松全身的目的。放松训练的作用是增强机体的副交感神经系统的兴奋性，减轻机体的应激反应以保护和促进健康，从而使人的身体、心理、精神重新恢复平衡和协调。

703. 什么是认知疗法

认知疗法是指通过改变思维、信念和行为的方法来改变患者的歪曲认知，达到消除不良情绪和行为的目的。由阿伦·贝克（Aaron Beck）在 20 世纪 60 年代初期创立，也叫贝克认知疗法，对轻度至中度的抑郁症效果最佳，对躯体疾病或心理功能障碍伴发的抑郁状态也有较好的疗效；对冲动性行为问题、多动性行为障碍也有可靠的疗效；同时还适用于广泛性焦虑症、恐怖症、酒瘾、惊恐障碍、药物成瘾及强迫症等，以及偏头痛、慢性疼痛等心身疾病。

704. 什么是接纳与承诺疗法

接纳与承诺疗法是认知行为疗法"第三波浪潮"中最具有代表性的经验性行为治疗方法。通过正念、接纳、认知解离、以自我为背景、明确价值和承诺行动等过程以及灵活多样的治疗方法，帮助服务对象增强心理灵活性，投入有价值、有意义的生活。其目的是提升生命晚期患者的心理灵活性，而不只是针对某一种痛苦或者某一种疾病的症状或者体征，尤其在缓解慢性疼痛，减轻焦虑、抑郁情绪与心理痛苦等方面有较好效果,是安宁疗护心理护理中不可忽视的治疗方法。适用于正在经历复杂性或者创伤性哀伤的服务对象,也适用于那些正处于因死亡导致的情感巨大波动的早期阶段的人。

705. 什么是催眠与暗示疗法

催眠从广义上说是对特殊的刺激产生的心理状态的改变;从狭义上说是指对人或动物刺激视觉、听觉或触觉来引起半睡眠状态,对人还可以用言语的暗示引起。暗示疗法是指利用语言或者非语言的手段,引导患者顺从、被动地接受医生的意见,从而达到某种治疗目的的一种心理治疗方法。

706. 什么是抚触疗法

抚触疗法是利用抚触的效果解除患者的病痛,也称治疗性抚触。治疗时,医生或护士通过患者皮肤各部位进行有序的、有手法的抚摸和接触,让大量温和良好的刺激通过皮肤感受器,传到中枢神经系统,产生生理效应,从而使患者得到感情上的满足和心理安慰。

707. 什么是强化疗法

强化疗法又称操作条件疗法,是指系统地应用强化手段去增加某些适应性行为,以减弱或消除某些不适应行为的心理治疗方法。强化疗法的类型有:①正强化:给予一个好刺激。②负强化:去掉一个坏刺激。③正惩罚:施加一个坏刺激。④负惩罚:去掉一个坏刺激。

708. 什么是尊严疗法

尊严疗法是一种个体化心理治疗干预方法,由受过专业尊严疗法培训的医务人员引导,以尊严疗法问题提纲为指导,通过访谈录音的形式为疾病终末期患者提供一个讲述重要人生经历以及分享内心感受、情感和智慧的机会,从而减轻患者心理和精神上的痛苦,提高个人价值感和意义感,使其有尊严地度过人生的最后时光。尊严疗法的应用十分广泛,从极为悲痛的患者到自称毫无悲痛感的患者均为其适用对象。

709. 什么是音乐疗法

音乐疗法是以心理治疗的理论和方法为基础,综合了音乐、心理、生理、医学等学科的一种治疗方法。音乐疗法通过音乐声波的频率和声压引起生理上的反应,因音乐声波的频率、节奏和有规律的声波振动是一种物理能量,而适度的物理能量会引起人体组织细胞发生共振现象,能使颅腔、胸腔或某一个组织产生共振。这种声波引起的共振现象,会直接影响人的脑电波、心率及呼吸节奏等。音乐疗法应当具备音乐、被治疗者及音乐治疗师等三个要素。音乐治疗师应取得相应的资格认证,医务人员也应该接受音乐疗法培训,将音乐疗法作为一种辅助治疗措施。

710. 什么是芳香疗法

芳香疗法是指借由芳香植物所萃取的精油作为媒介,制成适当的剂型,并以不同的方法如按摩、吸入、沐浴、热敷等让精油作用于人体,以达到舒缓精神压力、祛除疾病、促进健康的一种自然疗法。针对终末期患者的不同症状,使用不同的精油来实施芳香疗法,既可以单独使用,也可以与针灸疗法、推拿疗法、耳穴压豆等中医药技术联合应用。

711. 什么是绘画疗法

绘画疗法是心理艺术治疗的方法之一,是让绘画者通过绘画的创作过程,利用非言语工具,将潜意识内压抑的感情与冲突呈现出来,并且在绘画的过程中获得缓解与满足,从而达到诊断与治疗的良好效果。其特点是:①作为意象的重要表现形式对心理障碍的干预有其独特性。②打破语言沟通的限制。③有利于建立咨询者与求助者之间的良好关系。④运用图像来思考。

712. 什么是沙盘疗法

沙盘疗法,也称沙盘游戏治疗,是在欧洲发展起来的一种分析性心理治疗体系。沙盘疗法由卡尔夫在荣格分析心理学的基础上,创造性地整合了英国洛温费尔德的"世界技术"(The World Technique),并将其命名为沙盘游戏治疗。河合隼雄(Kawaihayao)将其介绍到日本的时候命名为箱庭疗法。国际沙盘游戏治疗学会(International Society for Sandplay Therapy,ISST)将沙盘游戏治疗定义为是运用意象(积极想象)进行治疗的创造形式。其特点是:①轻松。在游戏中训练,在训练中游戏。激发童心,放松心情、消除恐怖感和防御心理。②安全。不用太多言语表达,真实反映潜意识行为。③有效。全新的自我写实,提升创造力、想象力,训练创造性思维。④互动。在游戏中交流、合作、协同,使团队的结合更为紧密。

713. 什么是家庭会议

家庭会议是一种医护人员向患者和家属传递患者疾病相关信息,评估患者和家属的需求,给予情感支持,讨论照护目标和照护策略并达成共识的有效方法。其特征是:至少应包括两个或两个以上的成员;组成家庭的成员应以共同生活、有较密切的经济和情感交往为条件。其作用是：①加强患者、家属及医护社工团队的沟通，避免误解。②讨论症状的控制，目前的治疗方案和照护的目标，并引导患者和家属积极参与决策过程。③促进家属分享对患者病情的感受，避免因沟通不良给终末期患者或家属造成伤害。④帮助终末期患者及家属接受安宁疗护服务，减轻其生理、精神负担。

四、精神抚慰

714. 什么是终末期患者的生命回顾

生命回顾，是指系统性地协助患者以一种崭新的观点去回顾其生命中以往的种种伤痛或快乐的过程，从生命回顾中寻找各种经历的意义，提高其心理、精神健康，是精神抚慰的重要方法之一。生命回顾帮助患者在疾病受苦和即将死亡中发现生命的价值，了解自己的责任、意义，注重此时此地，从而指引患者走向有意义、有较高的自我价值的目标。

715. 怎样帮助终末期患者进行生命回顾

开始生命回顾之前，一定要先处理疼痛和症状的问题。一般都要考虑到家庭的文化、精神和宗教信仰，因为生命回顾是建立在治疗关系之上的。采用开放性问题，尽量减少审讯对方的感觉，尽最大可能地尊重叙述者。要学会在适当的时候保持沉默，注意不要打断叙述者的思路或者妨碍他继续回顾。记得要平衡生命中的积极方面和消极方面。这种情况适用于认知功能良好的患者或者是认知功能受损的患者家属。实际操作过程中，可以用任何提示的方法开始，并没有任何一种所谓"正确"的方式来开始一个生命回顾，期间协助患者转换生命价值观、处理未了事务、完成最后心愿、重新构建人际关系，将患者引到正向情绪，记住快乐及愉悦的情景。

716. 终末期患者需要什么样的陪伴

终末期患者需要照护者高质量的共情陪伴，共同面对死亡，达到身体、心理、社会等全人层面的共鸣。包括建立良好沟通模式、坦诚披露情绪、耐心聆听、全程陪同，帮助患者完成未了心愿，重新构建与自我、他人和社会的关系。

717. 什么是倾听

倾听是有效沟通的必要部分，是指接收口头及非言语信息、确定其含义和对此作出反应的过程。倾听是和终末期患者沟通的关键,能体现对临终患者的尊重,有助于充分获得信息,是建立良好医患关系的基本要求,具有助人的效果,能使患者在宽松和信任的氛围中交流。

718. 什么是共情

共情亦称同感,能体验他人精神世界犹如体验自身精神世界一样的能力,是人际交往中一种积极的感觉能力,核心是理解。共情有利于个体理解和共享他人的情绪感受,通常共情水平高的个体在处理人际沟通方面有更好的表现,对他人的情绪感受也更敏感。共情测试在国外最常用的是美国心理学家戴维斯从共情的认知与情感为切入点所编制的多维共情量表,即人际反应指数,由28个项目组成,4个分量表分别为观点采择、想象力、共情性关心与个人痛苦,每个分量表有7个题项。我国台湾学者詹志禹试用该量表在华人人群中做了信效度的测试,在原量表28个项目的基础上修订为22个项目,形成中文版的人际反应指针量表(表15-3)。

表 15-3　多维共情量表

项目	非常不符合	不符合	不确定	符合	非常符合
1. 我常会幻想一些可能发生在我身上的事情	1	2	3	4	5
2. 对那些比我不幸的人,我常会关心他们	1	2	3	4	5
3. 有时我觉得很难从他人的角度来看事情	1	2	3	4	5
4. 当别人遇到麻烦或困难时,有时我不怎么为他们感到难过	1	2	3	4	5
5. 我会深深沉浸于小说中人物的感情	1	2	3	4	5
6. 在紧急事件的现场,我会感到担忧、害怕而难以平静	1	2	3	4	5
7. 我观看一部电影或戏剧时,不怎么被打动	1	2	3	4	5
8. 在有争议的时候,我会尽量先从每个人的角度去看,再做决定	1	2	3	4	5
9. 当我看到有人被捉弄的时候,我会有种想保护他们的感觉	1	2	3	4	5
10. 有时处于情绪非常激动的情境下,我会感到无助	1	2	3	4	5
11. 我有时会想象从朋友的角度去看事情,借此来更好地理解他们	1	2	3	4	5
12. 我很少会对一本好书或电影深深地入迷	1	2	3	4	5

续表

项目	非常 不符合	不符合	不确定	符合	非常 符合
13. 当我看到有人被伤害的时候,我往往能保持冷静	1	2	3	4	5
14. 别人的不幸很少会使我感到很困扰	1	2	3	4	5
15. 如果我确定我是对的,我不会浪费很多时间来听别人的争论	1	2	3	4	5
16. 在看完一场电影或戏剧之后,我感到自己如同是其中的一个角色	1	2	3	4	5
17. 我害怕处于情绪强烈的情境中	1	2	3	4	5
18. 当我看到有人受到不公平对待时,我有时感到不怎么同情他们	1	2	3	4	5
19. 我通常能有效处理紧急情况	1	2	3	4	5
20. 我常常被看到的事情打动	1	2	3	4	5
21. 我认为任何事情都有两面性,并且我会尽量都考虑到	1	2	3	4	5
22. 我会把自己描述成一个心肠很软的人	1	2	3	4	5
23. 当我看一场好电影的时候,我很容易的把自己设想成主角	1	2	3	4	5
24. 在紧急情况下我容易失去控制	1	2	3	4	5
25. 当别人使我感到不快时,我常常会站在他/她的角度考虑一下	1	2	3	4	5
26. 我在阅读有趣的故事或者小说时,会想象如果故事中的事情发生在我身上会有什么感受	1	2	3	4	5
27. 当我看到有人处于紧急情况中急需帮助时,我会不知所措	1	2	3	4	5
28. 在批评别人之前,我会试图想象如果我是他们会有什么感受	1	2	3	4	5

719. 安宁疗护服务中如何使用共情技术

在安宁疗护服务中,共情是医护人员以患者为中心,注重人文关怀,理解临终患者对于疾病、死亡的观点、看法,了解其个体化需求,设身处地地为临终患者着想。体现在:①通过患者的言行,深入体验患者内心世界的情感、思维;②借助自身临终关怀专业知识和实践经验,把握临终患者的体验与经历,更好地理解问题的实质;③利用适宜的沟通技巧,将关心、理解、尊重传递给患者,以影响患者,并取得反馈。医护人员共情表达的过程也是倾听、换位思考、信息整理、反馈和验证的过程。

720. 怎样满足临终患者文化需求

满足临终患者文化需求,可以采取:①在病房安排时,做到男、女分开,尽可能将相近职业、相近文化的患者安排在同一个病房。主动了解患者民族习惯、地方风俗、饮食爱好等,以示尊重,并根据情况予以满足。②在诊疗过程中耐心倾听患者的意见,并使用患者能够理解的语言进行沟通。如遇到方言较重、难以沟通的患者,可请科内懂方言的员工前来协助。③根据患者的职业特点,采用不同的称呼方式,减少患者因角色转变带来的心理不适应。④尽量满足患者的饮食需求,提供个性化的订餐或营养套餐。⑤在与患者沟通中注意患者的宗教信仰,不得有歧视行为。在不影响患者健康和治疗的情况下,为患者提供节日假期。通过举办多种形式的文娱活动,为在院患者节假日营造节日氛围并进行慰问。

721. 如何尊重临终患者的民族风俗习惯和宗教信仰

尊重临终患者的民族风俗习惯和宗教信仰,需要:①尊重患者的民族风俗习惯,对少数民族患者,要详细询问患者的风俗习惯,有什么忌讳,并设法帮助患者安排好每一项检查、治疗及生活细节等。②根据患者的文化背景及需求,尽量安排语言沟通较好的护士负责接待少数民族患者。在沟通中要尊重患者的民族风俗习惯及宗教信仰,从语言、饮食、治疗方式及生活习惯等各方面给予充分尊重。

五、社会支持系统

(一) 社会支持

722. 社会支持系统怎样进行评估和观察

按照《安宁疗护实践指南(试行)》要求,社会支持系统进行评估和观察主要是:①观察患者在医院的适应情况。②评估患者的人际关系状况,家属的支持情况。

723. 社会支持系统的操作要点是什么

按照《安宁疗护实践指南(试行)》要求,社会支持系统的操作要点是:①对患者家属进行教育,让家属了解治疗过程,参与其中部分心理护理。

②鼓励患者亲朋好友多陪在患者身边,予以鼓励。

724. 开展社会支持评估与观察的内容是什么

安宁疗护服务团队开展社会支持评估与观察的内容包括以下。

(1)身体需要。随着疾病进展,多数患者会出现疼痛、营养不良、大小便失禁、瘫痪等症状。患者不仅需要照顾者协助满足日常生活需求、维持身体舒适,还需要家属陪同就医买药住院,满足治疗需要。安宁疗护服务团队除了关注症状控制,还可以提供患者疾病进程的恰当解释,教导家属照顾的技巧,寻找相应资源,增加照顾时的实际支持,减少家属的照顾负担。

(2)心理需要。当患者和家属面对疾病和死亡等状况时,往往会产生紧张、无助、悲观及绝望等负面情绪,焦虑、抑郁等问题也比较常见。患者和家属都需要安宁疗护服务团队的理解和支持。凭借这些支持,患者和家属可以调整情绪,并做出科学理性的医疗和生活安排。

(3)社会需要。面对疾病末期的挑战时,患者和家属的关系、患者和家属与医疗团队成员的沟通,可能出现问题。安宁疗护服务团队需要协助家庭成员相互体谅,提升沟通技巧,促进家庭关系和解。同时主动协调和沟通,达成医疗共识。安宁疗护团队有时还需要调动适当的人力、物力和财力资源来帮助患者家庭有效解决现实困难。

(4)精神需要。在死亡来临前,终末期患者会产生恐惧及失落等情绪。安宁疗护服务团队需要协助患者在疾病受苦和即将死亡中发现生命意义及死亡的内涵,指引患者走向有意义、有较高自我价值的目标与定点。

725. 社会支持系统收集患者相关资料有哪些要求

社会支持系统收集患者相关资料的要求是:①收集患者的一般资料。包括年龄、性别、民族、文化程度、信仰、婚姻状况、职业环境、生活习惯及嗜好等。②收集患者的主观资料。包括患者的认知能力、情绪状况及行为能力,社会支持系统及其利用;对疾病的主观理解和态度以及应对能力。③收集患者的客观资料。通过体检评估患者生理状况,患者的睡眠、饮食方面有无改变等。④记录有关资料。

726. 社会支持方法与内容有哪些

社会支持方法与内容主要有以下几点。

(1)情感支持。安宁疗护服务团队需要向身处困境的家庭提供尊重、关心和倾听等,给予情感安慰。帮患者舒缓压力、调整情绪,提升人生意义和价值感,向死而生。对于心理社会问题严重个案,需要转介给医务社工和心理治疗师来调动患者采取专业的方法进行干预。

(2)信息支持。社会支持中的信息是指有助于解决问题的建议或指导。终末期患者会出现不同程度的躯体症状、心理问题及社会问题。安宁疗护团队要积极关注患者和家属的各种需求,采取家属教育、团体宣传及个体宣传等形式,主动为他们提供相关信息,提升家属的照护能力,有效解决问题,减少身心压力。

(3)陪伴支持。患者期望得到家族中更多亲属和朋友的关心和照顾,其原因不仅来自生理需求,还来自爱与相互关系的需求。家庭是终末期患者最可靠的社会支持系统,家属仍是患者最希望的陪伴人选。医护人员和志愿者也可以陪伴患者,一起聊天和娱乐。

(4)物质支持。是指为患者和家庭提供财力帮助、物质资源或提供所需服务等。患者除了症状支持、心理支持,有时还需要经济和物质支持帮助维持生活和治疗,提高生命质量。患者的经济支持除了家庭以及亲属、朋辈群体以外,主要是来自政府、单位、社区等方面的医疗保险支持。物质可以是基金、救助金、生活慰问品,也可以是患者所需的医疗或生活设备。

727. 如何指导患者寻求社会支持

指导患者寻求社会支持,需要做到以下几点。

(1)正确评估不同个体的社会支持系统,帮助患者优化其社会支持。安宁疗护服务人员在与患者及家属建立信任的基础上,了解患者家庭、工作情况和可能获得的社会支持,鼓励其多与家属、亲戚、朋友联系,积极参加社会活动,以便得到更多的倾诉、求助渠道,获得更多的情感和经济支持。

(2)加强学习,提高安宁疗护服务人员自身能力。安宁疗护服务人员除了指导和教授患者获得支持外,其本身也是向患者直接提供支持的来源之一。因而,安宁疗护服务人员必须具备评估患者社会支持需求的能力,掌握咨询和生死教育的方法与技巧,能恰当地运用沟通与交流的方法,向患者提供有效的支持。

(3)促进安宁疗护服务人员与患者间的相互交流。安宁疗护服务人员经常与患者沟通交流,及时排除其不良情绪,介绍终末期患者的相关社会扶持计划,缓解其心理压力,同时多与患者家属沟通,让家属给予足够的陪伴和关怀,使患者感受到家庭的温暖。

（4）营造良好的社会支持氛围。应充分针对患者的生活背景,加强亲人、朋友或党团组织等客观的或实际的社会支持,在给予实际帮助的同时,给予必要的情感支持,帮助患者维持良好的情绪体验。同时,要通过政府部门,在全社会营造一个互相关心、互相帮助、团结、和谐的环境。

728. 评估家属的支持情况包括哪些内容

评估家属的支持情况主要有以下内容。

（1）增加丧失的现实感。家属在自己的亲人临终或死后,往往不愿面对现实,过于悲伤压抑和不承认,甚至逃避现实。所以,应该帮助家属了解面对丧失亲人的实际情况,接受失去亲人的事实,这样才能有效地开展悲伤辅导。

（2）处理痛苦情感。家属在亲人临终或死后所表现的各种悲伤情绪,包括正常的悲伤或病态的悲伤,都需要加以辅导,使其逐渐减弱以至消退。因为许多家属在悲伤的时候往往会不知所措,辅导者的安慰、鼓励、支持可以使家属在关键的时候对自己所表现的失态情绪得到正确处理,顺利度过临终期和居丧期。

（3）克服再适应障碍。在失去亲人之后,家属不仅在心理上感到悲伤和哀痛,而且还要面临失去亲人后随之而来的再适应障碍。因此,大多需要予以心理上的辅导支持,家属才能够正确对待,处理好自己面临的各种生活问题,克服障碍,建立新的生活秩序。

（4）健康地撤离对患者的感情。家属对逝者的感情眷恋,是悲伤持续不断的重要原因,是建立新生活的主要障碍。对逝者家属心理辅导的最终目标,就是设法使其健康地撤离对死者情感上的联系,然后适时地把情感投入到另一种关系中。

729. 社会支持系统运作应注意哪些事项

按照《安宁疗护实践指南（试行）》要求,社会支持系统运作应注意:①根据患者疾病的不同阶段选择不同的社会支持方式。②指导患者要积极地寻求社会支持,充分发挥社会支持的作用。

（二）医务社工

730. 什么是安宁疗护医务社会工作

医务社会工作主要是指配合医护人员的工作,从事预防、医疗和伤残康复等措施,运用社会工作价值理念与专业方法协助患者解决其有关的社会、经济、家庭、职业及心理等问题,以提高医护人员的医疗效果的专业服务活动。

安宁疗护医务社会工作作为一门专业,本着"以人为本"和"助人自助"的专业理念,运用个案、小组及社区等专业方法逐渐介入安宁疗护的治疗中。一方面,为终末期患者提供全面的照顾和认知心理治疗。另一方面,改善患者的社会环境,帮助患者寻找社会和经济帮扶,构建患者的社会支持系统,从而实现最佳的照护效果,缓解患者的身心痛苦,提高其生活质量。安宁疗护医务社工需要了解心理学、社会学、医学法律及哲学等多学科知识,并且要获得社会工作的职业资格证书,以及通过医院选拔才能正式入职。

731. 安宁疗护医务社会工作的基本目标是什么

安宁疗护医务社会工作的基本目标是:①协助患者及其家属解决因疾病引发的各类社会问题;②辅导个人、家庭和组织团体,提供专业咨询服务和各种社会服务;③组织动员、发掘社区资源,满足临终患者需要,营造和谐社区环境和人际关系,创造幸福美好的生活。

732. 安宁疗护医务社工可以为临终患者及家属做些什么

安宁疗护医务社工可以为临终患者及家属做好:①心理/人际关系需要。拒绝接纳自己的疾病及疾病所导致的障碍、情绪困扰/惶恐/失望/沮丧/愤怒、沟通困难/表达障碍、家人排斥及远离、家人表达关怀的障碍;②心理支援服务。患者/家人辅导、互助小组、辅导小组、处理压力方法训练、沟通/表达技巧训练、经验分享及热线电话;③家属就业/社会关系。工作能力障碍、就业困难、医疗开支、经济困难、朋友不接纳及疏离、社会歧视、社交支援解体;④社会支援服务。患者社会教育及宣传、经济援助、患者基金、义工训练及协调、社区支持网络、家务助理及社区康复护士;⑤安宁疗护团队—患者关系。患者及家人缺乏病理常识、缺乏家居护理知识、各种身体功能障碍、家庭缺乏照顾能力、与医护人员沟通困难;⑥全人康复服务。患者资源中心/图书馆、候诊室的教育辅导服务、疾病常识讲座、自理/家居护理训练、家居康复训练、住宿/护理/养老院、辅助仪器/家居改装、医生会见患者家人、"新症"辅导/讲座。

733. 安宁疗护医务社工的工作方法是什么

安宁疗护医务社工的工作方法是在安宁疗护中通过个案工作、小组工作和社区工作三大方法为患者及其家庭,提供心理以及情绪上的支持和疏导服务。①个案工作是指安宁疗护医务社工运用有关人与社会的专业知识与技巧为临终患者及其家属解决临终阶段遇到的问题,为临终患者个人及家庭提供物质或情感方面的支持与服务。②小组工作是指医务社工运用多学科的理论和技术,了解临终患者及其家属对死亡的认识和态度以及存在的问题,并根据实际情况,通过组织有相同或相似遭遇的成员之间开展交流,建立各种自助式或互助式、教育性、治疗性团体,协助他们获得经验分享,帮助他们增强调适能力,妥善应对所面临的问题的专业活动。③社区工作是指医务社工以社区家庭及社区居民为服务对象,通过发动和组织社区居民参与,确定社区晚期患者及其家庭存在的共性问题及需求,动员社区资源,改善和提供社区内终末期患者及其家属的生活质量;同时在社区内开展优逝教育和健康教育,调整或改善社区关系,培养自助、互助及自决精神,提高社区的安宁疗护照护水平,促进社区文明和进步。

(三) 安宁疗护志愿者

734. 什么是安宁疗护志愿者

志愿者定义为"自愿进行社会公共利益服务而不获取任何利益、金钱及名利的活动者",具体指在不为任何物质报酬的情况下,能够主动承担社会责任而不获取报酬,奉献个人时间和行动的人。

安宁疗护志愿者分为专家志愿者、骨干志愿者和普通志愿者。①专家志愿者。是指具有专业医疗护理背景的人士,如医师、护士、心理咨询师及营养师等。他们拥有丰富的临床经验,可以给临终者和家属做心理疏导和精神慰藉,为临终患者缓解疼痛,指导家属做好护理。②骨干志愿者。指相关院校医学、社会学专业的学生,具有一定医学和社会学常识的人士。③普通志愿者。是指社会上有意愿参加安宁疗护服务的其他人士。

735. 安宁疗护志愿者可以为临终患者及家属做些什么

在安宁疗护的服务中,志愿者发挥重要的作用。志愿者通过为临终患者不仅提供诸如陪伴、做家务等无偿义务性的服务来缓解患者及其家庭面临的困难,并且在专业团队的带领下开展促进患者及其家属心理、社会及精神方面的活动。

(1) 为临终患者及其家属提供情绪支持。对临终患者来讲,最需要的是身体舒适、心理支持,提高最后阶段的生活质量。因此,志愿者可以策划、组织患者能够参与的小型活动,如听音乐、读报、做手工,举办纪念日活动,陪伴临终患者散步、聊天及倾听患者诉说等。

（2）为临终患者提供生活照料。如帮助进食、翻身拍背、洗澡洗头、清洁口腔、剪发及修指甲等,让患者保持良好的清洁状态,缓解消极、自我放弃的心理。

（3）为临终患者提供社交支援。帮助临终患者打电话、联系家属或朋友,建立与外界联系的通道;帮助患者完成愿望,协助处理家务,维护其个人尊严,让患者感觉自己并没有脱离社会,保持临终时期的生活质量。

（4）为患者家属提供支援。协助家属面对生活需要,如为年幼家属补习、辅导等;协助家属办理殡葬事宜。

（5）做好宣传教育工作。通过网络和大众传媒向社会宣传安宁疗护的理念和死亡教育观念,唤起全社会对安宁疗护的认识和对临终患者的同情与帮助。

736. 怎样对安宁疗护志愿者进行管理

医院通过向院内及社会招募志愿者,组建安宁疗护志愿者团队,对安宁疗护志愿者进行培训、完善对志愿者的评价、考核与督导等体系,制订培训及管理规范,确定志愿者职责范围,对志愿者进行理论及实践培训,并对志愿者工作进行量化评估。

737. 怎样培训安宁疗护志愿者

医务社工定期对安宁疗护志愿者进行相关的培训,内容包括:医院介绍、医疗场所志愿者培训、志愿服务概况培训、小组讨论、志愿者礼仪及规范、参观医院、医院消毒隔离培训、志愿服务岗位细则及服务内容、服务流程及注意事项等。同时医务社工及时与志愿者沟通,了解每次服务患者的情况和志愿者的情况,了解志愿者的感受,必要时给予情绪支持和心理疏导。

第十六章

人文关怀

一、概述

738. 什么是人文关怀

人文关怀,亦称人性关怀、人文主义关怀,是指对人从弘扬人文精神的角度予以关注、关切和关照,表现为对人的生命、价值、命运和尊严的关怀,对人的生存状况和生活条件的关切,是人的本质的需要。人文关怀是一个动态的概念,随着社会的进步和人们需求层次不断提高。

在医学领域人文关怀也不断被赋予新的含义,体现为关注人、关心人,重视人的个性、满足人的需求、尊重人的权利;公平、公正地分配和使用医疗资源;对患者的生命、尊严、价值的维护、追求和关切。其意义与价值在于:①体现人道主义精神。②构建和谐医患关系。③满足患者与家属需求。④提高医护人员素质。⑤提升医护服务质量。⑥促进医学人文教育发展。

739. 什么是医学人文素养

医学人文素养是指医务人员所具备的人文精神、人文素质、人文关怀以及人文科学等方面的修养。医学人文素养包括医务人员必须掌握的自然科学、社会科学等知识体系以及由政治观、价值观及道德观等组成的精神体系,要求医务人员将人类科学、道德、审美及劳动等方面的文化成果转化为自身较为全面的修养。

人文精神是医学人文素养的灵魂,以人的平等、自由、幸福以及社会的民主、和谐、进步为起点和归宿,体现在人与人、人与自然以及人与社会的终极关怀。其核心是"以人为本"。人文素质是医学人文素养的重要内容,是由知识、能力、观念、情感及意志等多种因素综合而成的内在品质,表现为一个人的人格、气质及修养,包括处理人与人、人与自然、人与社会以及自身理性等方面的问题。人文关怀是医学人文素养的具体体现,关注人、关心人,重视人的个性、满足人的需求,尊重人的权利。人文科学是医学人文素养的理论基础,是一个医学人文学科群,包括医学史、医学哲学、医学伦理学、医学心理学、医学法学、医学社会学及医学人类学等。

740. 人文关怀的核心价值观和本质是什么

人文关怀的核心价值观是关心人、尊重人和爱护人:①以人的生存为根基。②是人类行动的价值观。③是规范和调整人类实践行为的原则。其基本要素包括人的文化、自然情感、道德情怀、利益需要和社会关系等。人文关怀的本质是以人为本,一切都以人为主体,为对象、为动力、为目标,实现人与自然、人与社会、人与人的和谐和人的德智体美的全面发展。它既体现了人的发展与自然、社会发展相一致的思想,又显现于人的创造性的实践行为和人所创造的具有思想价值、审美价值的精神产品、物质产品。

医学领域中的人文关怀能满足临终患者各种需要,改善和促进其生命质量,关注和重视其人格与尊严,是一种实践人性化医疗服务的行为与规范,具体表现为:①营造人文关怀氛围,创造和谐关怀环境。②注重患者生理、心理、精神、社会全面关怀,培养积极生活态度。③进行有效的死亡教育,丰富生命关怀知识体系。

二、安宁疗护伦理

(一) 含义

741. 什么是伦理

伦理是指社会的基本人际关系规范及其相应的道德原则。在中国,伦理二字在古代早期是分开使用的。"伦"有类别、辈分及顺序等含义,可以引申为人与人之间的关系。孟子认为人和人之间最重要的 5 种关系,就是所谓的"五伦"说,即父子有亲,君臣有义,夫妇有别,长幼有序,朋友有信。"理"最早指玉石上的条纹,具有治玉、条理、道理及治理的意思。伦理二字连用成为一个词始于秦汉之际的《礼记·乐记》:"凡音者,生于人心者也;乐者,通伦理者也。"意思是,音乐的作用可以使社会生活和人际关系规范化和合理化。这里伦理一词已经有了人与人之间相互关系应当遵循的道理和规范的含义。

742. 什么是安宁疗护伦理

安宁疗护伦理是指安宁疗护服务团队成员在为终末期患者及其家属服务过程中应遵循的道德原则和规范。安宁疗护伦理以哲学的基本原理为指导,以身体上、心理上及社会上的全人照顾为理念,以缓解患者痛苦、提高已患威胁生命疾病的患者及其家属的生活质量为目的,去调整安宁疗护中产生的各种关系,以帮助终末期患者舒适平静和有尊严地离世。

(二) 安宁疗护伦理的基本观点

743. 什么是生命观

生命观是人们对人的生命的根本看法和基本态度,是应该如何善待人的生命的医学伦理学理论。人的生命是人之所以为人的基础,是人的存在方式和固有属性,健康的生命是每一个人的期望和追求。

744. 什么是健康观

健康观是人们对人的健康的根本观点和态度。健康具有重要的伦理价值,它是促进人的全面发展的必然要求,是经济社会发展的基础条件,是民族昌盛和国家富强的重要标志,也是广大人民群众的共同追求。传统观点把健康理解为不生病,"无病即健康"。1948 年,世界卫生组织指出,健康不仅是没有疾病和不虚弱,而是身体的、精神的和社会适应的完美状态。1990年,世界卫生组织对健康进一步阐述为,是在躯体健康、心理健康、社会适应良好和道德健康 4 个方面皆是健全的。科学的健康观有利于人们发现影响健康的因素,合理地确定健康道德责任。

745. 什么是死亡观

死亡观是人们对人的死亡的根本观点和态度。死亡是人的生命活动的终结,人可因生理衰老而自然死亡,或因机械的、化学的或其他因素引起意外死亡,但大多数是因各种疾病而致的病理性死亡。不同文化、不同宗教有着不同的死亡观和态度。例如,儒家的"未知生、焉知死"的入世乐生,"舍生取义、杀身成仁"的美德至上死亡观;道家的"方生方死,方死方生"的生死齐一观;佛家的因果报应与生死轮回观;基督教的生命神创、漠视现世、死后新生观等。科学的死亡观是科学地认识死亡,理性地对待死亡的理念。它要求树立自然归宿信念,正确认识死亡;充实人的生命价值,积极对待人生;消除鬼神作祟臆念,理性面对死亡;减轻、消除疾病痛苦,安详度过死亡。

（三）安宁疗护伦理的理论基础

746. 什么是人道主义

人道主义原指欧洲文艺复兴时期新兴资产阶级用以反对封建制度和宗教神学的一种思想武器,后泛指主张维护人的尊严、权利和自由,主张重视人的价值,使人得到充分自由发展的思想。从伦理学的意义上看待人道主义,主要是指一种以人为本,给人以更真实的人性本体认识,充分尊重人的价值的道德观念。

747. 人道主义对安宁疗护实践有什么影响

人道主义对安宁疗护实践的影响主要表现在：①尊重服务对象的生命和生命价值。尊重临终生命是人道主义最基本的或最根本的思想。在安宁疗护服务过程中,还要注意保护和维持临终患者的生命质量和生命价值。②尊重服务对象的人格尊严。享有安宁疗护服务是人道主义所追求的理想。在安宁疗护实践中,医务人员应当尊重服务对象的文化背景与宗教信仰。对服务对象的尊重也是提高安宁疗护质量的必需条件。

748. 什么是美德论

美德论又称德性论或品德论,通常指人的道德品质,是一定社会的道德原则和规范在个人思想和行为中的体现,是一个人在一系列的道德行为中所表现出来的比较稳定的特征和倾向。

749. 美德论对安宁疗护实践有什么影响

安宁疗护道德品质的培养和形成是一个长期的循序渐进的过程。它离不开一定的社会环境和物质条件,离不开系统的道德教育和实践环境的陶冶,更离不开安宁疗护团队成员个人的自觉锻炼和改造。因此,安宁疗护道德品质的培养和形成是一个客观条件和主观努力相互作用的过程。安宁疗护道德品质一旦形成,将有助于团队成员自觉、自愿、自主地遵循和执行安宁疗护道德原则和道德规范。

750. 什么是义务论

义务论是关于责任、应当的理论。义务论以道德规范和戒律的形式表达人们关于怎样行为和生活的道德要求和道德观念。各种经典医德文献表明,义务论始终是传统医学伦理的主线。义务论把医务人员为患者服务当作某种绝对的义务和责任。它的主要出发点是医务人员高尚的善良的动机与为患者服务的信念,而不问行为或不大考虑行为的后果。

751. 义务论对安宁疗护实践有什么影响

在安宁疗护伦理中,义务论主要确定安宁疗护团队的行为准则和规范,对团队的行为给予限定即回答团队的道德责任是什么。亦即回答团队应该做什么,不应该做什么,以及如何做才是道德的。由于义务论在安宁疗护实践中强调的是团队对患者个体的道德责任感,认为安宁疗护行为要有美好动机,遵循一定的道德原则。因此,对安宁疗护的实践和道德建设产生了积极影响。

752. 什么是后果论

后果论是指判定人的行为在伦理上正误的标准是依据该行为的后果的一种伦理理论。后果论的最主要代表是功利主义。功利主义是一种以人们行为的功利效果作为道德价值之基础或基本的评价标准,强调行为实际效果价值的普遍性和最大现实的伦理学说,也是一种强调人的行为的功利后果和对他人、对社会的普遍功利效用,并以此作为对人的行为道德价值判断和评价根据的伦理学理论体系。

753. 功利主义对安宁疗护实践有什么影响

功利主义不仅是一种重要的道德理论,而且也是一种社会抉择理论。就安宁疗护伦理而言,功利主义为其发展提供了新的动力和积极的影响。一是功利主义在以往义与利争论的基础上,强调了行动的功利效益,促使安宁疗护团队在安宁疗护服务活动中更加关注行为的后果,关注团队自身的合法利益,有利于调动团队的工作积极性。二是功利主义强调行为的善恶以客观效果来评价,有利于培养安宁疗护机构及其团队的竞争观念、效率观念和开放观念,促进有限的医药资源得到合理的分配。当然,功利主义在安宁疗护实践中必须坚持正确的价值导向。

(四)安宁疗护伦理的基本原则

754. 什么是自主原则

自主原则是指保证患者自己做主、理性地选择诊治决策的伦理原则。

在安宁疗护中,主要表现为尊重患者的自主权和知情同意权。但是,医务人员尊重患者自主权绝不意味着放弃或者减轻自己的道德责任,绝不意味着完全听命于患者的任何意愿和要求。自主原则要求安宁疗护机构和医务人员有义务主动提供适宜的环境和必要的条件,以保证临终患者充分行使自主权,尊重患者及其家属的自主性或自主决定,保证患者自主选择医生(医疗小组),治疗要经患者知情同意,以及保守患者的医疗秘密、保护患者的隐私、尊重患者的人格等。

755. 什么是不伤害原则

不伤害原则也称为有利无害原则,是指医务人员的医疗行为动机和效果都不应使患者的身体、心灵或精神受到伤害。同时,不伤害原则还包括不应将患者置于会受到伤害的危险情况中。不伤害原则并非是一个绝对的医学伦理原则,在临床上是无法避免地会给患者带来身体或心理的伤害。因此,医务人员应当权衡利弊,在这一意义上说,不伤害原则可以理解为最优化原则,即在临床实践中追求以最小的代价获得最大效果。不伤害原则的道德要求是:①不滥施辅助检查。②不滥用药物。③不滥施手术。

756. 什么是最优化原则

最优化原则是指在医疗服务中,选择和实施以最小的代价取得最大诊疗效果的方案,亦称最佳方案原则。主要体现在:①疗效最佳。即诊疗效果在基于当地医疗技术条件或者就当前的医学发展水平而言是最好的。②损害最小。在疗效相当的情况下,医务人员应采取安全度最高、副作用最小、风险最低、伤害性最小的诊疗方法。③痛苦最轻。在确保治疗效果的前提下选择给患者带来痛苦最小的治疗手段。④耗费最少。应当在保证诊疗效果的前提下,选择卫生资源耗费最少,患者及家属、社会及集体经济负担最低的诊疗方案。最优化原则的意义在于为医务人员树立了医学与伦理价值目标,指导医务人员在诊疗实践中为了患者的利益不断追求完美境界。

757. 什么是公正原则

公正原则是指在医疗服务中公平、正直地对待每一位患者。公正原则又可称医疗公平,就是根据生命权的要求,按合理的或者大家都能接受的道德原则,给予每个人所应得到的医疗服务。公正原则是现代医学服务高度社会化的集中反映和体现。公正原则的道德要求是:①底线保障:在底线的意义上保护每个社会成员最基本的医疗权利。②机会平等：对社会成员尽可能地提供平等的机会。③贡献分配：在直接分配的层面上合理体现了每个社会成员对社会的具体贡献。④调剂分配：从社会整体利益出发，确保医疗卫生事业的相对稳定和可持续发展。

758. 什么是行善原则

行善原则是指人们在医疗活动中，恪守努力行善，扬善抑恶的道德信条。行善原则之所以成为安宁疗护伦理的最重要原则之一，在于它涉及救死扶伤、照护与关爱人的性命，提高生命质量和生命价值等终极问题。行善在长期的医疗实践中逐步成为评价医务人员行为的重要依据，并成为一条重要的基本道德原则，其实质是要求医务人员善待生命、善待患者、善待社会。

三、尊重患者权利

（一）含义

759. 什么是权利

权利是指公民依法应享有的权力和利益，或者法律关系主体在法律规定的范围内，为满足其特定的利益而自主享有的权能和利益。权利是一个法律概念，是法律赋予权利主体作为或不作为的许可、认定及保障。它表现为享有权利的公民有权作出一定的行为和要求他人作出相应的行为，通常与义务相对应。

760. 什么是临终患者的权利

临终患者权利是指者在安宁疗护机构服务中应该享受的基本权利和必须保障的利益。其权利主要是：①平等医疗权。每一个公民都享有生命健康的权利。②自主权。有权根据自己的医疗需求作出自主选择。③知情同意权。有权获悉与自己疾病诊治相关的一切信息，并根据自己的利益和判断自主做出选择。④保守个人秘密权。患者在寻找医疗帮助向医务人员透露自己的一些隐私时，有权要求医务人员为自己保守秘密。⑤免除一定社会责任和义务权。视病情的轻重，患者有权暂时或永久免除某些社会责任和义务。⑥医疗赔偿权。在医疗过程中，因医疗机构或医务人员的过失，造成患者利益遭受侵犯或人身受到损害，患者有权要求得到赔偿。

761. 临终患者家属的权利有哪些

临终患者家属的权利主要有：①有权了解和认识病情与预后，并有权要求作通俗易懂的解释。②有权知道为患者提供安宁疗护服务的医护人员的身份和专业地位。③有权知道患者所接受的服务内容与收费标准，有获得费用节省的安宁疗护的权利。④有权参与所接受的服务计划，并享有参与制定和修改的权利。⑤有权维护患者自主权，并有权转移到其他医疗机构治疗。⑥家属对所提供的患者资料享有保密权利。⑦享有获得有关患者权益保护方面知识的权利。

762. 尊重患者权利的评估和观察要点是什么

根据《安宁疗护实践指南（试行）》，尊重患者权利的评估和观察要点是：①评估患者是否由于种族、文化和信仰的差异而存在特殊的习俗。②评估患者知情权和隐私权是否得到尊重。

763. 尊重患者权利的操作要点有哪些

按照《安宁疗护实践指南（试行）》要求，尊重患者权利的操作要点是：①对入院患者进行入院须知的宣教。②为患者提供医疗护理信息，包括治疗护理计划，允许患者及其家属参与医疗护理决策、医疗护理过程。③尊重患者的价值观与信仰。④诊疗过程中保护患者隐私。

764. 尊重患者权利应注意哪些问题

按照《安宁疗护实践指南（试行）》要求，尊重患者权利应注意：①尊重患者的权利和意愿。②在诊疗护理过程中能平等地对待患者。

（二）平等医疗权

765. 什么是平等医疗权

医疗权作为一项基本人权，不能被任意剥夺或歧视。平等反映了基本的公正观念，并与人的尊严有关。当其生命和健康遭到疾病威胁时，就应该有基本、合理和及时的诊疗、护理的权利。这种权利不因患者的社会地位的高低、财富的多寡而不同，是患者的基本权利之一。《中华人民共和国基本医疗卫生与健康促进法》规定，公民依法享有从国家和社会获得基本医疗卫生服务的权利。医疗卫生机构、医疗卫生人员应当关心爱护、平等对待患者，尊重患者人格尊严，保护患者隐私。

766. 终末期患者的医疗权包括哪些内容

临终患者的医疗权有：①有获得姑息治疗与临终护理服务的权利。②有获得尊重的权利，包括人格尊严、民族风俗习惯、宗教信仰得到尊重的权利。③有获得有尊严的安宁疗护服务。

（三）医疗自主权

767. 什么是医疗自主权

医疗自主权是指患者有权就是否接受治疗、在何处治疗、选择治疗方案和拒绝治疗做出独立和自愿的决定，但需告知患者有关其病情和治疗的充分信息。并有权做出事先决定指定代理人，以确保如果患者失去作出决定的能力仍能按其意愿接受治疗。这种自主性不应该因为身患疾病、处于弱势地位而被贬低；相反，因其身心正在承受病痛折磨，更应得到医方的尊重和维护。患者的医疗自主权是医患关系中临床、心理、法律和伦理的基础。作为一项法律上的权利，医疗自主权是民法自愿原则、平等原则在医疗活动中的体现。

768. 终末期患者的自主权包括哪些内容

临终患者的自主权包括：①有权自主选择医疗服务方式。②有权出院（不管临终患者的身体状况如何，可要求患者或直系亲属签订一份出院书，说明患者出院是主动自愿的）。③有权转移到其他医疗机构治疗。④有权拒绝任何指定药物、检查处理或治疗等。终末期患者享有自主权，有权要求医务人员尊重和保障患者或其家属的自主性或自主决定；诊治必须经过患者或其家属知情同意；保证患者或其家属改变决定和再选择的实现；慎重负责任地处理患者自主放弃或终止治疗的决定；慎重负责任地处理患者自主与医生做主的关系。

769. 怎样尊重终末期患者的自主权

维护临终患者的尊严，尊重他们的自主权是重要方面：①接受治疗方案的选择权。患者对治疗方案具有选择权和决定权，医生及家属不能以任何方式强迫患者接受任何治疗方案。②参与医学实验的选择权。患者是否参与任何形式的医学实验，完全由患者决定，任何科研人员不能替患者做决定，患者必须采取自觉自愿的原则参与医学实验。③签署生前预嘱或医疗预嘱的选择权。医疗预嘱主要涉及医疗和护理方面的生前预嘱，生前预嘱或医疗预嘱中允许不使用生命保障系统来延长不可治愈患者的临终过程，也就是允许患者依照自己的意愿自然死亡。

770. 如何尊重终末期患者的意愿做出决策

尊重终末期患者的意愿作出决策，应当做到：①严格遵守医疗卫生管理法律、法规、规章和诊疗护理规范、常规，恪守医疗服务职业道德，改善服务态度，建立良好的医患关系。②充分考虑患者对治疗的选择与期望，尊重患者的意愿，关注患者的获益情况和经济成本，避免过度治疗，即由于各种原因造成的超过疾病实际需要的诊疗行为，应尊重患者的选择。③指导患者及家属冷静认真考虑，降低预期结果，医生从当前的医疗技术、经济水平出发，对癌症患者给以恰当的处置，不应不及，也不应过度，这就是适度医疗。④向患者履行告知义务，使患者及时了解有关诊断、治疗及预后等方面的信息，以行使患者本人对疾病诊治的相应权利。

（四）知情同意权

771. 什么是知情同意权

知情同意权是指患者有权知晓自己的病情，并对医护人员采取的诊疗措施有权决定取舍。在安宁疗护服务中，是指终末期患者与医护人员之间或临终患者家属与医护人员之间对患者的病情进展及预后情况、姑息治疗方案、创伤性抢救措施、生命支持系统等方面进行真实充分的信息沟通，让患者或其家属经过理性思考做出选择，并以相应的方式表达其接受或拒绝相关方案的意愿和承诺，并在患者或其家属明确承诺后才能确定和实施方案。知情同意是患者自主权的具体表现形式，是安宁疗护服务中医护人员处理与患者及其家属关系的基本伦理原则之一。

772. 什么是代理知情同意

代理知情同意，是指某些终末期患者由于缺乏做决定的自主能力，在涉及医疗判断、医疗方案的选择或决定时，在医师向患者及其代理人说明有关医疗的好处、危险性和可能发生的其他意外情况等信息之后，由代理人为患者做出同意或不同意这种治疗的决定。患者知情同意权代理行使是医疗实践中普遍存在的问题。随着人们医疗知识的提升，患者往往就自己的健康状况向医生进行全面的咨询，以透彻掌握病情和治疗方案。而在实践中，患者近亲属以及医生往往会对其隐瞒真实的病情，而由其近亲属代理患者行使知情同意权。

773. 我国法律关于患者知情同意权有哪些规定

《中华人民共和国民法典》规定,医务人员在诊疗活动中应当向患者说明病情和医疗措施。需要实施手术、特殊检查及特殊治疗的,医务人员应当及时向患者具体说明医疗风险、替代医疗方案等情况,并取得其明确同意;不能或者不宜向患者说明的,应当向患者的近亲属说明,并取得其明确同意。《中华人民共和国基本医疗卫生与健康促进法》规定,公民接受医疗卫生服务,对病情、诊疗方案、医疗风险、医疗费用等事项依法享有知情同意的权利。需要实施手术、特殊检查及特殊治疗的,医疗卫生人员应当及时向患者说明医疗风险、替代医疗方案等情况,并取得其同意;不能或者不宜向患者说明的,应当向患者的近亲属说明,并取得其同意。《中华人民共和国医师法》规定,医师在诊疗活动中应当向患者说明病情、医疗措施和其他需要告知的事项。需要实施手术、特殊检查及特殊治疗的,医师应当及时向患者具体说明医疗风险、替代医疗方案等情况,并取得其明确同意;不能或者不宜向患者说明的,应当向患者的近亲属说明,并取得其明确同意。

774. 患者的知情权包括哪些内容

患者的知情权主要包括:①病情了解权。患者有权了解自己的身体健康信息,了解自身所患疾病的真实情况和发展趋势。②治疗措施的知悉权。患者为了避免和降低风险,有权知道医方为患者所提供的治疗疾病的方案措施,有权选择接受或者拒绝。③医疗费用知晓权。患者有权掌握自己就医所应当承担的各种医疗费用的数额、用途和支出进度等。

775. 医护人员如何保障患者的知情权

医护人员保障患者的知情权,应当做到:①如实向患者或其亲属告知病情和诊疗计划、方案,以及拟采取的诊疗方法的理由,存在的风险(包括诊疗措施的并发症,药物的毒、副作用等),疾病的预后等,但应该避免对患者产生不利后果。②向患者告知医院管理制度中与其权益相关的制度。③详细向患者告知诊疗过程中应当履行的配合方式、方法。④详细向患者告知手术过程中可能出现的并发症和后遗症,以及拟采取的预防、避免和补救措施。⑤实施新的实验性临床治疗方法时,应如实告知该种方法的理论依据、成熟程度及风险概率,以及批准实验的机关和有关法律手续。⑥详细向患者告知药物的服用方法和保存方法。⑦如实告知患者不能提供约定的医疗服务的原因。⑧在患者的病情出现重大变化,或者需要调查诊断、治疗方案时,或患者出现轻生等心理变化时,应当如实告知患者及其亲属。⑨详细向患者告知出院后的注意事项及院外治疗方法,以及复诊的时间、需携带的资料。

（五）隐私权

776. 什么是隐私权

《中华人民共和国民法典》规定,隐私是自然人的私人生活安宁和不愿为他人知晓的私密空间、私密活动及私密信息。患者隐私是一种与公共利益、群体利益无关的、患者不愿他人知道或他人不便知道的信息,包括两个方面:一是患者因医疗需要向医方透露的个人生活方面的信息;二是与患者的诊疗相关的一些信息,如疾病诊断信息、治疗信息、身体器官遗传学信息及就诊经历等。患者隐私权就是患者对已向医方提供的自己个人生活方面或疾病诊疗和健康方面信息要求保护和不受侵犯的权利,包括未经患者本人同意不得透露有关他的信息以及不得透露不准确的或歪曲的信息。在安宁疗护实践中维护患者的隐私权是每一个医务人员的义务,保护患者隐私与为患者保密是一致的。

777. 我国法律关于保护患者的隐私权有哪些规定

《中华人民共和国民法典》规定,自然人享有隐私权。任何组织或者个人不得以刺探、侵扰、泄露及公开等方式侵害他人的隐私权。医疗机构及其医务人员应当对患者的隐私和个人信息保密。泄露患者的隐私和个人信息,或者未经患者同意公开其病历资料的,应当承担侵权责任。《中华人民共和国基本医疗卫生与健康促进法》规定,医疗卫生机构、医疗卫生人员应当尊重患者人格尊严,保护患者隐私。《中华人民共和国医师法》规定,尊重、关心及爱护患者,依法保护患者隐私和个人信息。

778. 临终患者的隐私权包括哪些内容

临终患者的隐私权主要有:①个人生活自由权。权利主体按照自己的意志从事或不从事某种与社会公共利益无关或无害的活动,不受他人干预、破坏或支配。②个人生活情报保密权。个人生活情报,包括所有的个人信息和资料。诸如身高、体重、女性三围、病历、身体缺陷、健康状况、生活经历、财产状况、婚恋、家庭、社会关系、爱好、信仰及心理特征等。③个人通信秘密权。权利主体有权对个人信件、电报、电话、传真及谈论的内容加以保密,禁止他人非法窃听或窃取。④个人隐私利用权。权利主体有权依法按自己的意志利用其隐私,以从事各种满足自身需要的活动。包括私生活秘密权、生理缺陷、传染病、性病、家族性遗传病、保密与社会公共安全的关系。

779. 医护人员如何保障患者的隐私权

医护人员保障患者的隐私权,应当做到:①不断强化法律意识,严格遵守保护患者隐私等规定。②维护医护人员在保护患者隐私权中的一致性。③切实保护患者隐私,为患者创造一个良好的就医环境。要严格执行各项操作和日常护理规范。保护好患者的隐私部位;为患者保守秘密;保管好涉及患者隐私的病历资料。④在医学教学活动中做好患者隐私权的保护。

四、医患关系与沟通

(一) 医患关系

780. 什么是医患关系

医患关系是指医疗活动中医方人员和患方人员之间的权利与义务关系,是求医行为与施医行为的互动和联系。美国医学史学家享利·西格里斯认为:"每一种医学行动始终涉及两类当事人,即医生和患者,或者更广泛地说,医学团体和社会,医学无非是这两群人之间多方面的关系。"这里所指包括了医患关系"狭义"和"广义"的两种情形。狭义的医患关系是指医生和患者之间的人际关系。广义的医患关系是指以医生为中心的群体(医方)与以患者为中心的群体(患方)在医疗活动中所建立起来的人际关系。这里"医"既包括医师,也包括护士、药学技术人员、医技人员,以及在医疗机构从事行政、后勤管理和服务的其他人员。"患"既包括患者,也包括与患者有关联的亲属、监护人及组织等群体。

781. 医患关系具有哪些特点

医患关系具有以下特点。

(1)明确的目的性和目的的统一性。尽管医患交往的形式、层次多种多样,但其目的只有一个就是为了诊治疾病和提高患者的健康水平,而且这一目的是医患双方所共同期望的。

（2）利益的相关性和价值实现的统一性。在医疗实践活动中，医务人员通过为患者提供医疗服务，用自己掌握的医疗技术解除患者的病痛而实现自身的价值，获得精神上的满足，同时获得应有的经济利益；患者则通过支付医药费用而满足其解除病痛，使身心得到康复，获得健康利益，继续实现自身的价值。医患之间也正是存在协调一致的利益关系才能彼此配合，共同维持良好的医患关系，体现了社会整体利益的一致性，即消除疾病，维持人类的健康发展。

（3）人格权利的平等性和医学知识的不对称性。在医患关系中，医患双方的人格尊严、权利是平等的，并且都受到医学道德和法律的调整和保护。但是，医务人员拥有医学知识和能力，而大多数患者对医学知识不懂或一知半解，造成医患双方在医学知识和能力上的不对称性，这也是患者信托医务人员的原因之一，同时也对医务人员的医德和医术提出了更高要求。

（4）医患冲突或纠纷的不可避免性。在医患关系中，尽管医患双方具有目标一致、利益价值相统一等特征，但是由于社会发展、医疗卫生机构管理水平、医患双方自律等原因，特别是对医疗保健行为活动及其行为方式、效果的理解不同，常常会发生冲突或纠纷。这种冲突和纠纷可以通过社会及医患双方的共同努力加以解决和减少，并建立和谐的医患关系。

782. 医患关系的模式有哪几种

1956 年，美国医生桑萨斯·萨斯和马尔斯·荷伦德发表了《医患关系的基本模式》，依据在医疗措施的决定和执行中医师和患者各自主动性的大小，将狭义的医患关系分为以下 3 种模式。

（1）主动-被动模式。这是患者入住病区初期的人际关系模式。心理方位为超强差位，医护人员在医患关系中占主导地位，患者处于被动从属地位。特点是医护人员为临终患者做评估和治疗，适用于难以表达主观意志的临终患者。

（2）指导-合作模式。这是微弱的心理差位关系，是微弱的单向性关系，医患、护患双方在临终护理活动中都是主动的。特点是医护人员告诉临终患者应该做什么，适用于神志清晰的患者。

（3）共同参与模式。当患者临终期，医患、护患关系的模式逐步演变为共同参与型。这是多向性关系，心理方位为等位，患者由被动接受临终护理，逐步做到积极主动配合临终护理活动。特点是医护人员与患者商量做什么,适用于已经明白自己病情和预后且有宗教及受过良好死亡教育的患者。

(二) 医患沟通

783. 什么是医患沟通

医患沟通是指在医疗卫生和保健工作中,医患双方围绕诊疗、服务、健康及心理和社会等相关因素,以患者为中心,以医方为主导,将医学与人文相结合,通过医患双方各有特征的全方位信息的多途径交流,使医患双方形成共识并建立信任合作关系,指引医护人员为患者提供优质的医疗服务,达到维护健康、促进医学发展的目的。其本质是医患对自身的认识和觉醒:医患一体——人人皆患者,人人皆医者;医者维护人的生命健康;患者是医学和医者最好的助手,是医者生存和发展的根本所在。

784. 医患沟通评估和观察的要点是什么

根据《安宁疗护实践指南(试行)》,医患沟通评估和观察的要点是:①患者的意识状态和沟通能力。②患者和家属对沟通的心理需求程度。

785. 医患沟通的操作要点有哪些

按照《安宁疗护实践指南(试行)》要求,医患沟通的操作要点是:①倾听并注视对方眼睛,身体微微前倾,适当给予语言回应,必要时可重复患者语言。②适时使用共情技术,尽量理解患者情绪和感受,并用语言和行为表达对患者情感的理解和愿意帮助患者。③陪伴时,对患者运用耐心、鼓励性和指导性的话语,适时使用治疗性抚触。

786. 医患沟通时应当注意哪些事项

按照《安宁疗护实践指南(试行)》要求,医患沟通时应当注意:①言语沟通时,语速缓慢清晰,用词简单易理解,信息告知清晰简短,注意交流时机得当。②非言语沟通时,表情亲切、态度诚恳。

787. 医患沟通应当学会哪些技巧

医患沟通时应当学会运用的技巧是:①倾听。倾听是医患沟通的重要技巧。主动倾听;感受性地听,非评判性地听;积极反馈,适当提问;善于听出言外之意;善于整合所听内容。②共情运用。共情运用是建立医患信任关系的重要沟通技巧,也是减少医患纠纷的重要途径和方法。③情感信任。医患沟通中,情感的沟通是重要组成部分。以医患关系中的信任为基础,通过医患、护患之间的互动来增进双方沟通信任和关系的优良状态。④尊重需求。患者在就医过程中的需求是多层次的,除了得到应有的治疗和照护,还包括医疗过程中拥有安全的医疗环境,对诊疗的知情同意,受到医护人员的尊重,得到良好的服务,找到归属感等。

788. 语言沟通的要求是什么

语言沟通,是指在人际沟通过程中使用语言、文字或符号进行的沟通。它是以语言为传递信息的工具,包括交谈、讨论等形式。语言沟通分为口头沟通和书面沟通。语言沟通的要求是:①称呼语得体;②合理利用幽默;③善用职业性口语;④不评价他人的诊疗方案。

789. 非语言沟通的要求是什么

非语言沟通,是指借助非语言符号,如表情、姿势、动作及空间距离等实现信息的传递。非语言沟通的要求是:①重视印象管理;②面部表情与目光接触;③恰当的身体姿势;④合理的人际距离。

790. 医患沟通时如何体现尊重患者及其家属

医患沟通时体现尊重患者及其家属,应当本着诚信的原则,做到:①一个技巧:尽量让患者和家属宣泄和倾诉,多听患者或家属叙说,对患者的病情尽可能地做出准确而详细的解释。②两个掌握:掌握病情、检查结果和治疗情况,掌握患者、家属的社会心理状况及医疗费用情况。③三个留意:留意沟通对象的情绪状态及对沟通后的感受、接受程度;留意沟通对象对病情的理解程度,对交流的期望值;留意自身的情绪波动,学会自我控制。④四个避免:避免刻意压抑对方情绪,改变对方的观点;避免使用刺激对方会发生情绪波动的语气、语句、语调;避免频繁地使用对方不易理解的专业术语和词汇;避免强求对方去立即接受医生的意见和医疗事实。

791. 通过医患沟通如何鼓励患者参与安宁疗护服务

通过医患沟通鼓励患者参与安宁疗护服务:①在医疗活动中应积极鼓励并主动邀请患者参与药物使用,检查治疗部位确认,就治疗措施和过程的疑问提出咨询。②治疗过程中主动向患者提供诊疗目的、注意事项风险及后续治疗等相关事项,仔细解释患者提出的疑虑。③用简明易懂的方式和语言告知患者,并综合运用口头解释、图表和照片等方法告知患者有关信息,诸如治疗过程中可能发生的问题,患者需要参与的环节及注意事项,患者对医疗措施有任何疑虑等均可直接向医务人员咨询。④患者具有完全民事行为能力的,在不违反保护性医疗制度前提下,应将相关内容直接告知其本人,必须履行书面签字手续的由其本人签字,所有需确认的事项由患者本人与医务人员确认。对于不能完全行使民事行为能力的昏迷、痴呆、未成年人及残疾人等患者,由符合相关法律规定的人员代为参与医疗安全管理。

792. 如何鼓励患者家属参与安宁疗护服务

鼓励家属参与安宁疗护服务:①在医疗活动中积极鼓励并主动邀请家属参与药物使用、检查治疗部位确认,就治疗措施和过程的疑问提出咨询。②主动向家属提供诊疗目的、注意事项、风险及后续治疗等相关事项,仔细解释家属提出的疑虑。③以简明易懂的方式和语言告知家属,并综合运用口头解释、图表和照片等方法,告知家属疾病诊断,可能的病因、具体病情及发展情况,需采取何种治疗措施以及相应的后果、拒绝治疗的可能后果,需要家属参与确认的事项。住院过程中可能发生的问题,家属需要参与的环节及注意事项,家属对医疗措施有任何疑虑,均可直接向医务人员咨询。

五、安宁疗护查房

(一) 医学人文查房

793. 什么是医学人文查房

医学人文查房是由医疗、护理和人文关怀服务的业务步骤构成的一个完整的业务行为。通过对安宁疗护住院机构人文查房,利用整合资源的手段,梳理、分析、找出原因、制定目标、实施干预并对干预后进行评价。人文查房有利于提升安宁疗护服务质量和水平,为建设本土化安宁疗护服务模式提供参考。

794. 参与医学人文查房的人员有哪些

参与医学人文查房的人员主要包括:医院分管领导、病区主任、床位医生、护士、社会医务工作者、药师、心理师、康复师、中医师、疼痛科医师和志愿者、宗教人士等。

795. 医学人文查房的主要内容是哪些

医学人文查房的主要内容有:①在院患者的基本情况(年龄、性别、住址、文化、婚姻、入院方式、入院时间及宗教信仰),诊断,入院主要目的,评估医生、护士、医务社工以及患者目前存在主要问题,包括疼痛、预期生存期及社会支持等方面,制订干预目标和方案等。②出院患者(包括死亡患者)的住院生存期轨迹分析,濒死状态主要症状,针对干预目标和实施方案,预期生存期评估分析,费用分析(总费用、日均费用、床位费、药品费、检查费、化验费、材料费及护理费等),麻醉药品应用情况,患者及家属满意度,病例成功经验及教训不足等。

796. 开展医学人文查房有哪些具体要求

医学人文查房的具体要求是:①以人文查房为抓手、优化安宁疗护服务流程。②确定流程、优化组织人员及各自职责。③绘制安宁疗护人文查房流程图。④建立安宁疗护人文查房流程模型,持续进行分析和排序。

797. 医学人文查房的关键环节包括哪些

医学人文查房的关键环节是:①患者知情权、告知权、决定权和尊严权等。②与患者关系最密切的流程如登记评估流程、住院流程等。③签署的同意权、隐私权保护的流程。④信息整合流程。

798. 人文查房的注意事项有哪些

开展人文查房时应注意:①人文查房应由分管院长(主任)、病区主任、护理部主任、床位医生、医务社会工作者及肿瘤防治条线等人员参加。②人文查房应固定在每周的特定时间开展。③人文查房应由分管院长(主任)负责主持。④安宁疗护人文查房前要做好准备工作,如科内一周基本情况,医疗、护理及人文关怀服务情况等。⑤人文查房重点突出伦理审查和人文关怀服务,其次是入院和出院患者讨论。⑥人文查房时要自上而下逐级严格要求,认真负责。⑦人文查房应制订工作流程。⑧人文查房应明确目的、意义和主要内容。⑨人文查房应做好记录。⑩人文查房应定期开展质量评价。

(二) 叙事医学查房

799. 什么是叙事医学查房

叙事医学是基于叙事能力来实践的医学,为医学与人文之间的交流开辟通道。目的在于调整日益紧张的医患关系,聆听被科学话语所排斥的患者声音,同时作为一种理性实践来干预患者的治疗或康复。叙事医学查房是结合传统查房的优势,在叙事医学理念的指导下,由医生、护士及社工共同参与,通过讲述平行病例的方式,关注患者的多方需求,重现医患互动的场景,关注人的价值和尊严,强调以患者为中心以及团队成员之间的合作。

800. 什么是叙事医学平行病例

叙事医学平行病例是指以一般性语言和第一人称书写的关于患者的记述,目的在于使医务人员理解患者的经历和感受,达到与患者共情,并反思自己的临床实践。

801. 如何书写平行病例

平行病例非常关注文本。书写者通过文本的书写更加懂得患者的真实遭遇,并通过文本的细读,审视自己在临床中的心理历程。平行病例的三个重要的元素就是关注、再现和行动。即关注互动的情节,再现患病的情景,能够采取正确合理的行动。具体要求是:①说明基本信息。如时间、地点、人物、场景。②主要情节。故事是如何发生的,一定要包含危机或整个事情的转折点。③评估和反思。叙事者需从故事中抽离出来,对故事的意义进行评论,表达自己的观点和情感。

802. 书写平行病例应该注意哪些问题

书写平行病例应该注意:①不要公开讨论和发布正在进行治疗、医疗结果还不甚明了的病例故事。②注意保护患者隐私,要虚化患者的姓名、身份、年龄及社会关系等信息,如果公开发表时,特别要考虑在患者的视角下,最不愿意让别人提到的信息是什么。③公开发表的平行案例一定要有高年资的医生审定;在传播的过程中要遵守医学伦理中的"不伤害"原则。

803. 叙事医学查房如何进行

叙事医学查房应邀请资质深的叙事伦理专家进行指导,并应定期举行,一月1次或2次。具体步骤是:①查房前,由医生、护士及社工根据自己在临床过程中与患者的互动与感触,分别书写平行病例。②查房时,叙事伦理专家首先进行叙事医学知识的宣讲或者相关叙事故事的分享与鉴赏,然后由医、护、社进行平行病例的讲述,讲述结束之后由参加查房的人员提出自己的意见与感受,最后由叙事医学专家进行回应,从叙事医学专业的角度对文本的内容提出修改意见,并针对医务人员在实务过程中遇到的问题及伦理困境做出回应。③查房后,参加查房的医务人员针对查房过程中专家的意见进行文本修改,针对涉及的伦理困境进行经验总结。文本经过修缮,达到发表要求后方可发表。

六、死亡教育

（一）死亡教育

804. 什么是死亡教育

死亡教育又称生死教育、生命教育等，是探索生与死的关系，从科学、伦理等不同角度指导人们正确理解与合理对待死亡的教育，是传播与死亡、临终、生死等相关理念、知识、态度、技能的教育，是利用医学死亡知识为医疗实践服务、推动社会文明发展的一种预防性教育。死亡教育也是就如何认识和对待死亡而对人进行的教育，即帮助人们在面对他人的和自己的死亡时寻求良好的心理支持，它是实施安宁疗护的前提，也是安宁疗护全过程的重要内容。

死亡教育可分为两个层次：一是普及性教育，以广大人民群众为对象的卫生宣传教育，可由各级卫生管理部门和卫生宣传部门施行；二是专业性教育，以医学生、医务工作者（包括管理工作者）为对象所进行的更深层次的教育。

805. 死亡教育的内容有哪些

死亡教育传播与死亡相关的概念、理论与信息，发展应对死亡事件的能力与技术，树立与培养个人正确的生命观、死亡观和价值观。具体包括：①指导对生与死的思考，理解死亡是不可抗拒的自然法则，树立科学、理性及健康的死亡观。②帮助正确认识死亡的各种现象、情境和反应。③减少和消除对死亡的恐惧和焦虑，教育人们冷静、从容地面对死亡。④促使对各种死亡问题的思考，研究和探索死亡的心理过程和死亡的心理影响，为处理自己和亲属的死亡做好心理准备。⑤懂得尊重、保护和不伤害他人的生命。⑥了解死亡的原因、预防和延缓死亡的措施。⑦勇敢面对生、老、病、死，加深对死亡的深刻理解，了解优生、优活、优逝三大阶段，并转化为对生命价值的维护和提升，珍惜生命，享受人生。

806. 死亡教育的作用有哪些

死亡教育的作用主要是：①帮助正确面对死亡。从死亡的角度出发，深刻地反思人生的价值和意义，树立正确的人生观和价值观，从而更加珍惜和尊重生命。②提升对死亡的认识。帮助人们以健康、正常的观点谈论生死，用有效的技术与策略来处理内在的冲突和对死亡的恐惧，从而提升文明水平，促进社会良好风尚。③帮助患者正确看待生命与死亡。缓解焦虑、恐惧等心理，真诚地表达自己的内心感受，得到家人和社会的帮助，保持平衡的状态和健全的人格，提升患者对生命质量和生命价值的认识。④帮助临终患者能够平静地接受即将死亡的现实。直言不讳地谈论死亡相关话题，有利于患者积极配合治疗，妥善安排身后事，帮助患者安详、无憾地走向人生终点。⑤为临终患者家属和护理人员提供情绪支持和安慰。给予家属安慰、关怀与支持，缓解悲痛，帮助其面对和解决亲人死亡带来的问题。⑥提高安宁疗护服务人员的素质。提升安宁疗护工作者对临终者及家人身心照护的综合关怀能力，更好地帮助临终者尊严、安宁地逝去，帮助丧亲者度过艰难的哀伤阶段。⑦有效预防和减少自杀。树立科学文明的死亡观，提升责任感和价值观，正确对待荣辱得失，珍惜生命，预防自杀行为及其不良后果。

807. 死亡教育与安宁疗护有什么关系

死亡教育是安宁疗护全过程的重要内容。在安宁疗护工作中，死亡教育能够提升医务人员、患者及其亲属对死亡的认识，给予情绪支持安慰，形成良性互动，正确地面对、理解和迎接死亡，从而有利于安宁疗护工作的开展与普及。

808. 怎样推动生命教育和安宁疗护理念

《关于建立完善老年健康服务体系的指导意见》指出，要加强对公众的宣传教育，将生命教育纳入中小学校健康课程，推动安宁疗护理念得到社会广泛认可和接受。

809. 死亡教育进行评估与观察的内容有哪些

根据《安宁疗护实践指南(试行)》要求，死亡教育评估和观察的要点是：①评估患者对死亡的态度。②评估患者的性别、年龄、受教育程度、疾病状况、应对能力及家庭关系等影响死亡态度的个体和社会因素。

810. 死亡教育的操作要点是什么

根据《安宁疗护实践指南(试行)》，死亡教育的操作要点是：①尊重患者的知情权利，引导患者面对和接受当前疾病状况。②帮助患者获得有关死亡、濒死相关知识，引导患者正确认识死亡。③评估患者对死亡的顾虑和担忧，给予针对性的解答和辅导。④引导患者回顾人生，肯定生命的意义。

⑤鼓励患者制定现实可及的目标,并协助其完成心愿。⑥鼓励家属陪伴和坦诚沟通,适时表达关怀和爱。⑦允许家属陪伴,与亲人告别。

811. 如何引导终末期患者面对和接受当前疾病情况

引导终末期患者面对和接受当前疾病现状,应当做到以下。

(1) 在告知的同时给予患者希望。对终末期患者告知的目的不是简单地宣告诊断结果和治疗措施,而是通过告知使终末期患者逐渐了解、认识疾病,维护患者的知情权。通过为患者提供可选择的治疗方案、介绍治疗成功的案例,帮助患者缓解紧张心理、克服不良的情绪。

(2) 制订告知计划。在我国特定的文化背景下,癌症和末期疾病的告知应该考虑患者对自身疾病信息的需求,并得到家属同意和积极配合,讲究策略,并有计划地告知。WHO 于 1993 年提出的告知策略的第一条,即为"医生应预先有一个计划"。由此可见,"医生应预先有一个计划"已经作为国际医学界告知病情的基本原则之一。

(3) 告知应个体化、循序渐进。告知病情变化的坏消息需要经过一系列的讨论传递所有需要的信息。对于坏消息,医护人员应根据个人不同的接收速度和节奏提供各种信息,尊重终末期患者及其家属的价值取向,根据患者不同性别、年龄、职业、身份、学历、性格特点、情感类型、承受能力、癌症的不同类型、病情与转归、不同的经济状况和需求等情况进行综合分析,区别对待。从心理学角度讲,短暂多次弱信息刺激比快速强信息刺激更容易接受,可操作性强、反应积极,实际效果好。

(4) 做好心理支持。告知患者坏消息后应多巡视、多安慰、多沟通,耐心听取患者意见,理解患者的情绪反应,满足患者的精神需要,使患者尽快度过不良的心理反应期。家属的生活照顾和情感支持对患者非常重要。医护人员在病情告知的过程中,应该关注患者家属的心理反应,家属的情绪可以直接影响患者的心理,不良的情绪变化可能给患者不好的暗示信息,对患者心理产生不良影响,影响后续治疗。

812. 临终患者死亡态度的反应与模式是什么

临终患者在临终阶段可能产生的死亡态度有依赖、愤怒、丧失尊严、罪恶感、丧失人生乐趣 5 种典型反应。其死亡态度的抗衡模式有:①"拖延者"模式:不愿意死,所以有很强的求生意志,希望借此而能延长生命。②"认命者"模式:完完全全地向命运低头,接受死亡。③"不屑者"模式:抱着轻蔑的态度,不相信死亡迫在眉睫。④"乐观者"模式:以愉快的心情等待生命的结束。⑤"恐惧者"模式:害怕听到"死亡"这两个字。

813. **如何对终末期患者实施死亡教育**

(1)尊重患者的知情权利,引导患者面对和接受当前疾病状况:寻找合适的时机告知终末期患者病情,使其能够掌握自己的状况,同时,要关注不同的患者对"病情"的承受能力不同,需要把握时机因人因时而异。

(2)帮助患者获得有关死亡、濒死相关知识,引导患者正确认识死亡:使患者了解死亡的相关知识,知道死亡来临的预期事件,同时能理解预期结果。要注意,与终末期患者在交谈时,应给予支持,用其可以听懂的、并能理解的语言来谈论"死亡"。

(3)评估患者对死亡的顾虑和担忧,给予针对性的解答和辅导:站在终末期患者的角度,体察他们的需要,帮助、鼓励他们把恐惧、忧虑表达出来,进行精神安慰和心理疏导,帮助他们针对性解决对死亡的焦虑、恐惧和各种思想负担,让其对人生做最后旅程的事前规划。

(4)引导患者回顾人生,肯定生命的意义:选择终末期患者状态较好的时段进行,可根据不同的人生经历,引导回顾其各个年龄段生活,让患者认识自己一生存在的意义和价值,并感恩生命中的一切。

(5)鼓励患者制定现实可及的目标,并协助其完成心愿:与终末期患者深入沟通,让其意识到时间的宝贵,做好死亡前的准备,充分利用社工、志愿者组织汇总社会资源,让患者在平和、安逸的心境中走完最后一程。

(6)鼓励家属陪伴和坦诚沟通,适时表达关怀和爱:鼓励家属多陪伴在患者身边,认真倾听患者的心理感受,尽量满足其需求,给予更多的关爱、理解和宽容。

(7)允许家属陪伴,与亲人告别:引导终末期患者与其家人、朋友、同事相互道谢、道歉、道爱、道别,彼此交流分享;同时,引导患者理性处理身后事,引导家属以更有意义的方式纪念亲人。

814. **医护人员在死亡教育中的职责是什么**

医护人员在死亡教育中的职责是:①帮助临终患者及其家属认识终末期疾病的严重程度、影响因素及预后,提供临终及死亡的信息,指导接受临终关怀,帮助服务对象达到缓解躯体、心理、精神和社会的困扰,预防和缓解患者身心社的痛苦。②进行哀伤辅导,帮助患者家属度过丧痛期,重新建立自我和社会关系。③开展临终关怀学研究。

815. 如何引导终末期患者正确认识死亡

引导终末期患者正确认识死亡,需要做到:①适时病情告知。②引导人生回顾。③启发人生意义。④讨论照护计划。⑤协助履行四道人生。⑥妥善指导预备后事。

816. 如何协助终末期患者完成心愿

协助终末期患者完成心愿,需要做到:①在协助终末期患者完成心愿时,首先应与其深入沟通,了解他的未竟心愿。②利用人生回顾的过程,探究其未竟心愿的起源。③利用社工、志愿者组织汇总社会资源,为终末期患者完成心愿。

817. 死亡教育的注意事项有哪些

根据《安宁疗护实践指南(试行)》,死亡教育的注意事项是:①建立相互信任的治疗性关系是进行死亡教育的前提。②坦诚沟通关于死亡的话题,不敷衍、不回避。③患者对死亡的态度受到多种因素影响,应予尊重。

(二) 生前预嘱

818. 什么是生前预嘱

生前预嘱也称"医学预嘱""预先医疗指示",是指人们在健康或意识清楚时预先签署的,说明在不可治愈的伤病末期或临终时要不要接受某种医疗护理的指示。生前预嘱不是要放弃有效治疗或实施安乐死,而是秉承"患者利益至上"和"尊重患者选择"的原则采取的医疗护理措施和方法。在美国、加拿大、澳大利亚甚至在对于死亡态度相对传统的亚洲国家和地区,生前预嘱都已经被逐渐认可并推广使用。1993 年,美国出台了旨在统一、简化各州的生前预嘱文书,方便生前预嘱跨州执行的《统一健康护理决定法令》。在中国,签署"生前预嘱",以掌握自己的生命归途,是一个既陌生、厚重又前沿的理念,为引起社会关注并推广这个新理念,2013 年 7 月北京、2021 年 4 月深圳先后成立了生前预嘱推广协会。

819. 什么是医疗选择代理人

医疗选择代理人,是指患者指定的,在其丧失意识表达能力时,代替其做出医疗选择的人。决定范围包括且不限于所采取的维持生命的手段、是否进行器官捐献等重大事项。医疗选择代理人不提倡是患者所在或者所申请医院的医生、管理人员或其他工作人员,而应由与患者有血缘、婚姻或者收养关系的一名家庭成员、近亲属或信赖的其他亲友担任。

820. 生前预嘱一般包括哪些内容

生前预嘱的内容一般是明确表达本人在生命末期希望或放弃使用什么种类的医疗和护理,包括临终时是否使用生命支持系统(如气管切开、人工呼吸机和心脏电击等)和如何在临终时尽量保持尊严,如充分止痛、舒适等内容。生前预嘱不仅包括申请人本人医疗和护理方面的预嘱,还包括临终实施医疗护理的决策者意见以及对遗体和器官捐献等方面的预嘱。

821. 目前国内有关于生前预嘱的规定吗

2022年6月,深圳市人大常委会通过了《深圳经济特区医疗条例》修订稿。这部地方性卫生法规在国内首次对尊重患者的生前预嘱作出了明确规定,收到患者或者其近亲属提供具备下列条件的患者生前预嘱的,医疗机构在患者不可治愈的伤病末期或者临终时实施医疗措施,应当尊重患者生前预嘱的意思表示:①有采取或者不采取插管、心肺复苏等创伤性抢救措施,使用或者不使用生命支持系统,进行或者不进行原发疾病的延续性治疗等的明确意思表示。②经公证或者有两名以上见证人在场见证,且见证人不得为参与救治患者的医疗卫生人员。③采用书面或者录音录像的方式,除经公证的外,采用书面方式的,应当由立预嘱人和见证人签名并注明时间;采用录音录像方式的,应当记录立预嘱人和见证人的姓名或者肖像以及时间。

822. 目前国内有生前预嘱示范文本吗

2019年,《中国医学伦理学》第8期发表了《〈医学预嘱书〉和〈医疗选择代理人委托授权书〉示范文本专家共识(2019年第一版)》。该示范文本由中国卫生法学会、中国老年学和老年医学学会安宁疗护分会、中国医师协会——北京大学患者安全与医患关系研究中心共同发起和制订。参与示范文本专家共识的专家有15位卫生法学专家、5位医学伦理学专家和9位临床医学、管理及其他学科专家。示范文本力图解决现存医学预嘱内容过于简单、文字表述有歧义、存在默示同意内容等法律问题,规范目前中国临床授权委托行为,起到保障患者权益的作用。

823. 实施生前预嘱的意义有哪些

实施生前预嘱的意义在于:①改变了人们对生命的看法,正视死亡的客观存在,做到对生命的最大敬畏和尊重。使生前预嘱者在生命尽头感受到爱与关怀,感受到个人的意愿被尊重,也使其亲人更能面对亲人的死亡。②正在改变那种认为"安乐死"是人们面临绝症痛苦时的唯一选择的想法和做法。③为合理利用医疗卫生资源、避免医疗卫生资源的无效和浪费、缓解家庭及社会压力提供了解决途径。

824. 实施生前预嘱存在哪些问题

实施生前预嘱存在的问题主要是:①如何界定"不可治愈的伤病末期或临终"。由于医学不断发展,曾经不可治愈的疾病或许在将来就可治愈,当人们面对死亡时,他们的自主意愿会随着时间、病情的变化而变化。②"生前预嘱"的合法性。国际上不少国家制订自然死亡法是一个趋势,并推动"生前预嘱"成为正式法律文书,以赋予患者在疾病终末期拒绝毫无意义治疗的权利。但我国目前尚无相关法律规定。公众对"安乐死"虽然讨论热烈,可对"自然死"的概念却了解甚少。③忌讳死亡的传统文化影响。我国传统文化崇尚"生"、忌讳"死",不愿预先考虑临终及临终面临的一系列问题。同时,由于"孝道"文化及人性及亲情的关系,即便患者本人放弃治疗,亲属也犹豫不决,哪怕只有一线希望,也不惜一切代价去抢救亲人的生命,以免受到不孝、不义的舆论指责和内心的自我谴责。对于救死扶伤的医务人员,在没有法律允许的条件下总是尽最大努力拯救患者生命。所以,生前预嘱需要全社会的大力宣传,逐步得到人们的接受和认可。

七、哀伤辅导

825. 什么是哀伤辅导

哀伤辅导是协助人们在合理时间内,引发正常的悲伤,并健康地完成悲伤任务,从而可以增进重新开始正常生活的能力。哀伤辅导能够引导居丧者正面宣泄、及时释放悲伤的情绪,健康地完成正常悲伤任务,缓解身心痛苦,减少或避免向复杂性悲伤的发展。哀伤辅导的意义在于:接受失落的现实、协助处理情绪、重新适应生活、与逝者建立联结。

826. 哀伤辅导怎样进行评估和观察

根据《安宁疗护实践指南(试行)》要求,哀伤辅导评估和观察的要点是:①观察家属的悲伤情绪反应及表现。②评估患者家属心理状态及意识情况,理解能力、表达能力和支持系统。

827. 哀伤辅导的操作要点有哪些

根据《安宁疗护实践指南(试行)》要求,哀伤辅导的操作要点是:①提供安静、隐私的环境。②在尸体料理过程中,尊重逝者和家属的习俗,允许家属参与,满足家属的需求。③陪伴、倾听、鼓励家属充分表达悲伤情绪。④采用适合的悼念仪式让家属接受现实,与逝者真正告别。⑤鼓励家属参与社会活动,顺利度过悲伤期,开始新的生活。⑥采用电话、信件、网络等形式提供居丧期随访支持,表达对居丧者的慰问和关怀。⑦充分发挥志愿者或社会支持系统在居丧期随访和支持中的作用。

828. 哀伤辅导的注意事项有哪些

根据《安宁疗护实践指南(试行)》,哀伤辅导的注意事项是:①悲伤具有个体化的特征,其表现因人而异,医护人员应能够识别正常的悲伤反应。②重视对特殊人群如丧亲父母和儿童居丧者的支持。

829. 如何观察患者家属的悲伤情绪反应及表现

患者家属的悲伤情绪反应一般分为 4 个阶段:①逃避阶段。表现为个体意识到重大丧失已经发生而采取的正常的保护性反应。常见的反应有震惊、麻木、混乱、不相信及否认等,这是情绪麻醉期。②面对事实阶段。当不得不去面对不可改变的事实时,丧亲者感到难过、愤怒、遗憾,或出现找寻行为,有的会出现罪恶感和愧疚感,认定这一事件与自己有关。③崩溃、绝望、认同阶段。面对亲人离世的事实无法接受,丧亲者通常表现出沉默、孤独、悲哀、无助、空虚及虚弱等反应。这个时期最需要人陪伴,可是大部分陪伴者都出现在开始阶段而忽略了对这一阶段的陪伴。④重新调整和恢复正常生活。这个阶段居丧者会学习一个人如何生活,这是重组阶段,在这个阶段悲伤也会反反复复。

830. 哀伤辅导常用的技巧有哪些

(1)倾诉宣泄式空椅子技术。空椅子技术是格式塔流派常用的一种技术,是使来访者的内射外显的方式之一。此技术一般只需要一张椅子,把这张椅子放在当事人面前,假定丧失客体(亲人、朋友或希望等)坐在/放在这张椅子上。来访者把自己内心里想对他/它说却没来得及说的话,表达出来,从而使内心趋于平和。这个过程帮助当事人完成了与丧失客体没有来得及的告别,宣泄了当事人的思念与哀伤,处理其内心的自责与歉疚。

（2）角色扮演。让当事人扮演丧失客体的角色，通过扮演，换位思考，当事人在不知不觉中进入角色，深深理解所扮演角色的想法，体会到丧失客体对自己能够好好生活的期望，以此作为调节消极情绪、继续生活下去的动力之一。

（3）仪式活动。仪式活动通常代表结束一个活动，同时开始新的活动。哀伤辅导很重要的一个步骤是让当事人正视丧失现实，而且在心理上接受与丧失客体的分离。仪式活动，如追悼、写信、鞠躬、写回忆录等有利于当事人完成健康的分离，引导新的出发。

（4）保险箱技术。是一种负面情绪处理技术，是靠想象方法来完成的。辅导者指导当事人将丧失导致的负面情绪放入想象中的容器里，即将创伤性材料"打包封存"，以实现个体正常心理功能的恢复。另一种做法是辅导者指导当事人将已失去的美好部分锁入想象的保险箱里，钥匙由他自己掌管，并且可以让他自己决定是否愿意以及何时打开保险箱的门，来重新触及那些记忆以及探讨相关事件。此方法可以在较短时间内缓解当事人的负面情绪。

831. 什么是尸体料理

尸体料理是指患者死亡后，需要一系列的程序对尸体进行料理，不仅是一种必要的医学护理学操作手段，也是涉及死者、家属，家庭、医院，以及心理学、社会学、宗教学、民俗学等多方面的问题。尸体料理是安宁疗护的最后步骤，也是重要内容之一，是对逝者人格的尊重，也是对逝者家属的心理安慰。安宁疗护人员要尊重逝者和家属的民族习惯和要求，尽心尽力地以慎独精神做好尸体料理工作。

832. 尸体料理的目的与注意事项是什么

尸体料理的目的是使逝者遗体清洁、五官端详、四肢舒展、无渗液，维持良好的外观，易于辨认，安慰家属，减少哀痛。尸体料理时应注意的事项是：①严肃认真、一丝不苟。尸体料理时，安宁疗护人员应始终保持尊重逝者的态度，不随意暴露遗体，严肃认真地按照操作规程进行料理。动作敏捷果断，抓紧时间，以防遗体僵硬造成料理困难。②注意对邻里的叨扰。患者在病房即将死亡或刚刚死亡，为避免惊扰其他患者，条件许可的话可将逝者移至单间，以便去世后在此处进行尸体料理。如条件不允许，可以用屏风隔离遮挡。③对社会负责。对于逝者的穿戴用物等，应给予彻底的消毒再做其他处理。特别是患有传染病的逝者，其尸体料理更应该按照严格的隔离消毒常规进行,防止传染病的传播,以免给社会带来危害。④妥善处理遗嘱和遗物。患者去世后,医护人员应该妥善地清点和保管好逝者的遗物、遗嘱,并及时交给逝者法定家属或所在单位领导。

833. 如何对丧亲老年人给予支持

对丧亲老年人给予支持:①采用慰问信、举办悼念会,以及面对面交流的方式对丧亲老年人进行哀伤辅导,使其接受事实,帮助其从内心的悲痛中走出来。②为丧亲老年人提供心理咨询等服务,通过陪伴老年人观看教育短片的方式帮助其更好地对当前的事实进行面对。③通过成立相关团体对丧亲老年人进行座谈和慰问,或者通过虚拟网络平台对丧亲老年人进行支持。

834. 如何对儿童居丧者给予支持

对儿童居丧者的支持:①帮助儿童一起整理亲人的遗物(如衣服、相片等)。在整理过程中表达对亲人的思念,回忆家庭生活片段,也可以选择有意义的物品留作纪念。②鼓励帮助儿童用自己的方法悼念亲人,比如记录儿童生命故事、绘画及写信等。③陪伴儿童一起度过特殊的日子。比如,逝者生日、母亲节、父亲节等,陪伴儿童并与之协商如何安排活动,有意义地追思逝者。④在儿童的同意下,改变家中家居陈设,和儿童一起设计安排,通过共同的劳动使家庭更加温馨,同时也意味着家庭生活新的开始。⑤多鼓励儿童参加社会活动、娱乐活动,寻找生活的乐趣和意义,更积极地面对人生。

第十七章

中医安宁疗护服务

一、概述

835. 什么是中医安宁疗护服务

中医安宁疗护服务是指运用中医理论与中医药适宜技术,为疾病终末期和老年患者在临终前提供具有中医特色的生理、心理、社会、精神全人服务,以提高生命质量,帮助患者舒适、安详、有尊严地离世,以及减轻家属心理哀伤的一种卫生服务。

836. 怎样将中医医疗服务纳入安宁疗护服务

2015 年,国务院办公厅关于印发《中医药健康服务发展规划(2015—2020 年)》指出发展中医特色突出的康复医院、老年病医院、护理院及临终关怀医院等医疗机构。2019 年,《上海市安宁疗护试点实施方案》等文件提出推广安宁疗护适宜技术,为终末期患者提供中西医相结合、切实有效的诊疗、护理服务;安宁疗护中医药适宜技术应遵循"简、便、验、廉、效"的特点。2020 年,《上海市安宁疗护服务规范》要求各相关医疗机构应发挥中医药特色优势,提供中药内服、中医外治法及食疗药膳等服务;开展中医药适宜技术项目,减轻患者疼痛、便秘、失眠、水肿及呃逆等疾病终末期症状。

837. 中医安宁疗护的特色是什么

中医安宁疗护的特色主要是:①在中医学理论(主要包括中医整体观念、恒动观念和辨证论治原则)指导下开展安宁疗护服务;②应用中医理论与哲学以及人文科学的交叉性、交融性,开展以终末期患者和家属为中心的中医安宁疗护多学科协作模式;③提供具有中医独特优势和鲜明特色的身体、心理、精神等方面的照料和人文关怀服务,构建具有本土化、中医特色的安宁疗护服务体系;④中医药参与安宁疗护服务具有个体化、经济化、便捷化及本土化的优势和特色,在安宁疗护服务中具有重要的现实意义和长远意义。

838. 中医药在安宁疗护服务中的优势是什么

中医药在安宁疗护服务中的优势,主要是:①综合性。体现在看待问题的多维性视角、知识构成上的多学科渗透和维护健康的综合性措施等方面。②实用性。中医是从养生、保健、治病及日常生活的实践中发展而来,经数千年的历史洗涤,不断被后人重复检验、比较、筛选,优而精者留,劣而粗者汰,经锤炼而成,既能切实解决实际问题,又具有简、便、廉、安全及持久等优势。③安全性。中医诊疗手段和养生保健措施的非损伤性及安全性也是一大特点。从古到今,医家强调望、闻、问、切,整个诊察过程具有科学和安全的特点。在治疗疾病的过程中,中医偏重用平和方式祛除病痛。常用的针灸、推拿、外敷及熏熨等方法安全可靠,且治疗时大多选用药食同源之品,即便是某些特殊病证必须用一些有毒副作用的药物,中医学也强调十去六七则止,转平和之药以善其后。④个体性。根据个体的需求和全人、全家、全程的视角,提供个性化的中医药服务方案。⑤经济性。强调价格相对低廉的中医药适宜技术应用。⑥便捷性。所选用的中医药适宜技术简便易学、效佳易行。⑦自身内因与外在调整。中医注重内因,注重调整机体状态,是治疗方面的一大优势。中医始终把调整人体内在功能状态和调和阴阳平衡放在养生保健与防病治病的核心地位。正如《黄帝内经》所说的"阴平阳秘,精神乃治"。中医的绝大多数治法,都是通过调整个体自身功能,改善机体内在环境后起效的。

839. 发展中医药安宁疗护服务的目的是什么

中医药学源远流长,博大精深,是中华民族智慧的结晶。中医疗法内容丰富,方法多样,注重人与自然和谐的人文精神。在开展安宁疗护服务时,发挥中医学所具有的独特理论优势和鲜明特色的技术手段,同时应用中医理论与哲学以及人文科学的交叉性、交融性,构建具有中国特色的安宁疗护服务体系和服务模式,以期推进我国安宁疗护服务的本土化发展,进一步完善全生命周期健康管理,满足临终患者舒适、平静、安详、有尊严离世的"优逝""善终"的意愿。

840. 中医药安宁疗护服务的基本内容是什么

中医药安宁疗护服务是发挥中医药特色优势,为疾病终末期或老年患者在临终前提供具有中医药特色理论和适宜技术的疼痛及其他症状控制、舒适照护、心理疏导、精神慰藉等方面的照料和人文关怀服务,具体包括中医内治法、中医外治法和其他疗法等三大类基本服务内容。

841. 中医药安宁疗护服务项目主要有哪些

中医药安宁疗护服务的主要项目包括:中医内治(如药膳疗法、中药饮片、中药颗粒剂、中成药、中药注射剂等);中医外治(如针灸疗法、推拿疗法、敷贴疗法、按压疗法、熏洗疗法、熏蒸疗法、冷敷疗法、热敷疗法、敷脐疗法、热熨疗法、涂擦疗法、刮痧疗法、穴位注射疗法);中医其他疗法(五音疗法、情志疗法、芳香疗法及气功疗法)。

842. 怎样促进中医药在安宁疗护中的运用

《上海市中医药发展"十四五"规划》提出,推动中医药与长期照护、安宁疗护等社区健康服务相衔接。山西省太原市《安宁疗护机构服务规范》指出,提供安宁疗护服务的医疗机构,包括安宁疗护中心、科室(病区),应当为患者提供包括针灸、按摩、药茶、药浴、助眠、祛痛、芳香治疗等中医诊疗服务,缓解患者症状,减轻患者痛苦,改善生活质量。

二、中医辨证论治

843. 什么是中医辨证论治

辨证论治,又称为辨证施治,包括辨证和论治两个过程,是中医认识疾病和治疗疾病的一种临床思维方式和基本原则。辨证即是认证、识证的过程,是运用望、闻、问、切四诊合参的诊断方法,收集患者病史、症状、体征等信息资料,通过分析、归纳,明辨疾病原因、性质、部位以及邪正之间关系,进而概括、判断为某种性质证候的过程。因此,证是对机体在疾病发展过程中某一阶段病理反应的概括,是比症状更全面、更深刻、更正确地揭示疾病的本质。论治又称施治,是根据辨证的结果形成的证候,确定相应的论治法则和施治方法予以实施的过程。因此,辨证是论治的前提和依据,论治是治病的手段和方法,既为辨证的目的,又是对辨证正确与否的检验。

中医认为相同的疾病在发展的不同阶段可出现不同的证候;而不同的疾病,又可在其发展、转归过程中出现同样的证候。而同一(不同)疾病的不同(相同)证候,则治疗方法有异(相同),即"同病异治"("异病同治")。由此可见,中医施治疾病方法主要着眼于"证"的区别,而不是着眼于"病"的异同,即所谓"证同治亦同,证异治亦异"。这就是辨证论治的精神实质和中医理论体系的基本特点。

844. 中医辨证方法包括哪几种

中医临床常用的辨证方法概括有以下 8 种:八纲辨证、脏腑辨证、病因辨证、气血津液辨证、经络辨证、六经辨证、卫气营血辨证及三焦辨证。

三、中医药适宜技术应用

845. 什么是中医药适宜技术

中医药适宜技术通常是指在中医理论指导下,运用中医特色临床诊疗思维,安全有效、成本低廉、简便易学的中医药技术,又称"中医药适宜技术"。现代医学将"中医药适宜技术"也称为"中医传统疗法""中医保健技能""中医特色疗法"等,是中国传统医学的重要组成部分。《中华人民共和国中医药法》规定,社区卫生服务中心、乡镇卫生院、社区卫生服务站以及有条件的村卫生室应当合理配备中医药专业技术人员,并运用和推广适宜的中医药技术方法。

846. 中医对癌痛是如何认识的

中医遵循"痛则不通,通则不痛"的传统理论,认为疼痛是致病因素作用于人体后,因病理改变而产生的难以忍受的痛苦感觉。恶性肿瘤引起的疼痛(亦称癌痛)多是由于脏腑气机失于平衡,瘀血阻滞,痰凝积结,湿邪内阻,毒火结聚等引起经络不通所致。

847. 中医学认为疼痛的病因病机与病邪之间有何关联

中医学认为疼痛形成的病因病机与寒、热、瘀、痰、郁之病邪密切相关。

(1)寒。寒为阴邪,主收引,易伤人阳气,阳气受损,失其正常的温煦气化作用,则出现阳气衰退的寒证。寒性凝滞,寒邪侵入,易使气血津液凝结,经脉阻滞不通,不通则痛,故疼痛是寒邪致病的重要临床表现。因寒而痛,得温则减,遇寒增剧是其特点。

（2）热。热为阳邪，其性升腾向上，具有燔灼、炎上、耗气伤津、生风动血等特性，故热邪致病，以阳气过盛为其主要病理机制，临床表现为高热、脉洪数等热盛之象。热邪蒸腾于内，消烁津液，常伴津伤气耗之证。热易生风动血，则伴肝风内动之证。热邪内蕴，煎熬血液，血脉凝结而成血瘀；热极灼伤脉络，迫血妄行脉外，亦可引起血瘀，形成血脉瘀阻不通则痛之症。

（3）血瘀。气能生血亦能行血，气虚无力推动血行，气滞则使血行不畅，所以气虚、气滞都易导致血瘀。寒凝血脉，致血液运行不畅，或热蕴煎熬，血液凝滞不行，或久病、体弱多虚，脏腑功能减弱，气血运行不畅均可形成血瘀之疼痛之症。

（4）痰结。五脏皆可生痰，痰为阴邪，痰性黏滞，易阻碍阳气，痰生百病，百病兼痰，且痰多挟瘀，痰瘀相关。具体分为寒痰，热痰，湿痰，燥痰，风痰，火痰，郁痰，食痰，又有有形之痰与无形之痰之分。痰既成于"五脏之伤"，又反馈作用于机体，引起一系列的临床证候。寒、热、湿、燥、风、火、郁、食等原因导致津液循环障碍，水液交凝积聚成痰，胶结成块引起阻塞疼痛，临床有部分肿瘤患者的疼痛属于痰结之疼痛。

（5）气郁。气为血帅，气行则血行，若气郁则血行不畅，故而出现疼痛症状。

848. 中医常用治疗疼痛的方法有哪些

中医常用治疗疼痛的方法分为内治法和外治法。中医内治法最根本的就是辨证论治。内治法包括温通、活血、豁痰、补虚、通腑、缓急及祛湿等止痛法来缓解治疗各类疼痛。在具体用药上，可根据疼痛部位选择归经之药。同时，疼痛是痛则不通，故中医治疗疼痛症状是要在以上止痛法则和药物运用基础上，善于对疼痛的不同病因进行"打通"治疗，以期达到通则不痛的目的。中医外治法包括针刺法，穴位敷贴法，中药透皮疗法等。①针刺疗法。通过针刺，疏通经络、调和气血，从而调整脏腑和经络气血运行，使经络通调而疼痛得止。普通针刺、电针、耳针及腕踝针等针刺方法在治疗癌痛方面都有一定的效果。②穴位贴敷疗法。通过把药物研成粉末，用水、醋、酒、蜂蜜、油等调成糊状，或用油脂、黄醋、米饭、枣泥制成软膏或饼剂，或将中药汤剂熬成膏，再直接贴敷穴位，是一种无创性疗法。③中药涂擦。将药液、酊剂、油剂、药糊等涂抹于患者痛处或相关穴位，通过皮肤吸收，循经络发挥止痛的效果。④中药熏洗。选配一定的中药制成水溶液，趁热进行熏洗。

⑤膏剂外敷。"膏剂"即"膏药",是指将中药材中精华物质提取出来,制成细腻、稠厚的糊状物,预先涂在裱背材料上,施于皮肤、孔窍、俞穴及病变局部等部位,经皮肤或黏膜吸收后药力直达病所,止痛迅速有效,并且可避免一些药物内服带来的不良反应。⑥中药离子导入。通过直流电将中药离子经皮肤或黏膜导入病变部位从而发挥局部治疗作用。

849. 什么是药膳疗法

药膳源于我国传统的饮食文化和中医食疗文化,是在中医学、烹饪学和营养学理论指导下,严格按药膳配方,将中药与某些具有药用价值的食物相配伍,采用独特的饮食烹调技术和现代科学方法制作而成的具有一定色、香、味、形的美味食品,既品食物美味,又有药物功效,成为防病治病、强身益寿的特殊食品。常用药膳方如肺癌药膳方有燕窝银耳瘦肉粥、薏米赤豆粥、冰糖杏仁糊等;胃癌药膳方有陈皮瘦肉末粥、茯苓包子及栗子白果羹等;食管癌药膳方有小麦煮海带、参薏粥及菱角粥等;肝癌药膳方有参苓粥、泥鳅赤豆瘦肉汤、桑椹蜜饮及茵陈大枣苡仁粥等;肠癌药膳方有桃花粥、菱薏藤汤及马齿苋槐花粥等。

850. 什么是针灸疗法

针灸疗法是针刺疗法和艾灸疗法的合称。针刺疗法是以中医理论为指导,经络腧穴理论为基础,运用针刺穴位防治疾病的一种方法。艾灸疗法是把燃烧着的艾绒按一定穴位熏灼皮肤,利用热的刺激来治疗疾病的一种方法。针灸疗法具有适应证广、疗效明显、操作方便及经济安全等优点,深受广大群众和患者欢迎。

851. 针灸疗法对终末期患者有何治疗作用

在安宁疗护服务中,针灸作为一种古老的疗法,其作用已越来越被认可。无论是在提高机体免疫功能,还是在改善临终症状、减轻疼痛、缓解不适症状方面,都取得了较为满意的疗效,有助于提高终末期患者的生命质量。通过刺激人体体表的腧穴、经络,以调节脏腑功能活动,疏通经络、调理气血,调和阴阳,从而达到治疗疾病的目的,这种调节是良性的、双向性的。一般来说,对于亢进的、兴奋的,痉挛状态的组织器官有抑制作用,而对于虚弱的、抑制的、弛缓的组织器官有兴奋作用。

852. 终末期患者针灸疗法怎样选取穴位

终末期患者进行针灸治疗有助于提高患者的生命质量。常规针刺患者合谷、内关、支沟、神阙及关元等穴位可治疗癌性疼痛,终末期患者在足三里穴位上做化脓灸可治疗白细胞计数减少。温补阳气常用穴:如关元、气海、神阙(灸)、命门及足三里等;补脾益肾常用穴:如足三里、脾俞、胃俞、中脘、三阴交、内关、公孙、肾俞、命门、气海及关元等;养血升白常用穴:如大椎、肾俞、关元、命门、胃俞、脾俞、肝俞、血海、足三里、三阴交、太冲、气海、内关及太溪等;气阴双补常用穴:如足三里、三阴交、涌泉、太溪、太冲、气海、肾俞及肝俞等;软坚化痰常用穴:如丰隆、公孙、行间、阴陵泉、鱼际、间使、合谷、外关、脾俞及肺俞等。

853. 什么是推拿疗法

推拿疗法(推拿古称按摩、按乔)是以中医脏腑、经络学说理论为基础,结合西医解剖和病理学诊断,采用推、拿、捏、提、揉、点及拍等手法作用于人体体表的经络、穴位等特定部位进行治疗的一种方法。推拿疗法通过手法在人体特定的部位上"推穴道、走经络",直接刺激穴位作用于经络,激发和推动经气运行,疏通经络,调节气血,调节脏腑功能,使人体内部产生发散、补泻、宣通平衡等作用,从而提高人体的自然抗病能力,达到扶正祛邪和治疗疾病的目的。

854. 终末期患者推拿部位有哪些

推拿疗法对缓解终末期患者的疼痛和由疼痛引起的身体和情绪上的不适有较好的作用,若结合精油按摩效果更好。晚期胃癌患者可每天推拿按摩,早晚按揉内关穴、足三里穴及中脘穴,每次5~6分钟,其功效是帮助胃排空、加速胃动力,进而缓解消化不良、恶心、呕吐等消化系统症状。如果每晚临睡前,顺时针方向按摩腹部100~200次,也能帮助排便。需要注意的是:有出血倾向、骨折、严重骨质疏松症、手法治疗部位有严重的皮肤病、溃疡或皮肤组织损伤的终末期患者,应禁用推拿按摩疗法。

855. 什么是敷贴疗法

敷贴疗法是敷贴于人体穴位而达到治疗目的的一种外治方法。敷贴一般可分为散剂、膏剂、饼剂、丸剂和糊剂等类型。敷贴是依靠体表穴位皮肤(皮部)深入经络,进而达到内脏,具有协调人体、调整脏腑功能,达到扶正祛邪的作用。

856. 怎样选择敷贴疗法

终末期患者根据不同脏器的病变,选贴相关腧穴,是中医外治法的独到优势和传统特色。肺癌可选用肺俞与乳根穴;食管癌可选用胃俞与前胸正中食管走行部位;胃癌可选用胃俞与前胸、腹部上脘、中脘、下脘部位;肝癌可选用肝俞与相关的期门、神阙及其肝区部位;大肠癌可选用脾俞与腹部接近病灶部位;肾癌可选用肾俞与相关病灶部位。在终末期,生大黄粉贴敷神阙穴可治疗肿瘤患者便秘,敛汗散贴敷神阙穴可治疗过度出汗。

857. 终末期患者怎样运用按压疗法

按压疗法包括耳穴按压疗法和指压疗法。

耳穴按压疗法是用胶布将药豆、磁珠等圆形物质粘贴于耳穴处,以达到治疗目的的一种外治疗法,又称耳廓穴区压迫疗法。《内经·灵枢》记载:"耳者,宗脉之所聚也",分布在耳廓上的耳穴是与脏腑经络、组织器官、四肢躯干相互沟通的特定区域(即生命全息现象)。它能反映机体的生理、病理现象,亦能诊治疾病、防病健身。通过给予耳穴适度的揉、按、捏、压,使其产生酸、麻、胀、痛等刺激感应,具有调解神经功能、镇静止痛、疏通经络、调和气血、健脾补肾等功效。晚期肿瘤患者,按压耳穴疗法疗效肯定,便于推广,有很高的经济价值和实用性。耳穴压豆可治疗晚期肿瘤患者顽固性呃逆,取膈、胃、神门、肝、脾等耳穴。对于终末期患者,耳穴按压疗法是一种简单易行的治疗手段,治疗终末期患者的恶心、呕吐可采用耳穴按压,用王不留行子贴压穴位,取穴胃、神门和皮质下等。

指压疗法主要是用手指沿着经络压迫穴位的一种外治方法,是以触动方式表现出来,与按摩不同,它没有柔软的移动,通过实施者沿着经络给予穴位施加压力,旨在疏通人体的经络通道,调节机体平衡,达到治病、防病和保健的目的。本法循经指压只重经络,不重穴位。实施者为了增加压力力度,用手掌、拇指、指关节、肘、膝盖指压,甚至用脚进行指压。晚期肿瘤患者经辨证论治后,明确病位在气在血,在脏在腑,选定指压心包经、肝经、肾经及肺经等。

858. 什么是熏洗疗法

熏洗疗法是利用中药煎煮后的药液,熏蒸、淋洗和浸浴患处皮肤或患处黏膜的一种传统中医外治方法。熏洗疗法按照辨证施治原则选择用药,借助药力和热力对皮肤、黏膜、经络、穴位的刺激和药物的透皮吸收,起到疏通经脉、透达腠理、调和脉络、气血流畅、温经散寒、通络止痛、祛风除湿、清热解毒、消肿散结、养荣生肌、美容保健等作用,从而达到治疗疾病的目的。一般分为全身熏洗法、局部熏洗法(如手、足、眼及坐浴等熏洗疗法)两种,均是将煎煮好的药液盛于器皿内,趁热先熏蒸后淋洗、浸浴身体病患部位。由于药物不经胃肠破坏,而是直接作用于皮肤、黏膜、病变局部吸收进入血液,故较之内服药见效快、舒适无痛苦、无毒副作用。对于需长期打针、服药及胃纳欠佳的患者尤为适用。

859. 熏洗疗法应当注意哪些事项

一般每天熏洗 1~2 次,每次 20~30 分钟,5 次一个疗程。熏洗时注意控制药液的温度,先熏后洗,温度高时,热气熏蒸患处,温度不烫时,清洗、坐浴患处。熏洗完毕擦干熏洗处,注意保暖,避免风寒。感染性病灶已化脓破溃时禁忌使用局部熏洗疗法。

860. 什么是中药熏蒸疗法

中药熏蒸疗法又叫蒸汽疗法、汽浴疗法或中药雾化透皮疗法,是以中医理论为指导,利用药物煎煮后所产生的蒸汽熏蒸患者全身或局部,利用药性、水和蒸汽等刺激作用来达到防病治病的一种中医外治治疗方法。早在《黄帝内经》中就有"摩之浴之"之说,《理渝骈文》曾指出:"外治之理,即内治之理;外治之药,即内治之药,所异者法耳"。实践证明,中药熏蒸疗法作用直接,疗效确切,适应证广,无毒副作用。

861. 终末期患者姑息治疗中怎样使用熏蒸床

熏蒸床是将中医药与现代科技相结合的新型医疗设备。通过热能因子疏通腠理及产生舒张血管、通达血脉、促进血液大循环的结果同时促进了药物的渗透与吸收,熟药蒸汽作用于人体所产生的"发汗"效应,具有解表去邪、祛风除湿、利水消肿、排泄体内有毒有害物质的功能,可有效清洁机体内环境、维护机体健康。对于初次行中药熏蒸治疗的终末期患者,可将温度适当调低,待患者适应后再逐渐调高至耐受温度。在熏蒸过程中密切观察患者的一般情况,并及时询问患者对熏蒸的感受、疼痛缓解程度、有无不适等。护士对患者熏蒸进行记录,掌握患者对温度的适应范围,便于整个疗程的观察和护理。熏蒸治疗时间通常为 30 分钟,熏蒸后患者可卧床休息片刻。熏蒸治疗期间,注意休息,加强腰、背肌功能锻炼,嘱患者平卧硬板床休息,适度活动,活动时佩戴腰围或颈托,继续观察疗效,并加强营养,注意补充水分或温度适中的果汁和淡盐水。治疗期间禁烟,忌生冷海鲜类饮食。

862. 什么是冷敷疗法

冷敷疗法是采用冷敷用具放置在额头、颈后或病患部位来达到治疗目的的一种外治方法。冷敷疗法可促使局部毛细血管收缩、控制小血管的出血、减轻张力较大肿块的疼痛,抑制神经细胞的感觉功能,减轻疼痛,具有散热、降温、止血及止痛,防止继发感染和血肿增大等作用。

863. 冷敷疗法应当注意哪些事项

冷敷疗法一般使用冷巾、冷袋或冰袋等敷于额头、颈后或病变部位,可降低体温、减缓出血、减轻肿痛等,常用冰袋敷法、湿冷敷法等。使用冷敷疗法时每次 20～30 分钟,时间不宜持续过久。冷敷时每 10 分钟观察一次皮肤变化,如发现皮肤苍白、青紫及麻木感,表示静脉血淤积,应停止冷敷,否则会造成冻伤;在全身冷敷中,若患者有寒战、脉搏变快、呼吸困难、面色改变时,应立即停止冷敷。

864. 什么是热敷疗法

热敷疗法是采用热敷用具放置在病患部位来达到治疗目的的一种古老的外治方法。热敷疗法可使体表温度升高,皮下组织舒展,局部的毛细血管扩张,血液循环加速,新陈代谢旺盛,起到活血化瘀、消肿止痛、祛除寒湿、消除疲劳等作用。

865. 热敷疗法应当注意哪些事项

热敷疗法一般使用热水袋或热毛巾置于患处,通过物理学(温热)和药理学的双重作用来改善局部经络气血的运行,消除或减轻疼痛等。热敷疗法一般分为干热敷和湿热敷,包括药物热敷、黄土热敷、水热敷、盐热敷、沙热敷、砖热敷及蒸饼热敷等。热敷的最佳时间在 15～20 分钟,其中湿热敷热穿透力更强,对于减轻颈部软组织充血,解除肌肉痉挛、强直而引起的疼痛等有显著作用。

866. 什么是敷脐疗法

敷脐疗法简称"脐疗",是将药物敷于脐中(神阙穴)以防治疾病的一种中医外治方法。其作用机制是脐为任脉要穴"神阙穴"所在,又为冲脉循环之处,为经络之总枢,经气之江海。因此,脐可通过经络沟通上下内外诸经和五脏六腑。药物敷脐后,一是通过气血运行达到病所,二是通过局部穴位的刺激,疏通经络、调理气血、调节脏腑功能,从而发挥其防病治病的作用。

867. 怎样运用敷脐疗法

运用敷脐疗法需要根据病情和中医辨证配方,将配制好的药物敷于脐中,用纱布覆盖,胶布固定,简便易行,费用低廉,而且适用范围广,内、外、妇及儿科等多种疾病均可使用,尤其是对婴幼儿和一些打针吃药困难的患者更为适用,是一条比较理想的给药途径。

868. 什么是热熨疗法

热熨疗法是根据辨证施治原理,选择适当的中药和辅料,经加热后置于患者体表特定部位或穴位,进行热熨或往复移动或反复旋转按摩,使药力和热力同时透入经络、血脉以治疗疾病的一种中医外治方法,也是中医养生方法之一。热熨疗法通过药力和热力的协同效应,达到畅通经络、调和气血、温经散寒、活血化瘀、消肿止痛、强筋健骨的保健养生、防病治病的功效。热熨疗法能使皮肤和皮下组织细小血管扩张,改善局部血液循环,缓解肌肉痉挛,促进炎症吸收。热熨疗法操作简单,适应证广,不良反应小。将药物或药袋、药饼、药膏等熨剂烘烤加热敷于患处;或将熨剂直接敷于患处盖以厚布,再取热水袋、水壶等热烫器具加以烫熨,均以患者能忍受而不灼皮肤为度。常用的有中药熨法、盐熨法、葱熨法、加醋热熨法、坎离砂热熨法、麦麸熨法、蚕砂熨法、卵石熨法及瓶熨法等,适用于各种慢性、虚寒性疾病等。

869. 什么是涂搽疗法

涂搽疗法是将药物制成洗剂或酊剂、油剂、软膏等剂型,直接涂搽于患处的一种外治法。依据病情选择药物,把药物研成细末,根据患病部位及皮损不同,把药末与水、酒精、植物油、动物油或矿物油调成洗剂、酊剂、油剂及软膏等不同剂型外涂患处即可。

870. 什么是刮痧疗法

刮痧疗法是以中医基础理论为指导,运用刮痧器具施术于体表的一定部位,形成痧痕,从而防治疾病的一种外治方法,亦属于自然疗法。刮痧可舒筋通络,促进血液循环,增加组织流量,起到活血祛瘀、祛瘀生新、行气止痛、舒筋通络、调整阴阳及排除毒素等作用。刮痧出痧的过程是一种血管扩张渐至毛细血管破裂,血流外溢,皮肤局部形成瘀血斑的现象,血流及淋巴液循环增快,吞噬作用及搬运力量加强,使体内废物、毒素加速排除,组织、细胞得到营养,提高机体免疫力来杀伤癌细胞。刮痧疗法主要以刮为主,配合不同的操作手法,如点、按、揉、拍、擦、挑、摩、敲等。刮法是最基本,也是最常用的方法。

871. 怎样运用刮痧疗法

(1) 放射与化学治疗反应的刮痧方法。晚期恶性肿瘤患者在接受了放射与化学治疗后会出现一些局部或全身不良反应,常见的有骨髓抑制、消化道反应及泌尿系统反应等。此时选用刮痧部位是:①背部:心俞、膈俞、脾俞、肝俞及肾俞等;②胸腹部:膻中、中脘及气海;③上肢部:内关;④下肢部:足三里、三阴交、阳陵泉、太溪及太冲。刮痧时,一般从颈到背、腹、上肢再到下肢,从上向下刮拭,胸部从内向外刮拭,同时配合在穴位处按、压、揉及转等动作。刮板与刮拭方向保持在 45°～90°进行刮痧,通常选 1～3 个部位。刮痧时间每个部位 3～5 分钟,以患者感到舒服为原则。痧退后再进行刮治。

(2) 晚期肿瘤的刮痧方法。恶性肿瘤经辨证论证,常用的刮痧部位是:①晚期肺癌:尺泽、太渊及支沟;②晚期胃癌:足三里、阳陵泉及三阴交;③晚期食管癌:脾俞、胃俞及膈俞;④晚期肝癌:太冲、大敦及太溪;⑤晚期肠癌:足三里、三阴交及太冲;⑥晚期宫颈癌:三阴交、丰隆;⑦晚期肿瘤放化疗后:阳陵泉、太溪及太冲。

(3) 终末期患者刮痧疗法。胃癌、肺癌、肝癌、宫颈癌等,由于瘤体增大,压迫或侵犯邻近器官、神经末梢或神经干,患者均有不同程度的疼痛,如烧灼感、隐痛和顽固、持续性剧痛,这种疼痛与肿瘤所在部位、生长方式和增长速度有关。常用刮痧部位是:①疼痛部位:阿是穴(痛点四周);②上肢部:合谷;③下肢部:足三里。

872. 刮痧疗法有哪些禁忌证

刮痧疗法的禁忌证主要是:①有出血倾向的疾病,如血小板减少症、白血病、过敏性紫癜症等;②急性扭伤、创伤的疼痛部位或新发生的骨折部位禁止刮痧,恶性肿瘤患者手术后瘢痕局部处慎刮;③凡体表有疖肿、破溃、疮痛、斑疹和原因不明的肿块及恶性肿瘤部位禁刮,可在肿瘤部位周围进行补刮;④有严重心脑血管疾病、肝肾功能不全、全身水肿患者禁刮。

873. 什么是穴位注射疗法

穴位注射疗法属针刺疗法之一,又称水针,是选用中西药物注射剂注入穴位以防治疾病的一种治疗方法。穴位注射疗法是源于中医针刺疗法,并结合现代医学封闭疗法发展起来的中西医结合的一种新疗法。穴位注射疗法将针刺机械刺激和药物药理性能以及对穴位的渗透作用相结合,激发经络穴位以调整、改善人体机能和组织的病理状态,使体内气血畅通,生理功能恢复,达到治病之目的。凡是针刺治疗的适应证大部分均可采用穴位注射疗法治疗,凡是可供肌内注射使用的药物都可供穴位注射使用。临床选穴原则同针刺疗法,根据穴位注射疗法的特点,常结合经络、穴位按诊法以选取阳性反应点,一般每次不超过 2~4 穴,以精为要。

874. 什么是五音疗法

五音疗法是根据中医阴阳五行学说与五音对应,用角、徵、宫、商、羽 5 种不同音调的音乐来治疗疾病、疗养身心的一种方法,是治疗心身疾病的非药物疗法之一,也称五行音乐疗法。

875. 五音疗法应用的原理是什么

五音疗法的主要原理如下。

(1) 五行学说与中医音乐疗法。"五行"指金、木、水、火、土。相较于"阴阳",五行是将宇宙万物的个别属性归纳出的 5 种类型。因此,五行并不是以现代科学分类出的五种特定物质,而是代表了自然界中 5 种特性或功能。《黄帝内经》提出五音(宫、商、角、徵、羽)主人体的五脏(心、肝、脾、肺、肾),又通五行(金、木、水、火、土)的理论。五音的特点分别为:金声响而强,木声长而高,水声沉而低,火声高而尖,土声浊而重。每种声音都象征着五藏的一定特性,与身心健康密切相关。

(2) 藏象学说与中医音乐疗法。中医认为人体是一个小宇宙,人体小宇宙中的五脏,对应于外在大宇宙中的五行。五脏各有属性,正如五行。中医音乐疗法是根据宫、商、角、徵、羽 5 种民族调式音乐的特性与五脏五行的关系来选择曲目,进行治疗,如宫调式乐曲,风格悠扬沉静、淳厚庄重,犹如"土"般宽厚结实,可入脾;商调式乐曲,风格高亢悲壮、铿锵雄伟,具有"金"之特性,可入肺;角调式乐曲构成了大地回春、万物萌生、生机盎然的旋律,曲调亲切爽朗,具有"木"之特性,可入肝;徵调式乐曲,旋律热烈欢快、活泼轻松,构成层次分明、情绪欢畅的感染气氛,具有"火"之特性,可入心;羽调式音乐,风格清纯、凄切哀怨、苍凉柔润,如天垂晶幕、行云流水,具有"水"之特性,可入肾。

876. 五音疗法对终末期患者有什么效果

五音疗法对终末期患者的效果是:①减轻身体痛苦。欣赏喜欢的音乐时可减轻身体各部位的痛苦。②抒发情感。欣赏令人喜欢、沁人心脾的音乐时,心胸自然开朗,使一些不便对家人袒露的内心世界得以充分的阐诉,情感随时融入音乐的喜怒哀乐之中,并常获得成就感和欣快感。③诱发对过去的回忆。恶性肿瘤终末期患者常回忆起遗留的工作、未竟事业及如何处理,想重新融入过去的回忆中。通过音乐疗法诱发回忆,使其在脑海中鲜明地再现往事,帮助其融入回想之中。④对悲痛的安慰。临终者可通过"抒发情感"接受死亡的现实以及与亲属诀别的缠绵的处理,营造一个面对死亡的稳定心境。

877. 五音疗法应用注意哪些事项

五音疗法临床应用时应注意:①应根据患者病情及民族、地域、文化、兴趣、爱好、性格及年龄等特点选择曲目;②不宜反复聆听一首曲子,或患者厌烦的乐曲;③某些乐曲可同时兼具两种以上意义和作用,应灵活选用,避免有悖病情的曲目;④治疗时宜排除各种干扰,使患者全身心沉浸在乐曲的意境之中;⑤一般控制音量在 40~60 dB(分贝),而睡前收听的乐曲,其音量适宜更低些。

878. 什么是情志疗法

情志疗法是以中医脏腑情志论和五行相生相克论为理论依据,采用五行相互制约的关系来进行治疗的一种方法。情志疗法基于中医整体观念,重视终末期患者个体差异,注重身形心神辨证兼治。其基本程序是喜伤心,恐胜喜;怒伤肝,悲胜怒;思伤脾,怒胜思;忧伤肺,喜胜忧;恐伤肾,思胜恐。常见的情志疗法包括情志转移法、以情胜情法、劝说开导法、疏导宣泄法、顺情从意法、宁静神志法、激情刺激法、自我调节法、导引行气法、暗示转移法等。

879. 终末期患者可以使用气功疗法吗

气功是建立在整体生命观理论基础上,通过主动的内向型运用意识活动的锻炼方法(调心、调息、调身),提高人体的生命功能,把自然的本能转化为自觉智能的实践。中医认为肿瘤的发生是气滞血瘀造成的,气功锻炼具有行气导滞、活血化瘀的作用,对肿瘤治疗有益处。临床上,为慎重起见,一般建议患者采用综合治疗的办法。气功是以调心、调息及调身为手段,具有开发人体潜能的一种身心锻炼方法。调心即调控心理活动,调息即调控呼吸运动,调身即调控身体姿势和动作。

880. 怎样对终末期患者运用气功疗法

气功疗法常用的有新气功疗法、气功自控疗法、站桩功、空劲气功及鹤翔桩等。晚期恶性肿瘤患者常采用中度风呼吸法自然功、中度风呼吸法定步行功、风呼吸法快步行功等。气功锻炼可以增强体质,提高人体的免疫力,作为治疗癌症的辅助手段,具有很好的效果。气功不仅重视对晚期恶性肿瘤患者心理因素的调整,同时强调通过自我精神调节,调动人体生理潜力,起到缓解疼痛,减轻不适症状的作用。气功疗法通过调心、调息、调身,外练筋、骨、皮,内练精、气、神,使气血畅通无阻。

第四篇

参考与借鉴

第十八章

世界卫生组织等国际组织临终关怀相关政策

881. 世界卫生组织对临终关怀的定义是怎样逐步演变的

1990 年,世界卫生组织(World Health Organization,WHO)将临终关怀定义为:"临终关怀是对身患绝症患者及家属提供积极的、全方位的治疗。"工作重点在于控制、缓解患者的疼痛及其他相关生理症状,减轻患者的心理、社会与精神层面的痛苦,强调在保守性的治疗和支持性的照顾下,尽量使患者安详、有尊严地死去。2002 年,WHO 认为,临终关怀是姑息治疗的延伸和终极形式,侧重于终末期患者的对症治疗、家庭护理、缓解症状及控制疼痛,从而减轻或消除患者负担及其家属的心理和消极情绪。2014 年 5月,WHO 提出:"临终关怀包括威胁生命的慢性病管理和支持患者达到尽可能好的生活质量,是全世界范围内急迫的需求"。2016 年,WHO 将临终关怀定义为:"临终关怀指的是一系列照护方法,它通过早期确认、准确评估和完善治疗身体病痛及心理和精神疾患来干预并缓解患者的痛苦,以此提高罹患威胁生命疾病的患者及其家属的生活质量"。这一定义后被进一步具体化,特别提出了临终患者的全方位照护:缓解患者的疼痛和其他不适症状;强调生命的价值,将死亡看作一个自然的过程;既不加速死亡,也不延缓死亡;同时对患者进行心理和精神抚慰;提供一系列服务,帮助患者尽可能积极的生活,直至生命终结;为患者的家人提供支持,帮助应对疾病和丧失亲人的痛苦;采取各种措施满足患者及家人的需求,包括丧亲抚慰;提高生活质量,对疾病可能也会产生积极的影响;在疾病早期同样可以实施关怀,同其他旨在延长生命的治疗手段并用,例如,放射治疗和化学疗法,或者为了更好地了解疾病、控制并发症而进行的各项检查。

882. 世界卫生组织提出的儿童临终关怀的概念是什么

2008年,WHO提出适用于儿童及其家人的临终关怀概念为:儿童临终关怀是指对儿童生理、心理和精神积极的整体照顾,同时也给予家庭以支持。自疾病确诊开始,并一直继续下去,不管儿童是否接受根治性治疗。医疗服务提供者必须评估及减轻儿童生理、心理和社会方面的痛苦。有效的临终关怀需要广泛的多学科的方法,充分利用有限资源,包括利用家庭及现有社会资源,确保儿童临终关怀顺利实施。

883. 世界卫生组织的临终关怀标准是什么

WHO提出临终关怀的标准是:①肯定生命,认同死亡是一种自然历程;②既不加速,也不延缓死亡;③尽可能减轻痛苦及其他身体的不适症状;④支持患者,使其在死亡前能有很好的生活质量;⑤结合心理、社会和精神照顾;⑥支持患者家属,使他们在亲人的疾病期间及去世后的悲伤期中能做适当的调整。

884. 世界卫生组织的临终关怀政策是什么

1986年,WHO发布了癌痛三阶梯止痛指导原则。1990年,对姑息医疗概念进行首次界定,强调临终关怀的基本单元是社区家庭。2014年5月WHO认为:"临终关怀包括威胁生命的慢性病管理和支持患者达到尽可能好的生活质量,是全世界范围内急迫需求。"并通过一项决议敦促194个会员国制定加强和实施姑息治疗政策,将临终关怀服务列为自己国家卫生系统中的重点工作与主流医学,并专门绘制了"生命尽头缓和医疗全球地图册"。该地图册显示,世界上大多数接受缓和医疗的人生活在发达国家和地区,而近八成左右需要缓和医疗的患者却生活在广大的发展中国家。发达国家不仅通过医疗保险计划为缓和医疗提供财政上的专项支持,还通过医疗救助计划为低收入人群提供医疗服务,通过健全和完善社会保障体系,对缓和医疗服务进行有效的管理和监督。

885. 第67届世界卫生大会关于临终关怀和姑息治疗的建议是什么

2014年5月,第67届世界卫生大会提出:①将姑息治疗作为生命全程的综合性治疗内容予以加强,敦促会员国制订加强和实施姑息治疗政策,支持全面加强卫生系统,重点强调初级保健、以社区和家庭为基础的护理以及全民覆盖计划。②评估国内(家庭)临终关怀,将慢性病的患者作为临终关怀服务对象;③将临终关怀融入全球政策和卫生体系,强调WHO的领导和协调,在 WHO 总部设立姑息医疗秘书处,优先任务推进 WHO 的项目和示范项目,使临终关怀进一步合法化。考虑到姑息治疗对儿童的重要性及认识到世界许多地区对该服务的获取有限,第 67 届世界卫生大会相关文件重点强调:①将姑息治疗纳入全民健康覆盖计划的框架中,建立供应机制及姑息治疗规划,确保其药物供应;②将姑息治疗纳入各级持续照护,特别是初级卫生保健,包括对医院和社区卫生保健提供者、社会照护群体及家庭人员的持续教育和培训,采用跨学科方法满足患者及家庭的需要;③促进政府与社会组织多部门合作伙伴关系及协作行动,提供成本效益兼具的综合姑息治疗模式。文件还提醒各国在使用阿片类疼痛药物时要了解国际麻醉管制局的信息,促进用于以医疗和科研为目的的麻醉及精神药物的充分供应,并防止其被转作它用。

886. 国际收容和缓和治疗协会提出的临终关怀概念是什么

2020 年 10 月,"国际收容和缓和治疗协会"提出的临终关怀概念是:临终关怀是向各年龄段生活在严重的健康相关的痛苦之中的患者提供的积极且全方位的医疗服务,这些痛苦往往由严重疾病带来,尤其是当患者接近其生命的终点。临终关怀的目的在于提高患者、家属以及他们的看护者的生活质量。

887. 世界医学会《生命末期医疗宣言》的主要内容是什么

2011 年 10 月,世界医学会《生命末期医疗宣言》的主要内容如下。

(1) 疼痛和症状管理。①疼痛及其他煎熬症状的缓解技术已有重要进展。适当使用吗啡、新型镇痛药及其他措施,可以抑制或缓解绝大多数患者的疼痛及其他症状煎熬。卫生当局须为医生及其患者提供价格合理且获取便捷的必需药物。医生团体应当为此制定适当的用药规范,包括剂量续增和意外次效应可能性。②姑息镇静的程度和时机须情境适宜,姑息镇静的剂量须经细算以缓解症状,且仍以尽量低剂量获致某种效益。

(2) 沟通与同意、伦理和价值观。①医生应当鼓励患者表达生命末期治疗意愿,且须考虑情感和哲思层面的存在主义焦恐。②伦理合规的生命末期医疗应当常规促进患者自治和共同决定,并尊重患者及其亲属价值观。③医生应当面对患者和/或酌情适合的医疗决定代理人,坦率讨论患者意愿。鼓励患者正式记录其目标、价值观和治疗意愿并指定一名医疗决定代理人,可与之预先讨论生命和医疗价值观。④患者若能给出同意且患者选择在医学、伦理和法律上正确或合规,生命末期医疗即应基于患者意愿。⑤只要患者不反对,即应告知并邀请其近亲或家庭成员参与生命末期的医疗决定过程。如果患者不能表达同意且医疗预令不可及,即须考虑患者指定的医疗决定代理人意见。

(3) 医疗记录和法律。①生命最终阶段患者的主管医生须在医疗记录的病程日志中认真记载治疗决定和特定干预程式的选择理据,包括患者和亲属意愿与同意。②医生尚须考虑医疗记录潜在的法律用途,例如确定患者做出决定的心智能力。

(4) 家庭成员。医生须承认和接受患者家庭和情绪环境的重要性,须承认和关照疾病全程的亲属及其他近身照顾者需要。健康服务团队应当增进合作,共同关照患者并在患者濒死之际提供丧亲支持,继而根据要求提供患者死后的丧亲支持。患者若是生活依赖之孩童,则医生须特别关注孩童患者及其家庭需要并具备相应能力。

(5) 团队合作。通常姑息治疗经由健康服务多专业跨学科团队提供,且涉非健康服务专业。医生须担当健康服务团队领导者,履行医学诊断、治疗及其他义务。

(6) 医生培训。需要姑息治疗的患者越来越多,患者可及的有效治疗选项越来越多,这意味着生命末期医疗问题应当成为本科和研究生医学教育的重要组成部分。

(7) 研究和教育。改良姑息治疗尚需更多研究,包括但不限于一般医疗服务、特定治疗、心理影响和组织提供健康服务。

888.《临终姑息治疗全球地图集》主要内容有哪些

2014 年,世界卫生组织授权《世界临终关怀与姑息治疗联盟》(Worldwide Hospice Palliative Care Alliance,WHPCA)发布《临终姑息治疗全球地图集》(以下简称地图集)。地图集是一份对全球姑息治疗的概念、模式、现状及需求,以及发展障碍、可获得资源和政策支持的广泛搜集的完整的资料图集,它以 88 份图表及列表标示和文字分析的结果,全方位、多角度呈现出各国在该领域的数据资料和差异,其目的在于使人们认识到姑息治疗对于患者的急迫性和重要性,尝试改变现状的紧迫性以及可供选择的主要方向和若干途径。

地图集含有下列 7 个主题:姑息治疗基本概念、姑息治疗现状及需求、姑息治疗发展的障碍、有质量的姑息治疗、不同资源条件下的姑息治疗模式、在全球以及区域内中低收入国家可获得的姑息治疗资源与政策支持及在全球卫生与人权的进程中就如何推动姑息治疗。据估计,每年有1 920万患有心血管病、癌症、慢性阻塞性肺病、糖尿病、神经性系统疾病及其他疾病的人群需要姑息治疗,而目前仅有1/10的人获得这类服务。随着非传染性疾病的流行率上升和人口老龄化的趋势,对姑息治疗的需求持续加剧。地图集通过对各国基本政策、教育和阿片可获得性以及社会、心理、文化、经济壁垒、公共卫生服务,乃至政府政策的影响力等方面的综合分析,指出姑息治疗面临的重大障碍,并呼吁各国政府在推动全民健康覆盖的过程中,将姑息治疗作为现代医疗体系的重要组成部分;以符合当地文化不同层面多方参与的形式,为患者提供更广泛的姑息治疗及给予家属身心支持。

889. 世界安宁缓和医疗日是哪一天

世界安宁缓和医疗日为每年10月份的第二个星期六,是世界安宁缓和医疗联盟(WHPCA)为支持全世界临终关怀发展的统一行动日,由WHO发起于2004年在全球推行。通过世界安宁缓和医疗日这一天的全球性活动,旨在提高人们对临终关怀重要性的认识,寻求对临终关怀的支持,促进全球范围内临终关怀事业的发展。

第十九章

部分国家临终关怀政策与实践

一、英国

890. 英国的临终关怀是怎样兴起的

"临终关怀"(Hospice Care)中"Hospice"一词源自法语,起源于拉丁语的"Hospitium",原意是"收容所""济贫院""招待所",专门用于救治不治之症患者的场所。中世纪的欧洲使用 Hospice,是指设立在修道院附近为朝圣者和旅行者提供中途休息和获得给养的场所,是早期的慈善服务机构,后引申其义,指帮助那些在人生旅途最后一站的人,着重为终末期患者控制病痛,以及在患者去世后为家属提供情感支持。20 世纪 60 年代,英国的西塞莉·桑德斯(Cicely Saunders)博士将护理学和医学、社会学等结合起来,用临终关怀的知识积极地为终末期患者服务,并于 1967 年在英国伦敦创办了世界上第一座临终关怀护理院,即著名的圣·克里斯多弗临终关怀院,成为现代临终关怀发展的开端。其宗旨是为那些临终者提供护理和安慰,帮助他们减轻痛苦,克服死亡的恐惧,使临终者能够快乐地度过生命终点。西塞莉·桑德斯由于开创了现代临终关怀体系,也被称为临终关怀的领路人。此后,世界各国纷纷效仿,掀起了现代临终关怀运动,临终关怀事业得到迅速发展。

891. 英国临终关怀政策主要包括哪些内容

英国是现代意义上的临终关怀运动的发源地。英国把临终关怀作为卫生体系中的核心部分,确保将临终关怀纳入所有的卫生健康计划中。1990

年,英国发布《国家卫生服务及社区关怀法》,将临终关怀服务作为公民基本医疗服务纳入国民医疗保险体系,临终关怀机构属于非营利性医疗机构。2006年,在《慈善法案》中明确规定了临终关怀机构模式之一的慈善机构的资质,要求必须满足基本条件的组织才能申请注册。

为很好地开展临终关怀服务,英国政府还从制度建设上对临终关怀加强监管:①卫生部门制定《临终关怀院指南》,要求临终关怀机构重视公民的"死亡质量";②明确临终关怀的定义和对象,形成早期识别终末期患者,并进行干预定为1年临终关怀期的框架;③把临终关怀纳入医院的部门考核,实行黄、绿、红三色管理;④国家相关学会(资格认证中心)负责制订临终关怀服务包括护理水平的相关指南和工具;⑤临终关怀"黄金标准"认证培训中心对全国临终关怀机构进行年度考核及评优活动;⑥在临终关怀医疗中,政府和社会组织之间是合作伙伴的关系;⑦形成国家临终关怀报告并向全国推荐优秀的临终关怀示范单位及其经验;⑧由姑息治疗委员会组织临终事务联盟。

在临终关怀筹资和运作方面,临终关怀机构以非营利性医疗机构为主,资金来源主要靠国家投入和社会资金,包括慈善捐助和投资收入;综合医院临终关怀病房通过购买服务的方式提供服务;加强临终关怀从业人员的教育培训。

892. 英国临终关怀有哪些特点

自1967年世界上第一家临终关怀院在伦敦建立以来,无论是制度上,还是形式上,英国的临终关怀事业都取得了长足的进步,并且日趋健全、规范和高效。英国临终关怀的特点主要是:①服务对象及纳入标准规范;②服务内容全面;③临终关怀机构齐全、规模相对庞大;④民众的参与程度高;⑤募集资金渠道多样;⑥完善的设施、人性化服务及全方位宣传;⑦专业人员定期培训。

893. 英国是如何规范临终关怀服务过程的

英国临终关怀服务对象是晚期患者,全科或家庭医生会根据患者的实际情况,建议患者转诊去最近的临终关怀机构接受医疗服务。临终关怀服务对象的诊断有着严格的规程,临终关怀的整个服务过程也是十分规范的。从晚期患者病情的诊断到居丧照护,整个过程一般分为6步:①病情诊断,其中包括医生和患者公开坦诚地交流;②病情评估、计划制定和讨论论证;

③具体服务项目之间的协调;④高质量的服务,包括不同医疗机构的协调和共同参与;⑤临终照护和临终安排,诸如选择死亡地点、死后器官捐献等;⑥居丧照护,包括对患者家属以及临终关怀服务提供者的关照。整个过程都环环相扣,不同医疗机构之间的衔接比较到位。

894. 英国临终关怀服务的内容有哪些

在英国,临终关怀服务常由医师、护士、社会工作者、家属、志愿者以及营养学、心理学工作者和宗教人士等多方面人员共同参与。其主要任务是控制疼痛、缓解症状、舒适护理、减轻或消除患者的心理负担和消极情绪。临终关怀不仅关照患者的生理需要,而且还考虑患者情感和精神需求,帮助他们应对病痛,在临终前积极地生活;同时还兼顾社会的需要,重视晚期患者家属的情感和实际需求。无论是患者在生病期间,还是病逝之后,工作人员都能够为其家人进行心理抚慰,开展诸如心理咨询、健康教育、死亡教育、精神支持、社会支援以及丧亲抚慰等心理救助服务,帮助他们走出丧失亲人的哀痛。从这个意义上说,临终关怀院不仅仅是个医院,更重要的是一种照料患者的方式、一种满足社会需求的积极实践。

895. 英国临终关怀服务机构有哪几种

英国临终关怀服务机构主要有以下几种:独立的临终关怀服务机构、隶属普通医院或其他医疗保健机构的临终关怀病房以及家庭临终关怀病床(home care),以住院服务的方式为主,其中包括日间护理。英国临终关怀机构已经能够提供比较广泛的服务,每年大约有 25 万患者以不同的方式接受临终关怀服务。相对于一个人口只有 6 220 万的国家来说,这些数据足以说明临终关怀在这个国家国民意识和医疗体系中的重要位置。根据 2008 年英国国家审计署的统计,英格兰共有独立的成人临终关怀院 155 家,国民医疗保险体系(National health Service,NHS)所属医院的临终关怀病房共有 40 家,从业的专业医护人员共计 5 500 人。这个数字还不包括配备注册护士的兼具关怀功能的老年全托病房以及一些教会开办的具有临终关怀性质的救助机构。在运作方式方面,除独立的临终关怀机构以外,老年全托病房和家庭病房是重要的方式。2007 年 3 月,英格兰注册的老年全托病房数量为 18 500 所,床位 442 000 个。这些照护机构一般由私人机构、志愿者组织或者基层政府、社区开办,提供灵活多样的临终关怀服务。

896. 为什么说英国民众参与临终关怀事业程度高

根据玛丽·居里中心的统计,英国大约 1/3 的人口以各种方式接触过临终关怀事业。而英国国家审计署、舍费尔德国民医疗保险系统和圣鲁克临终关怀院等机构进行的联合调查显示,2007 年度英国支持临终关怀事业的志愿者总数超过 10 万人,志愿者的总工作时间大约为 440 万小时。大批的志愿者活跃在临终关怀机构或这些机构开办的超市或商店中,或者参加宣传和募捐活动,提供各种各样的服务。志愿者的参与不仅有助于临终关怀机构提高服务质量,更重要的是,这种广泛的参与能够使更多的人了解并支持这项事业。临终关怀院的志愿者通过定期在市中心募集资金、开办旧货商店、发行彩票等方式,大力宣传临终关怀,让国民更多地了解这项事业。临终关怀院还会组织一些国内外旅游活动,增进人们对这项事业的了解。公众的参与对于该项事业的发展发挥了重要的促进作用。

897. 英国临终关怀机构有哪些募集资金渠道

募集资金渠道多样。英国临终关怀机构实行全民公费医疗,患者的就诊、住院等费用基本由国家财政承担,临终关怀机构的住院患者大多可以享有各项免费服务,属于非营利性医疗机构,资金预算是临终关怀机构面临的首要问题,解决资金来源因而成为临终关怀机构成功运作的根本所在。英国政府下属的国民医疗保险体系负责公民的基本医疗服务工作,玛丽·居里等规模较大的临终关怀院大约 70% 以上的资金来源于国民医疗保险,剩余的资金来源于慈善团体的捐助以及以各种方式筹措的资金。每年全国各种与临终关怀相关的慈善团体收到约 1.1 亿英镑的捐助,其中 3/4 左右来源于社会各界临终关怀事业的支持者。即便是兼具临终关怀的老年全托护理院,大约 1/2 的资金来源于国家财政,私人捐赠近 1/3。由此可见,国家财政和国民医疗保险对临终关怀事业的大力支持。

898. 英国临终关怀机构怎样对终末期患者提供全面人文关怀

英国临终关怀院设施齐全,布置温馨,可以让患者享受家庭般的温暖,而且对终末期患者提供全面的人文关怀。医院配有康复治疗室、图书馆、娱乐室、音乐室、按摩室及浴室等,还有专门接待患者家属的会客室,便于医护人员、患者以及家属之间的交流。病房既有单人房,也有双人间和四人间,里面都配备有独立的洗手间。在崇尚独立和个人隐私的西方,双人间和四人间的设置更多的是为了便于患者之间或者患者与亲人之间的交流。护士、志愿者定期与患者进行交流谈心、缓解压力,转移患者疼痛注意力。服务项目人性化,根据不同年龄、性别、种族提供不同文化层次的需求,社区临终关怀服务机构还能提供上门服务。英国居民经常收到有关临终关怀的宣传材料。比如,为癌症患者提供家庭服务的材料、商业街上志愿者散发临终关怀宣传品,学校里出售有临终关怀标志的文具,让学生从小接触并了解这项伟大的事业。可以说英国临终关怀宣传十分到位,真正做到了"家户喻晓"。

899. 英国姑息治疗应用药物处方和选择药物的总体原则是什么

《姑息关怀药典》(*Palliative Care Formulary*,PCF)(第 5 版)提出,姑息关怀领域所应用药物处方和选择药物的总体原则是:

(1) 安全开具处方。安全开具处方是一种技巧,也是获得症状控制的关键。开具处方前,要求与患者、照护者以及其他执业者进行交流。注意不良的交流容易导致许多本可避免的用药错误和患者较多的不满。

(2) 开具处方前多思考。当为患者处方各种药物时,特别是为已经服用了许多其他药物的那些患者开具处方时,要思考:①治疗的目的是什么? ②如何才可以监测所用的药物? ③什么是药物不良反应的风险? ④什么是药物相互作用的风险? ⑤能否停用患者正在服用的其他的任何药物?

(3) 保持药物治疗方案的简单化。许多接受姑息关怀的患者同时服用多种不同的药物,应该定期评估患者的用药,如果不再需要,就应该停止应用。

(4) 清晰的书面指导。医生必须为患者和(或)家属详细写明治疗方案,可以设计一个用药的目的和方法的表格以便指导应用药物,表格内容包括:①药物的名称;②药物的剂型及应用强度;③应用药物的原因;④药物剂量;⑤服用药物的频次及服用药物的时间。同时要给患者提供怎样才能进一步获取支持的建议。

(5) 监测药物。必须制订计划以监测药物的疗效和不良反应。对药物的监测必须明确各方职责,团队共同决策的治疗方案是核定用药错误和不恰当联合用药等风险因素的保障措施。

(6) 妥协的方案有时是必需的。为了避免无法耐受的不良反应,有必要对症状的完全缓解应用妥协的方案。例如,抗毒蕈碱类药物的不良反应是口干以及视觉障碍,这就限制了这种药物剂量的增加。

900. 英国是怎样对专业人员进行定期培训的

为了更好地提供临终关怀服务,专业人员的培训是必不可少的保障。在各种临终关怀机构,除了具备专业知识的医师之外,注册护士以及护理人员都要定期接受严格的专业技能培训,因为专业的护理对终末期患者尤其重要。2008年,英国审计署对临终关怀机构的评估特别包括医务人员培训,将其作为评估此类机构的一个重要指标。专业人员和注册护士定期接受专门技能培训,一半左右的老年全托护理院将定期专业培训作为上岗的必备条件,或者将其列为员工的正式资质考评。

901. 英国临终关怀组织的主要服务形式有哪些

英国临终关怀组织的服务类型主要包括住院服务、日间服务、家庭临终关怀及社区护理等。大多数临终关怀是以社区为基础的环境中提供的,包括家庭护理/家庭临终关怀、门诊服务和临终关怀日托。

902. 什么是英国临终关怀"黄金标准框架"

"英国黄金标准框架"(简称"金标准")是基于循证的、培训具有多方面临终关怀能力,能为所有生命末期的人们提供最优照护的一线从业人员的培训体系。"金标准"是英国照护行业认证质量的标准。2000年,由英国葛瑞·汤姆森医生创建的"金标准"与英国国家卫生部门合作,成为一个为所有照护生命末期的从业人员提供培训项目和相关资质的中心。中心由40位临床医生组成委员会,在英国13个地区设有分中心,在若干家医院和社区建立合作小组,其目标是通过提高员工的技能,跨界沟通与协调能力,在人们选择的地方照护他们有质量的生活与善终。

"金标准"的使命是通过培训和支持,为照护者和照护组织带来新的变革。培训对象是:综合医院、全科初级保健、社区医院、临终关怀院及养老院等机构的医护人员、社工、心理师、神职人员、医学生、家庭照护者及志愿者等。"金标准"通过将基层组织与政府机构及其相关政策进行广泛深入的对接并付诸行动,有效地推动政府政策的普及与实施。"金标准"学习的路径有培训项目、虚拟学习区和资质认证区。人们可由几种方式参加培训并获得证书:①通过本地区"金标准"中心的工作坊。②虚拟学习区提供的远程培训影像。③几种培训方式相结合。④通过普及提高水平授予认证及奖励。⑤国际伙伴,与其他国家合作时则调整培训内容以满足他们的背景及需求。"金标准"的合作伙伴有英国伯明翰大学等机构。其培训中心对患者和家属并不提供直接的照护,但是会推荐并联系全科医护人员,以及社区医院的服务小组协调患者的照护。统计显示,通过"金标准"培训的区域拓展了被照护人群的范围,数据显示降低了人们不必要的住院比率,帮助更多的生命末期的患者实现了善终的愿望。

903. 英国怎样开展临终关怀教育与培训

英国较早开展临终关怀学教育与培训。1989 年,英国华尔士大学医学院开始设立临终关怀课程,提供姑息医疗教育及文凭。20 世纪 90 年代早期,临终关怀协会(APM)的核心课程建立,指导针对医护生、全科医生和姑息医疗培训者的姑息教学,并设立了姑息医学的培训标准。1993 年,英国和爱尔兰共和国官方定义了本科教学课程中姑息医疗的内容。1994 年,英国出版了临终护理的一般课程,并清晰地定义了本科教育目标。2014 年,英国临终关怀协会将姑息医学列入医学教育核心课程,所有医学院校内都设置姑息医学,所有基础的医务人员都必须掌握临终关怀的基本知识和技能。

904. 大不列颠和爱尔兰姑息医学协会关于姑息医学教育课程的主要内容是什么

2014 年,大不列颠和爱尔兰姑息医学协会制定了姑息医学教育课程,主要内容如下。

(1) 教育的基本原则和要求。包括:①对"姑息关怀""生命末期关怀""生命有限疾病""末期疾病"术语的理解;②对死亡的人口统计数据,包括死亡的原因和死亡场所的理解;③癌症和其他疾病状况的姑息关怀患者的范围;④患者的优先权和生命末期的优先考虑;⑤能够提供患者居家死亡的社区姑息关怀服务;⑥支持生命末期关怀服务的框架;⑦可获得的姑息关怀的范畴;⑧姑息关怀专家服务应该在何时介入;⑨患生命有限疾病的儿童和青少年的姑息关怀的特殊需求;⑩姑息关怀的同时,还要进行积极的疾病治疗的潜在需求。

(2) 躯体的治疗与姑息关怀。包括:①疾病的过程;②症状处理总的原则;③疼痛;④其他症状的评估和处理;⑤濒死患者的关怀。

(3) 社会心理关怀。包括:①沮丧和临终忧郁之间的差异;②患者和照护者所表达的不同反应和情感;③难治性痛苦症状的心理影响;④帮助患者处理心理痛苦和困扰的其他原则;⑤在疾病全过程中患者和照护者所体验的失去的感受;⑥识别无助的和可能的伤害性心理反应;⑦促进合适的期望和获得关怀的目标。

(4)与患者/家属和其他人员的交流。包括:①应用怀着同理心聆听的交流技巧;②诱导出患者对自己躯体的、心理的、社会的和精神所关心的问题;③对患者的适当反应和对照护的关心;④告知敏感的不幸消息和个体化的提供适当的场所;⑤处理难题和挑战性的对话;⑥让有愿望的那些患者能够制订预先关怀计划;⑦与患者和痛苦的家属讨论不再做心肺复苏的治疗;⑧与患者和家属交流风险和预后的不确定性;⑨在团队成员间记录好关怀和交流的细节,以确保患者获得连续的信息。

(5)社会的和家属的关系。包括:①涉及患者家属、朋友、同事和其他社会交往关系的生命有限疾病的社会影响;②配偶、亲属和其他照护者的需求;③疾病对机体形象、性生活和在家庭/社会角色的影响。

(6)悲伤与哀丧。包括:①确认居丧人员的重要性;②哀丧的模式,悲伤的过程和对失去的调整;③在哀丧开始之前和之后对哀丧者的支持方法;④异常的和要求干预的复杂哀丧;⑤哀丧对儿童和有特殊需求的其他人员的影响。

(7)个人和健康执业团队的困扰。包括:①姑息关怀对执业者自己和同事的情感的影响;②个人能力的有限性与要求帮助和支持;③应对个人和执业团队困扰的某些有帮助的资源。

(8)文化、语言、宗教信仰和心灵的困扰。包括:①有关生命末期关怀和死亡后主要文化和宗教信仰的活动和礼仪;②个体化的心灵与宗教信仰需求的差异;③医院牧师的角色。

(9)伦理学和法律的困扰。包括:①对生命末期的伦理困扰,应用伦理学的应对框架(行善、不作恶、自主权、公正);②维持/撤除治疗。

(10)法律的框架。包括:①有关生命末期关怀的法律;②制订知情同意书/协议的能力;③自由权保障的剥夺;④有关死亡认证、证明和殡葬服务的相关手续;⑤患者死亡后家属需要履行的手续;⑥有关愿望的预先申明的法规,拒绝治疗的预先决定,健康与福利律师的权力。

905. 英国获取临终关怀服务的流程是什么

在英国,一位患者进入临终关怀机构或组织获取临终关怀服务的标准流程如下:①家庭或全科医生明确患者患现有医疗技术无法治愈的疾病;

②患者预计生存时间<6个月;③医生需告知患者本人其病情诊断及疾病所处阶段,建议接受临终关怀服务;④医生清楚明确地告知患者服务相关信息;⑤在患者有意愿接受临终关怀服务的情况下转入附近的临终服务机构,对患者疼痛等症状进行支持治疗;⑥在临终关怀服务期间,患者有权选择出院或转入其他临终服务机构。

906. 英国是如何将临终关怀纳入国家医疗保险体系的

1990年,英国发布《国家卫生服务及社区关怀法》,将临终关怀服务作为公民基本医疗服务纳入国民医疗保险体系,临终关怀机构属于非营利性医疗机构。终末期患者及其家属可以随时向自己所在的社区、全科诊所或到政府网站搜索临终关怀服务,具备专业资质的医师、药剂师、注册护士、物理治疗师、心理治疗师等专业医护人员就会上门服务,除了根据患者的情况为其制订合理的治疗计划,还会向患者家属培训相关的临终护理知识。患者家庭对提供这些服务不用负担任何费用。

907. 英国有关事先拒绝延长生命治疗的规定是什么

1999年,英国医学会发布《不提供及撤去延长生命治疗的指引》,其中有关事先拒绝延长生命治疗的规定是:①当患者已失去作出决定的能力,但事先已作出有效指示,拒绝接受维持生命治疗,则必须尊重这项指示。②要做出有效的事先拒绝治疗指示,患者必须在作出指示时有能力作出决定,不受任何压力,根据已获得的、足够的准确资料以做出知情决定,患者亦必须能预见随后出现的处境及引用其事先指示的情况。③有效的事先拒绝治疗指示与当其作出的拒绝指示有同等法律效力。医生如在有效的拒绝下仍然提供治疗,则可能会被起诉。

908. 《引领姑息关怀》的主要内容是什么

英国的罗伯特·特怀克罗斯主编的《引领姑息关怀(第5版)》在2017年由人民卫生出版社出版。《引领姑息关怀(第5版)》通过清晰、简明,理论与实践并重的论述,倡导整体和多模式的临床方法进行症状控制,还涵盖了所有层面的姑息关怀策略和方法。主要包括姑息关怀学科的背景、伦理学层面到居丧支持的主题范围,症状控制的一整套方法、疼痛处理的总体原则和临床方法的应用,有关儿童的姑息关怀需求以及姑息关怀基本药典。

909. 《牛津临床姑息治疗手册》的主要内容是什么

英国魏森主编的《牛津临床姑息治疗手册》在2006年由人民卫生出版社

出版。手册概括了姑息治疗的历史和流行病学背景,以及姑息治疗作为一门专业学科的发展历史,着重讨论了姑息治疗领域的主要躯体、心理和精神问题及对症治疗,涵盖了从诊断到居丧的整体医护内容;手册除了对成人姑息治疗进行概述外,还包含了儿童姑息治疗、常见癌症的治疗方案和化疗药物及其不良反应等内容。

910.《姑息药学关怀》的主要内容是什么

詹妮弗·斯瑞克兰主编的《姑息药学关怀》在 2012 年由人民卫生出版社出版。《姑息药学关怀》通过介绍临终关怀和姑息关怀的涵盖范围,评估各种各样的从业场所和病症,说明药物治疗是控制疼痛、呼吸困难及恶心等各种病症的根本手段。在姑息治疗团队中,药剂师常常是控制疼痛症状及其他身体症状和情绪症状的关键成员。为此,全书所有章节都涵盖症状评估、病理生理学、非药物治疗和药物治疗 4 个部分,并都着重介绍药剂师的角色及其在姑息治疗过程中会遇到的特别挑战。

二、美国

911. 美国是如何实施临终关怀福利项目的

美国是开展临终关怀较早的国家之一,1974 年,创建了国内首家临终关怀医院。1982 年,美国国会基于《税收平等和财政责任法案》(*Tax Equity and Fiscal Responsibility Act*,TEFRA)颁布有关实施临终关怀福利项目(Medicare Hospice Benefit,MHB)的法令,并于次年开始经由公共医保体系对临终关怀服务进行费用支付。

912. 美国联邦医疗保险临终关怀照顾计划基本内容有哪些

美国医疗保险照顾计划(Medicare)于 1966 年 7 月 1 日起正式实施,起初的法律文本只有 58 页。基本内容是:①医疗保险照顾计划的保障对象及条件。②医疗保险照顾计划的保险范围及费用共担要求。③医疗保险照顾计划的注册程序和申报程序。④医疗保险照顾计划的筹资模式与管理。⑤参加医疗保险照顾计划的医生和医院,可以从该计划中获得相应的报酬和补偿。⑥医疗保险照顾计划的医疗缺口及其解决办法。

913. 美国临终关怀的准入/进入的标准和流程是什么

由于美国医保体系的干预,患者如需接受临终关怀服务,必须要放弃一切可能延长生命的常规治疗。通常由患者提出书面申请要求接受临终关怀服务,随后开始启动临终关怀服务流程。

（1）由两名临床医师（多为原本为患者提供常规治疗的医师与临终关怀医师）共同明确,如按照疾病的自然进程发展,患者生存期<6个月。

（2）在患者接受服务期间,每90天进行生存期评估,明确患者确实处于临终阶段,如患者接受服务时间>6个月,需由临终关怀医师再次确认患者确处于临终阶段,可以继续使用医保支付临终关怀服务,其后每60天进行生存期评估,明确患者适合继续接受临终关怀服务。由于相当一部分医师出于医保政策考虑以确保患者接受临终关怀期间生存期<6个月,或对常规治疗效果过于乐观,导致患者接受临终关怀的时间延后。因此,美国20世纪90年代,接受临终关怀患者的生存时间相当短暂,1994年平均为26天,1998年为19天,后因临终关怀逐渐发展,接受其理念的人群越来越多,2004年,该数字为57天（中位生存期为22天）,2014年提高到71.3天。

（3）在接受临终关怀服务期间,患者必须放弃可能延长生命的一切治疗,如患者明确同意接受临终关怀,且经医师判断符合终末期患者标准,患者与医院将由第三方主导签署放弃常规治愈性治疗及临终抢救等法律文件。

（4）患者可根据自身意愿随时停止临终关怀服务,转至常规医疗服务机构,临终关怀服务即可终止。

914. 美国如何开展临终关怀专业人才的教育与培训

2018年7月,美国众议院能源和商业委员会投票通过了由美国安宁缓和医疗学会起草的《安宁缓和医疗教育和培训法案》,提交给国会供众议院审议表决。该法案意图大力增加安宁缓和医疗的跨学科教育和培训机会,包括建设新的教育中心,加大对于医生,护士,医师助理,社会工作者和其他医疗卫生相关专业人员的职业奖励激励。该法案还将实施公众宣传活动,向患者和医疗保健提供者宣导安宁缓和医疗的益处,提供为重症患者及家庭提供专业服务的机构信息,以及划拨专项资金用于支持安宁缓和医疗临床科研,以加强临床实践的服务质量。美国临终关怀教育联盟从2003年便开始创建"训练—培训者"的课程体系。2017年,创建了跨学科沟通培训师课程,教育对象为医护人员,旨在教授跨学科临终关怀团队沟通技能,以及培训他们为更多专业人员提供沟通教育的能力。该课程以"国家共识项目"

优质临终关怀指南的 8 个领域为框架,由 7 名跨学科教师组成,包括护理、医学、沟通、社会工作和牧师等方面专家,涵盖技能练习和互动讨论。

2013 年,弗吉尼亚大学针对医学和护理专业学生开展了一项名为"医学艺术之心(Heart of Medicine)"的培训项目,目的是培养具有反思性和协作性的医护人员;该项目由艺术、科学和信息相融合的三个工作坊组成,邀请牧师、姑息治疗医师、终末期患者的家庭成员、临终关怀工作者及肿瘤学护士等人员参与授课;课程内容和形式包括:观察、小组讨论关于死亡和垂死主题的绘画和雕塑,讲授临终关怀转诊与症状管理技术知识,用专业的知识、运用移情、多学科合作式的方法向标准化患者传递消息等。科尔曼临终医学培训项目(Coleman Palliative Medicine Training Program,CPMTP)的目的是提高多学科协作模式人员实施临终关怀的能力,邀请了临终关怀医生和高级实践护士授课。

915. 美国临终关怀继续教育课程的内容包括哪些方面

临终关怀专科护士的培养主要是通过相关机构的继续教育来完成。目前,在国际上应用最广、影响最为深远的临终关怀继续教育课程是由美国临终关怀教育联盟(The End-of-Life Nursing Education Consortium,ELNEC)推出的课程。其中,核心课程是美国临终关怀教育联盟最先推出且适用最广的课程,内容包括临终关怀概述、疼痛管理、症状管理、相关道德问题、文化和精神护理、交流沟通、丧亲和悲伤的护理及终末护理等 8 个部分。此外,针对儿科、急危重症科等不同科室的临终关怀护士,美国临终关怀教育联盟又设置了具有特色性的专科临终关怀模块。目前,该课程已经被翻译成西班牙语、日语、汉语等 8 种语言,在全球范围广泛推广应用。

916. 美国临终关怀专科护士资格认证考试的内容包括哪些方面

临终关怀专科资格认证考试的内容包括五大主题,28 项技能,159 个知识点。

(1) 成人患者生命受限的状况。①辨识濒临死亡的特点和指征,并了解如何应对。②确定与血液学、肿瘤学和副肿瘤病症、神经系统疾病、心脏疾病、肺部疾病、肾脏疾病、胃肠道和肝脏疾病、痴呆、内分泌疾病等相关疾病的病情进展,并发症和治疗的具体模式。

(2) 疼痛管理。①进行疼痛的全面评估,确定疼痛的原因、类型和可能影响疼痛经历的因素。②药物干预。③非药物和补充干预。④评估及应对并发症和功效。

（3）症状管理。①神经学（失语、吞咽困难、意识水平、肌痉挛、感觉异常或神经病、抽搐、锥体外系症状、麻痹、脊髓压迫及颅内压升高）。②心血管（凝血问题、水肿、晕厥、心绞痛、上腔静脉综合征及出血）。③呼吸道（阻塞、咳嗽、呼吸困难和呼吸急促、胸腔积液、气胸及分泌物增加）。④胃肠道（便秘、腹泻、大便失禁、腹水、打嗝、恶心或呕吐、肠梗阻及出血）。⑤泌尿生殖系（膀胱痉挛、尿失禁、尿潴留及出血）。⑥肌肉骨骼（运动受损或卧床引起的并发症、病理性骨折、失调或活动不耐受）。⑦皮肤和黏膜（口干、口腔和食管病变、瘙痒、伤口）。⑧心理、情感和精神（愤怒或敌意、焦虑、拒绝、抑郁症、恐惧、悲伤、内疚、失去希望或意义、接近死亡意识、睡眠障碍、自杀或杀人的想法、亲密/关系问题）。⑨营养和代谢（厌食、恶病质或肌肉减少、脱水、电解质失衡、疲劳及低血糖/高血糖）。⑩免疫/淋巴系统（感染或发热、骨髓抑制及淋巴水肿）。⑪心理状态变化（意识水平、烦躁不安、混乱、谵妄及幻觉）。

（4）护理目标的制订，服务资源的管理，心理、社会、精神、文化的护理，悲伤和丧亲护理，照护者支持，教育和宣传。

（5）护理实践中面临的问题。①与其他医疗保健服务提供者协调护理、转诊等。②与患者的主治医师、家庭、参与团队其他人员进行合作，制订个性化的护理计划。③确定并解决与实践范围相关的问题，将国家临终关怀和姑息治疗标准、法律法规等纳入护士实践等，参与持续质量改进。④职业发展问题。

917. 参加美国临终关怀专科护士资格认证考试的条件是什么

临终关怀注册护士在具备一定工作经验、完成相应的培训后，可以申请参加安宁护士资格认证考试，通过考试者即可获得临终关怀专科护士证书。该证书有效期为4～5年，临终关怀专科护士需在证书有效期内，完成一定时长的临床实践、继续教育，并积极参加专业活动，以实现证书的更新。

918. 美国加利福尼亚州《自然死亡法案》的主要内容是什么

1976年8月，美国加州率先通过了《自然死亡法案》（*Natural Death Act*），允许不可治愈患者依照自己的意愿通过签订"生前预嘱"选择是否使用生命支持系统。这项法律规定，"生前预嘱"由至少两位成人签署见证，见证人不能是患者的配偶、亲属、遗产继承人或医疗费用直接负担者。"生前预嘱"作为患者的医疗资料放在病历中,是医生对患者是否使用生命支持系统的依据,患者自然死亡后,不影响其家属领取保险赔偿。此后近20年间,这项法律覆盖全美国。

919. 美国加利福尼亚州《预立医疗代理人》法令的主要内容是什么

在有立遗嘱习惯的西方国家,一些老年人会指定"医疗代理人",替自己在病重、意识障碍而无法自己做医疗决定时,为自己做出决定和选择。1983年,美国加利福尼亚州通过《预立医疗代理人》(*Durable Power of Attorney*)法案,规定患者可指定一位亲属或信任的人,在自己意识不清或无能力作决定时,代为行使医疗决定及要求自然死。

920. 美国纽约州议会关于"不施行心肺复苏术法"有哪些规定

1987年,纽约州通过《纽约公共卫生法》,提出"不施行心肺复苏术法",确立了医师签发不施行心肺复苏术医嘱的合法性及免责性,以及家属或代理人的代替决定权。纽约州当时是全美国各州中,第一个将不施行心肺复苏术以成文法立法规范的州。《纽约不施行心肺复苏术法》的主要内容是:①主治医师先确定患者有无决定能力。②有决定能力的成年人可请求其主治医师签发不施行心肺复苏术医嘱。③无决定能力的成年人不施行心肺复苏术。④未成年人不施行心肺复苏术。⑤不施行心肺复苏术同意之撤回。⑥主治医师不施行心肺复苏术医嘱之后须继续复查。⑦医嘱机构间的转院。⑧争议调解系统。⑨司法审查。⑩免责条款。⑪不施行心肺复苏术不会影响人寿保险。⑫《纽约不施行心肺复苏术》不包含停止或撤除维生医疗。

921. 美国《患者自决法案》是怎样规定医疗自决权的

1991年12月,美国联邦政府制定《患者自决法案》,规定所有患者有权自主决定是否要保留或撤销不必要的维持生命的医疗技术,规定所有参与美国联邦政府社会医疗保险(medicare)和贫困医疗补助(medicaid)计划的医院、养老院及各护理机构,都必须以书面告知方式,即预先医疗指令书,以此来保护患者的自主决定,让成年住院患者知道他们自己拥有这种选择的合法权益。该法规定医生应在患者有决定能力时向患者询问预先指示,并记录患者在医疗护理方面的任何愿望;要求任何医疗机构不得歧视任何提出预先指示的患者;同时要求这些愿望在法律上有效且为州法律所允许的前提下,在患者失去决定能力后出现预先指令书中规定的情形时,实施患者预先指示。该法还规定应制订包括预先指示、生物伦理、患者意愿和患者自决的相关教育计划,以提高患者在预先指示和执行预先指示领域的权利意识。

922. 美国临终关怀医保支付的规则是什么

美国作为开展临终关怀较早的国家,实行统一的临终关怀医保支付规则,且支付规则较为精细,包含常规居家照护,连续家庭护理,短期入院治疗和常规入院治疗4类服务,且有不同的日均基础费率。其中连续家庭护理最高;常规入院治疗次之;常规居家照护较次之,其采取分段计费模式,前60天偿付金额较高,61天及之后的偿付金额相应降低,并在患者生命最后7天向护理人员额外支付护理费用;短期入院治疗最低。支付方式均采取按床日付费,付费从公共医保基金中支出,患者基本无须自付费用。

三、德国

923. 德国临终关怀服务模式有什么特点

德国大部分居民不希望孤独的死亡,期望伴侣或者亲属能够陪伴身边,大部分患者希望在家临终。德国终末期患者在临终关怀医院或是居家,均能获得医护人士专业又人性化的服务。在长期的实践中,德国逐渐形成了"医院—社区—家庭"临终关怀服务模式。其中护士上门服务是关键性因素。一般上门护士有两种类型:其一是医师定期派出的上门护士;其二是社区诊所的专职上门护士。通常医师在终末期患者出院返家后,会在3～5日内派出1名护士上门提供临终照护。据德国《药店》载文显示,1/3的患者不按时服药,甚至拒不服药。因而,当护士上门服务时,首要任务就是核查患者的服药情况,如是否按时间、按剂量吃药;其次是为患者进行常规体检(一般包括血压、血糖或胆固醇水平等检测)、过敏测试和创伤处置,以及详细记录相关病况。服务结束后,该名护士会安排好上门复诊时间。一般在临终者出院回家后,综合医院上门护士会提供1～3次上门服务。此外,德国社区诊所均会设置专职上门护士(有一定处方权)提供服务,上门护士为医生节省了大量的时间,大大缓解了医师的工作压力。对于上门服务费用,一般均由医院或社区诊所无偿提供。这种上门居家临终照护让很多临终老年人享受到了全面又贴心的护理服务,提升了临终者的生命质量和死亡质量。

924. 德国是怎样为临终关怀提供经费的

德国医疗保险为缓和医疗提供财政补偿,其覆盖范围包括门诊服务(如社区缓和医疗团队、普通门诊缓和医疗咨询)和住院服务(如缓和医疗病房、临终关怀中心)。在临终关怀某些特殊情况下,机构承担 10% 的费用,其费用可通过募捐获得。德国缓和医疗可提供多种服务,其中为老年人提供缓和医疗服务需确保家庭环境和护理设施的支持。同时,社区缓和医疗小组和志愿者参与和提供缓和医疗。

925. 德国《临终关怀法》是如何为临终关怀提供法律保障的

2005 年 6 月德国政府出台了第一部《临终关怀法》。该法案由 7 个部分组成,在医师对终末期患者的资格认定和病情判断、终末期患者的自我支配权、患者清醒时的最终决定权以及住院费用的支付补偿等方面做了详细的规定。该法律的颁布极大地推动了德国包括社区居家临终关怀服务的建设与发展。

四、法国

926. 法国最早的临终关怀机构是哪一个

法国临终关怀萌芽于 17 世纪,公元 1600 年法国传教士万斯·德保罗(Vince Depaul)在巴黎成立了"慈善修女会",初次显露现代临终关怀雏形。1897 年,都柏林的修女玛丽·艾肯涵创办了世界第一所"我们女主人的宁养院",致力于疾病末期病患的照护。

927. 法国如何为终末期患者提供陪护补助金的

法国于 2009 年 2 月 17 日制定了一个针对终末期患者陪护补偿金的议案。该议案提出国家将向终末期患者的一位家属提供小于 3 个礼拜、每日 49 欧元的补助金,以此使终末期患者更多地感受到家人的陪伴。

五、澳大利亚

928. 澳大利亚的临终关怀有什么特点

澳大利亚是最早研究临终关怀政策的国家。临终关怀服务呈现出政府重视、监管有力、群众参与、服务多样、制度完善等特点,而"全人服务"为澳大利亚慢性病患者临终关怀的最大特点。

929. 澳大利亚临终关怀的模式有哪些

澳大利亚临终关怀模式主要有独立的临终关怀机构、附属于综合性医疗机构的临终关怀病区或者病房、社区临终关怀服务以及居家临终关怀服务四种。

930.《国家姑息保健项目》是如何提升临终关怀工作人员专业素质的

1998年,澳大利亚启动了《国家姑息保健项目》。该项目中的姑息保健进修项目,投入大量经费支持社区护士、养老院和护理院工作人员以及医疗辅助工作者到姑息保健专科进修,提高其姑息保健服务知识和技能,以便为终末期患者及其家属提供更加规范化的服务。

931.《澳大利亚临终关怀标准》的内容是什么

1994年,澳大利亚首次发布了《澳大利亚临终关怀标准》,用于评估患者在疾病晚期是否得到应有的疾病管理和生命尊重,并且详细地提出了慢性病患者临终关怀的标准和准则,使慢性病患者在生命终结时能够体面地离世。《澳大利亚临终关怀标准》每年都会根据具体社会环境的变化进行必要的调整,让其具有可持续性和时代性。

932. 澳大利亚如何为慢性病患者提供全面的临终关怀服务

澳大利亚重视推进慢性病患者临终关怀服务工作,政府大力支持和民众积极参与慢性病患者临终关怀事业。澳大利亚建立了慢性病患者和老年人提供服务的社会公共照料系统,不断地提高慢性病患者临终关怀服务的投入。慢性病患者临终关怀属于社会医疗卫生体系的综合性服务,澳大利亚大力组织多方面的团队参与其中,有医护人员、心理学者、社会学者、志愿者、律师和伦理学学者等。且不断完善机构设置,以家庭场景为布置主题,让患者感受到家庭温暖,给慢性病患者提供全面的临终关怀。同时为宗教信仰患者提供定期到礼堂做礼拜或允许神父探望;同时定期安排志愿者到机构中与患者交流缓解其心理压力。有的社区还提供慢性病患者临终关怀上门服务。

933.《治疗指南:姑息治疗分册(原著第3版)》的主要内容是什么

《治疗指南:姑息治疗分册(原著第3版)》由澳大利亚治疗指南有限公司组织编写,2019年2月由化学工业出版社出版。该书在国际治疗指南领域中影响较大,主要提供了相关疾病诊断的定位指导,并阐述了简洁、切实可行的治疗方案。它介绍了急症、并发症、疼痛、常见肿瘤、AIDS 及儿科等特殊疾病情况的姑息治疗策略,并从消化、呼吸、神经和神经肌肉、精神、皮肤、血液及泌尿生殖等角度介绍了多种系统症状及姑息治疗的办法;还包括了姑息治疗的原则和伦理问题,如何与临终患者交流并给予支持,丧失、悲痛和居丧问题,姑息治疗工作人员的自我情感关怀,社区照护,常用药物,症状控制的原则等内容。

六、日本

934. 日本临终关怀政策主要包括哪些内容

1990 年,日本政府将临终关怀纳入医疗保险。从此,99％的日本人以临终关怀形式步入死亡。日本虽然没有单独的临终关怀法律,但有一些相关法律如《国家健康保险法》《长期护理服务保险法》《癌症控制法案》和指导手册等常被用来管理临终关怀服务。2004 年实施的《长期护理服务保险法》规定,65 岁以上生活需要照顾的老年人和 40 岁以上生活不能自理的患者,经过专家鉴定委员会认定,方可享受该保险服务,包括指定范围的入院、社会福利机构及家庭的生活护理的经费保证。

935. 日本临终关怀的模式有哪几种

目前,日本临终关怀的模式有:①独立型。医疗设施全部为临终关怀服务的医院;②医院型。在医院中建立临终关怀病房;③指导型。在门诊设立临终关怀的咨询;④家庭型。医疗设施有限,建立家庭病床为患者及家属提供临终关怀服务。

936. 日本的"社区整体照顾体系"有什么特点

2006 年,日本结合医疗与长期照护的居家照护,开展"在宅医疗",构建了社区整体照顾体系。该体系要求在 30 分钟的路程范围内,以家庭责任医师为窗口,为患者提供 365 天 24 小时的紧急诊治和定期居家访视服务,是家庭医学和基层医师在社区充分发挥功能的展现。其核心是支持患者在家疗养、生活直到临终为止,其终极目标是社区临终关怀,具有高度的可行性、可靠性和服务的周全性。

937. 日本是如何建设临终关怀教育体系的

2001 年,日本正式发布"医学教育核心课程模式"以指导医学生课程设置,其中舒缓医学相关内容直接促进了日本医学院校舒缓医学课程的设置。2006年,日本颁布《癌症对策基本法》,从法律层面要求医学院校设置面向医学生且基于临床的舒缓医学训练,同时在医学院中设立舒缓医学系以培养师资力量。在法律法规的指导下,日本的医学生舒缓医学教育发展迅速。2015年,针对日本66家医学院校的研究显示,医学生舒缓医学教育开展形式主要包含两方面:课程讲授与临床实习。98.5%的受访学校开设了舒缓医学讲座,主要针对4年级医学生(6年学制),平均授课时长在8.5小时,涉及内容包括舒缓医学基础知识、疼痛控制与症状控制、知情同意、病情告知、家庭照护与临终关怀。授课老师主要由舒缓医学专业、麻醉学专业与精神医学专业的医生组成。43.9%的院校设置必修的舒缓医学临床实习,25.8%的院校将之设置为选修项目。除以上两种主要教育形式外,分别有19.7%和18.2%的学校设置了案例学习与小组讨论的学习形式。总体看来,日本的舒缓医学教育由于有统一的指南与法规的指导,普及度较广,各地区课程设置与发展水平较为一致,但相较欧美国家来讲,课程形式相对传统、单一。

938. 日本临终关怀的费用是怎样支付的

日本自2018年4月起,临终关怀费用的支付根据不同医疗机构的设施标准分为一类住院费和二类住院费。其中,一类住院费要求医疗机构能够提供家庭姑息护理并随时能够接受临终关怀患者。但两类收费标准均被要求加强与社区的合作机制,以便社区内患者可以获得最佳的临终关怀服务,并可以自由选择治疗地点。

第二十章

我国台湾、香港、澳门地区的安宁疗护

939. 我国台湾地区的安宁疗护有何特点

我国台湾地区安宁疗护是在实践中起步,依托安宁疗护病房或相应的安宁疗护服务单位积极开展居家安宁疗护服务,台湾安宁照顾协会有力地推动了台湾地区居家安宁疗护服务的发展。家医共同照护团队提供社区居家安宁疗护服务。"社会福利政策"支持安宁疗护服务发展。居家安宁疗护覆盖对象由癌症末期和运动神经元疾病患者扩展到非癌症患者。同时,我国台湾地区曾于 2000 年制定《安宁缓和医疗条例》来规范安宁疗护服务,以保护患者的权益,尊重患者选择死亡方式的权利。

940. 如何理解我国台湾地区的安宁疗护服务"五全照护理念"

我国台湾地区提出安宁疗护服务"五全照护理念":即全人(综合性照护,包括身体、心理、精神等方面);全程(持续性照顾患者临终过程和每个环节);全家(以家庭为中心,不仅是患者,其家属也应关怀和照顾);全队(跨团队服务,通过不同专业合作,提供整合型高品质服务);全社区(以社区为范围,利用社会资源提供支持服务)。

941. 我国台湾地区的《患者自主权利法》规定了哪些内容

2016 年 1 月 6 日,我国台湾地区立法通过了《患者自主权利法》,自 2019 年 1 月正式施行。这是亚洲第一部以患者医疗自主权利为规范核心的法律。该法案旨在尊重患者的医疗自主权,保障患者的善终权益,促进医疗关系和谐,并希望通过法律规定确保患者有权知道、选择或拒绝医疗的权利。《患者自主权利法》重点强调患者能够熟悉自己的病情,可以决定后续医院或医师对自己的治疗方案,其主要内容有:①患者对医疗选择项目有知情、选择和决定权。②医疗机构及医师应在适当时机告知患者的病情、治疗方式、用药及预后情况等相关事宜,当患者丧失能力或能力有限时,应告知其关系人。③在患者接受手术或侵入性检查或治疗前,医疗机构应获得患者或其相关人员的同意,紧急情况除外。④如果医疗机构或医师遇到危重患者,应首先予以适当急救或采取必要的措施,不得无故拖延。⑤有完全行为能力的人可以做预先医疗决定,并可随时以书面撤回或变更,即预先医疗决定人在特定条件下接受或拒绝维持生命治疗或人工营养及流体喂养。意愿人以书面方式,预先决定是否接受某些医疗或护理,并在将来发生某种危重疾病时决定自己的生死。

《患者自主权利法》规定了预先医疗决定的程序:①经医疗机构提供预立医疗照护咨询(医疗照护咨商的参与者必须有意愿人、二亲等内之亲属至少一人及医疗委任代理人),并经其于预先医疗决定上核章证明;②经公证人或具有完全行为能力者二人以上在场见证;③经注记于全民健康保险凭证。《患者自主权利法》规定了医疗委任代理人的要件与权限,及医疗代理人得以随时终止委任及解任,如果代理人因疾病或意外,经医学鉴定心智能力受损,当然被解任。

942. 我国台湾地区《长期照顾十年计划 2.0》的服务目标是什么

我国台湾地区"长期照顾十年计划 2.0"服务目标为以下几个方面:①建立优质、平价、普及的常照服务体系,减轻家庭照顾负担;②实现在地老化、提供多元连续服务,普及照顾服务体系,建立照顾性社区,提升长照需求者与照顾者之生活品质;③延伸前端初级预防功能,提升老年人生活品质;④向后端提供多目标社区式支持服务,衔接在宅临终安宁照顾、减少长照负担。

943. 我国台湾地区《长期照顾十年计划 2.0》的服务对象主要包括哪些

我国台湾地区"长期照顾十年计划 2.0"的服务对象主要包括:①65 岁以上失能老年人;②未满 50 岁失能身心障碍者;③50～64 岁失能身心障碍者;④55～64 岁失能原住民;⑤50 岁以上失智症者;⑥衰弱老年人。

944. 我国台湾地区《长期照顾十年计划 2.0》服务包括哪些内容

我国台湾地区"长期照顾十年计划 2.0"服务内容包括:①照顾服务;②交通接送;③餐饮服务;④辅具购买、租赁及居家无障碍环境改善;⑤喘息服务;⑥长期照顾机构服务;⑦失智症照顾服务;⑧小规模多机能服务;⑨家庭照顾者支持服务据点;⑩原住民地区社区整合型服务;⑪社区整体照顾模式;⑫社区预防性照顾;⑬预防失能或延缓失能服务;⑭衔接出院准备服务;⑮衔接居家医疗。

945. 我国台湾地区《长期照顾十年计划2.0》服务是如何保障其资金来源的

我国台湾地区"长期照顾十年计划2.0"服务的资金来源主要有:①政府预算,分为中央及县市两级;②长期照顾服务发展基金,来源含遗产及赠与税、酒烟税所增值税课收入,政府预算拨充,烟品健康福利捐,捐赠收入,基金孳息收入等;③服务收入;④慈善与私人捐赠。

946. 我国台湾地区是怎样支付安宁疗护照护费的

2000年,我国台湾地区《安宁缓和医疗条例》通过后,安宁疗护被纳入全民健康保险的给付范围。安宁疗护照护费按机构需求不同分为住院安宁疗护、安宁居家(甲类)疗护、安宁居家(乙类)疗护、安宁共同照护4类。根据这4类不同的安宁疗护照护,居家访视频率、照护费用、收治条件及收费标准均有所差异。

947. 我国香港地区是怎样提供安宁疗护服务的

我国香港特别行政区的临终照护模式呈现多元化和多支柱化,具体有独立的善终院舍、善终服务单位、咨询顾问队伍、居家善终服务及日间善终院舍。当临终者出院回家后,医院居家善终服务部会为其输送"家居护理服务"。一般每个家居善终服务部有5名左右的家居护士,每位护士需要照护20～30名终末期患者。家居护士根据每位患者的病况,定期上门服务或者电话巡诊,及时掌握病情并酌情安排,若病况棘手或临终者有其他需求,家居护士会联络医师及团队其他专业人员进行妥善处置为其输送生理、心理、精神整体性照护。

948. 我国香港地区开展安宁疗护的形式有哪些

我国香港特别行政区的临终照护模式有:①善终院舍、善终服务单位能让病情较重、症状较多的患者入住舒缓病房提供生理、心理护理和临终照顾,并向患者家属提供暂住服务以缓和家属长期照顾患者的疲惫。②咨询顾问队伍指在一间全科医院里,成立一个舒缓服务专职医疗队伍,到各科病房会诊晚期患者病情,提供顾问性质的舒缓治疗和护理服务。③居家善终服务是患者居于家中由舒缓护士按时探访,为患者舒缓症状、疼痛支持和指导家属照顾患者并有热线电话服务,随时提供协助。④日间善终院舍向患者提供康乐及社交活动,促进患者彼此间的支持,提高其生活质量,同时也让照顾患者的家属有时间休息及照顾自己。

949. 我国香港地区现有的社区安宁疗护服务计划是什么

香港现时推广较为广泛的是赛马会安宁颂计划。自 2015 年起,香港赛马会慈善信托基金投入 1.31 亿港币设立为期 3 年的[赛马会安宁颂(JCECC)]计划,用以发展香港安宁疗护事业,协助改善社区晚期护理服务的质量以及为相关从业人员提供培训,并举办公众教育活动。赛马会安宁颂计划,结合了多方力量,联系社区及医疗系统,强化现有的临终医疗护理服务,所涉及的范围有宣教安宁照顾的概念,教导沟通相处之道,学会关爱照顾自己,认识晚期病患症状,阐明安宁照顾决定,全人照顾,善生善别善终。

950. 我国香港地区的预设照顾计划是怎样实施的

预设照顾计划是指患者在有决定能力的时候,与家人、医生一起商讨日后病患晚期的医疗及照顾方式,它并不是鼓励患者放弃治疗,而是在尊重患者的自决权利,按照预设医疗指示去接受医疗照顾,安排遗物及遗产分配以及自身后事的安排。与新生命到来家人殷切期待准备的妈妈包不同,亲人离世伴随着哀伤以及无措。为此,预设计划中特地为家属准备了安心包,里面包含了各项指引,为家属提供支持。在预设计划中,二人三嘱(人生意义、人生回顾、遗嘱、预嘱及叮嘱)是让患者在生命的最后回顾自己的一生,把遗憾尽量最小化,也帮助家人能够尽快走出至亲离开的痛苦。在我们有能力面对死亡,以豁达、开放及理性的态度去看待及预备死亡时,便更懂得欣赏、尊重生命。

951.《香港注册医生专业守则》对末期患者的治理有什么规定

2000 年 11 月,香港医务委员会对《香港注册医生专业守则》进行了修订,其中对末期患者治理的规定是:①当患者垂危时,医生的责任是小心照顾患者,尽可能令患者在少受痛苦的情况下有尊严地去世。医生要尊重患者对控制其症状措施的自主权,包括身体、情绪、社会及精神等各方面的问题。②安乐死的定义是"直接并有意地使一个人死去,作为提供的医疗护理的一部分"。医务委员会认为这是违法和不道德的做法,不予认可。③停止给垂死患者提供依靠机械的维持生命程序并非安乐死。认定给末期患者进行治疗已属无效之后,再考虑患者的根本利益、患者及患者家属的意愿,停止或撤去勉强维持生命的治疗,在法律上属于可接受或适当的做法。④尊重末期患者的权利非常重要。如无法确定患者的意向,则应征询其亲属的意见。在可行情况下,决定停止或撤去维持生命程序应得到患者本人或其直系亲属的充分参与,向他们提供有关情况及医生建议的详细资料。产生意见分歧时,患者的自决权应凌驾于其亲属的意愿之上。医生的决定应当以患者的最佳利益为依归。⑤医生应做出慎重的临床判断,如医生与患者间或医生与亲属间意见不一致时,应把有关事宜转介到有关医院的伦理事务委员会或有关当局征询意见。若仍有疑问,可按需要请法庭给予指示。

952. 我国香港地区《对维持末期患者生命治疗的指引》主要内容有哪些

2002 年,香港医院管理局根据《香港注册医生专业守则》发出《对维持末期患者生命治疗的指引》,协助医生、护士以及其他照顾末期患者的工作者关于末期患者生命治疗做出决定。当医生认为停止或撤去维持生命程序是属于患者的最佳利益时,会让患者或直系亲属参与作出决定。该指引的主要内容是:①对末期患者的治理;②对安乐死的立场;③不提供或撤去维持生命的治疗;④与成年患者有关的决定;⑤与未成年患者有关的决定;⑥沟通及意见不一致的处理;⑦人工营养及流体喂养;⑧记录和检讨临床决定;⑨提供照顾及支持。

953. 我国香港地区对预设医疗指示的规定是什么

2006 年 8 月,香港法律改革委员会发表了《医疗上的代作决定及预设医疗指示报告书》,指出个人作出预设医疗指示的情况。2009 年,香港食物及卫生局引入预设医疗指示的概念。预设临终照顾计划是患者、医护人员、患者家属及其他有关人士的一个沟通过程,商讨当患者不能作出决定时,对患者提供适当照顾方式。《预设医疗指示》以书面表格形式实行,其见证人必须最少有 2 人,其中 1 人必须是医生。

954. 我国澳门特区政府是怎样推动安宁疗护事业的

我国澳门特区政府秉承以人为本的执政理念,推动社会福利事业的发展。2000 年,由社工局、卫生局、镜湖医院合办的澳门镜湖医院康宁中心投入使用,主要向末期癌症患者提供住院服务,帮助晚期癌症患者平静地走完人生的最后旅程。康宁中心是澳门现今唯一一家提供善终服务的医疗场所,兼有医疗和福利双重功能。晚期癌症患者可在此免费住院 2 周,接受舒缓治疗,减轻身心痛苦,尊严、安详地告别这个世界。医务人员还将对患者及其家人提供适当的心理辅导,让善终服务充满人间温暖。中心的运作得到政府和社会各界的重视,其运作经费几乎由政府全额拨款;各界人士也捐资捐物,义务工作者也予以大力支持。

955. 粤港澳安宁疗护服务发展联盟的宗旨是什么

2020年1月,由中山大学附属第五医院、粤港澳大湾区香港社会服务专业联盟、澳门镜湖医院、澳门妇女联合总会及澳门街坊会联合总会等共同发起成立了粤港澳安宁疗护服务发展联盟。联盟的宗旨是:通过共同搭建安宁疗护资源链接和专业交流平台、推动粤港澳特色安宁疗护分级模式探索、开展安宁疗护社会倡导和公众教育,助力粤港澳大湾区安宁疗护事业的发展,让重症老年人有更多的舒适感、获得感和幸福感,让生命的意义与尊严延伸至人生的"最后一公里"。

参考文献

［1］施永兴.临终关怀学概论［M］.上海：复旦大学出版社,2015.

［2］施永兴,罗维.老年人安宁疗护［M］.上海：上海科学普及出版社,2017.

［3］吴欣娟,谌永毅,刘翔宇.安宁疗护专科护理［M］.北京：人民卫生出版社,2020.

［4］陈雷.社区居家老年临终关怀——制度缺陷与福利治理［M］.北京：中国社会出版社,2019.

［5］周逸萍,单芳.临终关怀［M］.北京：科学出版社,2020.

［6］周卉,陈琦,杨霜霜,等.国内外安宁疗护教育发展现状［J］.中华现代护理杂志,2020,26(32)：4552—4557.

［7］王庆华.人性照护理论与实践［M］.北京：科学出版社,2021.

［8］董丽丽,梁涛,杨浩杰.WHO关于《将缓和医疗整合至初级卫生保健指南》要点介绍及对我国的启示［J］.中国全科医学,2021,24(34)：4319—4323.

［9］刘胜男,李文硕,秦源,等.国外缓和医疗的政策经验及启示［J］.医学与哲学,2019,40(12)：24—27.

［10］罗伯特·特怀克罗斯,安德鲁·威尔科克.引领姑息关怀［M］.5版.李金祥,译.北京：人民卫生出版社,2017.

图书在版编目(CIP)数据

安宁疗护政策、管理与实务手册/水黎明,张静,施永兴主编.—上海:复旦大学出版社,2023.5
(安宁疗护系列丛书)
ISBN 978-7-309-16471-8

Ⅰ.①安… Ⅱ.①水… ②张… ③施… Ⅲ.①临终关怀学-手册 Ⅳ.①R48-62

中国版本图书馆 CIP 数据核字(2022)第 194535 号

安宁疗护政策、管理与实务手册
水黎明 张 静 施永兴 主编
责任编辑/魏 岚

复旦大学出版社有限公司出版发行
上海市国权路 579 号 邮编:200433
网址:fupnet@ fudanpress.com http://www.fudanpress.com
门市零售:86-21-65102580 团体订购:86-21-65104505
出版部电话:86-21-65642845
上海四维数字图文有限公司

开本 787×960 1/16 印张 23.5 字数 373 千
2023 年 5 月第 1 版
2023 年 5 月第 1 版第 1 次印刷
印数 1—4 100

ISBN 978-7-309-16471-8/R·1991
定价:88.00 元